普通高等医学院校护理学类专业第二轮教材

U0297216

中医临床护理学

（第2版）

（供护理学类专业用）

主 编 刘建军 田淑霞

副主编 李 超 杨贵真

编 者 （以姓氏笔画为序）

王科峰（长治医学院）

田淑霞（天津中医药大学）

阳伟红（天津中医药大学）

刘 念（西南医科大学）

刘建军（江西中医药大学）

李 超（辽宁中医药大学）

杨贵真（河北中医学院）

熊江艳（贵州中医药大学）

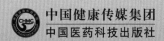

中国健康传媒集团
中国医药科技出版社

内 容 提 要

本教材为"普通高等医学院校护理类专业第二轮教材"之一，系根据教材编写总体原则、要求和本课程大纲的基本要求及课程特点编写而成，具有论述简明扼要、语言通俗易懂、内容深入浅出、注重联系实践等特点。其内容主要包括中医护理程序、中医护理概要，以及内、外、妇、儿科等43个常见病证的概念、发病特点、病因病机、中医护理诊断、施护法则、护理措施及健康教育等内容，并在各章设有"学习目标""案例引导""知识链接"及"目标检测"等模块。同时配套有"医药大学堂"在线学习平台（包括电子教材、视频、课件、题库、图片等），便于读者扫描二维码学习理解，从而使教材内容立体化、生动化，易教易学。

本教材供全国高等医学院校护理学类专业师生使用。

图书在版编目（CIP）数据

中医临床护理学/刘建军，田淑霞主编 . — 2 版 . —北京：中国医药科技出版社，2022.8

普通高等医学院校护理学类专业第二轮教材

ISBN 978 – 7 – 5214 – 3212 – 1

Ⅰ.①中… Ⅱ.①刘… ②田… Ⅲ.①中医学 – 护理学 – 医学院校 – 教材 Ⅳ.①R248

中国版本图书馆 CIP 数据核字（2022）第 081567 号

美术编辑 陈君杞

版式设计 友全图文

出版	**中国健康传媒集团** | 中国医药科技出版社
地址	北京市海淀区文慧园北路甲 22 号
邮编	100082
电话	发行：010 – 62227427 邮购：010 – 62236938
网址	www. cmstp. com
规格	889mm×1194mm $\frac{1}{16}$
印张	10 $\frac{3}{4}$
字数	300 千字
初版	2016 年 8 月第 1 版
版次	2022 年 8 月第 2 版
印次	2022 年 8 月第 1 次印刷
印刷	北京市密东印刷有限公司
经销	全国各地新华书店
书号	ISBN 978 – 7 – 5214 – 3212 – 1
定价	**45.00 元**

版权所有 盗版必究

举报电话：010 – 62228771

本社图书如存在印装质量问题请与本社联系调换

获取新书信息、投稿、为图书纠错，请扫码联系我们。

出版说明

为了贯彻《中共中央、国务院中国教育现代化2035》"加强创新型、应用型、技能型人才培养规模"的战略任务要求，落实《国务院办公厅关于加快医学教育创新发展的指导意见》，紧密对接新医科建设对医学教育改革的新要求，满足新时代医疗卫生事业对人才培养的新需求，中国医药科技出版社在教育部、国家药品监督管理局的领导下，通过走访主要院校对2016年出版的全国普通高等医学院校护理学类专业"十三五"规划教材进行了广泛征求意见，有针对性地制定了第2版教材的出版方案，旨在赋予再版教材以下特点。

1.立德树人，融入课程思政

把立德树人贯穿、落实到教材建设全过程的各方面、各环节。课程思政建设应体现在知识技能传授中厚植爱国主义情怀，加强品德修养、增长知识见识、培养奋斗精神灌输，不断提高学生思想水平、政治觉悟、道德品质、文化素养等。医学教材着重体现加强救死扶伤的道术、心中有爱的仁术、知识扎实的学术、本领过硬的技术、方法科学的艺术的教育，培养医德高尚、医术精湛的人民健康守护者。

2.精准定位，培养应用人才

体现《国务院办公厅关于加快医学教育创新发展的指导意见》"立足基本国情，以服务需求为导向，以新医科建设为抓手，着力创新体制机制，分类培养研究型、复合型和应用型人才"的医学教育目标，结合医学教育发展"大国计、大民生、大学科、大专业"的新定位，注重人才培养应从疾病诊疗提升拓展为预防、诊疗和康养，以健康促进为中心，服务生命全周期、健康全过程的转变，精准定位教材内容和体系。教材编写应体现以医疗卫生事业需求为导向，以岗位胜任力为核心，以培养医工、医理、医文学科交叉融合的高素质、强能力、精专业、重实践的本科护理人才培养目标。

3.适应发展，优化教材内容

教材内容必须符合行业发展要求：体现医疗机构对护理人才在临床实践能力、沟通交流能力、服务意识和敬业精神等方面的要求；体现临床程序贯穿于教学的全过程，培养学生的整体临床意识；体现国家相关执业资格考试的有关新精神、新动向和新要求；注重吸收行业发展的新知识、新技术、新方法，体现学科发展前沿，并适当拓展知识面，为学生后续发展奠定必要的基础；满足以学生为中心而开展的各种教学方法的需要，充分发挥学生的主观能动性。

4.遵循规律，注重"三基""五性"

教材内容应注重"三基"（基本知识、基础理论、基本技能）、"五性"（思想性、科学性、先进性、启发性、适用性）；"内容成熟、术语规范、文字精炼、逻辑清晰、图文并茂、易教易学"；注意"适用性"，即以普通高等学校医学教育实际和学生接受能力为基准编写教材，满足多数院校的教学需要。

5.创新模式，提升学生能力

在不影响教材主体内容的基础上要保留"案例引导""学习目标""知识链接""目标检测"模块，去掉"知识拓展"模块。进一步优化各模块的内容，培养学生理论联系实践的实际操作能力、创新思维能力和综合分析能力；增强教材的可读性和实用性，培养学生学习的自觉性和主动性。

6.丰富资源，优化增值服务内容

搭建与教材配套的中国医药科技出版社在线学习平台"医药大学堂"（数字教材、教学课件、图片、视频、动画及练习题等），实现教学信息发布、师生答疑交流、学生在线测试、教学资源拓展等功能，促进学生自主学习。

本套教材凝聚了省属院校高等教育工作者的集体智慧，体现了凝心聚力、精益求精的工作作风，谨此向有关单位和个人致以衷心的感谢！

尽管所有参与者尽心竭力、字斟句酌，教材仍然有进一步提升的空间，敬请广大师生提出宝贵意见，以便不断修订完善！

普通高等医学院校护理学类专业第二轮教材

建设指导委员会

主 任 委 员　姜小鹰

常务副主任委员　（以姓氏笔画为序）

王金胜（长治医学院）　　　　　　朱卫丰（江西中医药大学）

何清湖（湖南医药学院）　　　　　唐世英（承德医学院）

副 主 任 委 员　（以姓氏笔画为序）

于景科（济宁医学院）　　　　　　田维毅（贵州中医药大学）

吕雄文（安徽医科大学）　　　　　何　涛（西南医科大学）

曾　芳（成都中医药大学）　　　　熊　辉（湖南中医药大学）

委　　　　　员　（以姓氏笔画为序）

王　蕊（长治医学院）　　　　　　王传功（济宁医学院）

王春平（潍坊医学院）　　　　　　王垣芳（滨州医学院）

邓科穗（江西中医药大学）　　　　卢咏梅（广州中医药大学）

田玉梅（湖南医药学院）　　　　　田建丽（承德医学院）

田淑霞（天津中医药大学）　　　　冯书营（河南中医药大学）

朱大诚（江西中医药大学）　　　　朱天民（成都中医药大学）

乔安花（海军军医大学第二附属医院）　任立群（吉林大学）

伊淑莹（山东第一医科大学）　　　刘建军（江西中医药大学）

齐洁敏（承德医学院）　　　　　　孙贵香（湖南中医药大学）

阳大庆（湖南医药学院）　　　　　苏衍萍（山东第一医科大学）

杜姿英（承德医学院）　　　　　　李　颖（广东医科大学）

李天禹（遵义医科大学）　　　　　李玉红（安徽医科大学）

李惠萍（安徽医科大学）　　　　杨　渊（湖南医药学院）

肖洪玲（天津中医药大学）　　　宋维芳（山西医科大学汾阳学院）

张　瑛（长治医学院）　　　　　张凤英（承德医学院）

张春玲（贵州中医药大学）　　　张银华（湖南中医药大学）

陈　廷（济宁医学院）　　　　　武志兵（长治医学院）

罗　玲（重庆医科大学）　　　　金荣疆（成都中医药大学）

周谊霞（贵州中医药大学）　　　单伟颖（承德护理职业学院）

房民琴（三峡大学第一临床医学院）　孟宪国（山东第一医科大学）

赵　娟（承德医学院）　　　　　赵秀芳（四川大学华西第二医院）

赵春玲（西南医科大学）　　　　柳韦华（山东第一医科大学）

钟志兵（江西中医药大学）　　　钟清玲（南昌大学）

洪静芳（安徽医科大学）　　　　徐　刚（江西中医药大学）

徐旭东（济宁医学院）　　　　　徐富翠（西南医科大学）

郭先菊（长治医学院）　　　　　黄文杰（湖南医药学院）

龚明玉（承德医学院）　　　　　章新琼（安徽医科大学）

梁　莉（承德医学院）　　　　　彭德忠（成都中医药大学）

董志恒（北华大学基础医学院）　蒋谷芬（湖南中医药大学）

雷芬芳（邵阳学院）　　　　　　潘晓彦（湖南中医药大学）

魏秀红（潍坊医学院）

数字化教材编委会

主　编　刘建军　田淑霞
副主编　李　超　杨贵真
编　者　（以姓氏笔画为序）
　　　　王科峰（长治医学院）
　　　　田淑霞（天津中医药大学）
　　　　阳伟红（天津中医药大学）
　　　　刘　念（西南医科大学）
　　　　刘建军（江西中医药大学）
　　　　李　超（辽宁中医药大学）
　　　　杨贵真（河北中医学院）
　　　　熊江艳（贵州中医药大学）

PREFACE 前 言

中医临床护理学是高等医学院校护理专业的一门临床专业课。通过本课程的学习，可使学生能够综合运用中医护理理论进行临床辨证施护。

本教材较上一版在内容上作了部分调整，一是将课程思政内容恰当地融入教材，落实立德树人根本任务；二是增加了一章其他病证护理，更好地体现中医护理的特色和优势，满足临床工作的需要；三是删去了绪论中的简史部分；四是对辨证施护措施作了适当的补充，同时删除了部分西医护理内容，进一步完善中医护理措施。

本教材分绪论和内、外、妇、儿科病证护理及其他病证护理6部分。绪论主要包括中医护理程序、中医护理概要；病证护理主要为临床内、外、妇、儿科常见病证及其他常见病证等43个病证的概念、病因病机、中医护理诊断、施护法则及辨证施护措施等，可供护理学类专业师生教学使用。

本教材力求做到汲取同类教材的成功经验，把握"三基""五性"原则，在内容和体例上，体现继承与创新相结合、理论与实践相结合、基础与临床相结合的特点，突出中医护理的中医特色和优势。如内容上突出了中医整体观念及辨证施护特色，注重中医临床思维能力的培养，同时将现代整体护理、社会人文关怀等内容融入其中，并将中医学的辨证思维与现代护理程序方法相融合；体例上注重与临床实践相结合，所有病证护理以护理程序为主线，按照中医护理评估、诊断、计划、健康教育等顺序进行编写。内容安排方面坚持科学、实用、够用原则，详略得当，概述和病因病机简明扼要，重点阐述中医辨证施护内容，同时介绍中医预防及中医养生调护等健康教育内容。

本教材的编写队伍由来自全国7所院校的一线教师组成。本教材在编写过程中得到了编者及各参编院校的大力支持，在此一并致谢！限于编写水平，书中难免存在不足之处，敬请各院校师生和广大读者在使用过程中提出宝贵意见，以便进一步修订完善。

编　者
2022 年 4 月

目 录 CONTENTS

1　**第一章　绪论**

1　第一节　中医护理程序

1　一、中医护理评估与四诊

4　二、中医护理诊断与辨证

4　三、中医护理计划的制订、实施、评价与辨证施护

5　第二节　中医护理概要

5　一、生活起居护理

6　二、饮食护理

8　三、情志护理

9　四、用药护理

11　**第二章　内科病证护理**

11　第一节　感冒

14　第二节　咳嗽

18　第三节　哮喘

21　第四节　心悸

25　第五节　胸痹

29　第六节　眩晕

33　第七节　中风

39　第八节　呕吐

43　第九节　胃脘痛

47　第十节　泄泻

50　第十一节　消渴

53　第十二节　黄疸

57　第十三节　胆胀

60　第十四节　积聚

64　第十五节　水肿

68　第十六节　癃闭

71　第十七节　淋证

78　**第三章　外科病证护理**

78　第一节　痈

80　第二节　丹毒

83　第三节　压疮

86　第四节　湿疮

88　第五节　瘾疹

91　第六节　药毒

94　第七节　乳癖

96　第八节　痔

102　**第四章　妇科病证护理**

102　第一节　月经不调

106　第二节　痛经

110　第三节　妊娠恶阻

112　第四节　胎动不安

114　第五节　恶露不绝

119　**第五章　儿科病证护理**

119　第一节　肺炎喘嗽

123　第二节　惊风

127　第三节　积滞

128　第四节　麻疹

131　第五节　水痘

134　第六节　痄腮

137　第七节　手足口病

141　**第六章　其他病证护理**

141　第一节　痹证

144　第二节　创伤骨折

147　第三节　天行赤眼

148　第四节　针眼

150　第五节　鼻渊

153　第六节　喉痹

159　**参考文献**

第一章 绪 论

PPT

📖 学习目标

知识要求：

1. 掌握 中医临床护理学的概念、中医护理评估的方法、中医护理计划制定的原则、饮食护理的基本要求及汤药煎煮方法。

2. 熟悉 四时生活起居护理、中医护理评估的内容。

3. 了解 中医护理诊断的指导原则，中医护理诊断的表述方式，情志护理的基本原则。

技能要求：

1. 学会应用整体观、辨证施护、防护结合的特点思考临床护理问题。

2. 学会应用中医护理程序解决临床护理问题。

素质要求：

具有应用中医护理知识开展临床护理的意识和素养。

中医临床护理学是中医药学的重要组成部分，是以中医基本理论为指导，运用整体观念、辨证施护方法及传统护理技术，研究和阐述疾病护理、康复和预防的一门应用学科。中医临床护理学历史悠久，内容丰富，包含了临床内、外、妇、儿、五官、骨伤等各科病证的护理、康复和预防知识。中医临床护理学同中医其他学科一样，是我国人民长期与疾病斗争的实践经验总结，为中华民族的繁衍昌盛做出了卓越的贡献。

第一节 中医护理程序

护理程序作为护理工作方法在中医护理实践中得到广泛探索和应用。为更好地体现中医特色，发挥中医护理优势，中医护理将现代整体护理观与中医理论进行有机结合，形成具有中医特色的护理评估、诊断、计划、实施与评价，即中医护理程序。

一、中医护理评估与四诊

中医护理评估是指在中医理论指导下，通过望、闻、问、切四诊，对护理对象的健康和病情进行全面观察和了解，并收集相关资料的过程。中医护理评估是中医护理程序的第一步，其目的是确定护理对象的健康问题，以形成正确的中医护理诊断，为辨证施护、评价护理效果提供依据。评估涉及的范围包括护理对象的生理、心理、社会、文化、发展和精神等各个方面。

（一）中医护理评估的方法

中医望、闻、问、切四诊是中医护理评估的主要方法。只有熟识中医四诊方法及内容，才能较好地收集护理对象的健康和疾病有关资料，为下一步明确中医护理诊断，制订中医护理计划，实施中医临床护理措施奠定基础。

1. 望诊 运用视觉观察护理对象整体、局部、舌象、排出物及指纹的情况，从而获得与健康和疾病有关的症状和体征的方法。观察整体情况包括望神色形态；观察局部情况包括望头面、五官、皮肤、躯干及四肢；观察排出物包括望分泌物、呕吐物及二便。

2. 闻诊 运用听觉和嗅觉以辨别护理对象语声和气味变化情况的方法。听语声包括听语言、呼吸、咳嗽、啼哭、呕吐、呃逆、嗳气、叹息等声；嗅气味包括嗅病体气味和病室气味。病体气味指护理对象的口气、体气及分泌物和排泄物的气味。

3. 问诊 通过询问护理对象或家属，以了解疾病的发生发展、治护经过及护理对象对疾病认识等情况的方法。包括问主诉、现病史、既往史、个人史、婚育史、家族史等与疾病有关的情况。

4. 切诊 通过对护理对象一定部位的触、摸、按，判断健康状态或病情的方法。包括体察患者的脉象和触按病变局部。

通过上述四诊，观察和了解脏腑气血变化、阴阳盛衰、寒热虚实等，从而判明护理对象的健康问题。进行中医护理评估时，必须做到望、闻、问、切四诊合参，才能全面了解健康和疾病情况，因此，在资料收集中，应注意四诊的完备性和连续性，不可分割四诊，且病情观察应做到动态观察。

（二）中医护理评估的内容

在中医护理评估中，收集资料的内容主要包括中医四诊所涉及的内容。

1. 望诊内容

（1）望神色形态 ①望神：观察两目是否有神，瞳仁是否灵敏；神志是否清楚，表情是否自然，思维是否有序，对答是否切题。②望色：主要观察面部皮肤色泽。赤色，多见于实热证；白色，多见于虚证、寒证；黄色，多见于脾虚证；青色，多见于寒证、瘀证、痛证；黑色，多见于肾虚证。③望形：体胖而皮肤肌肉松软兼疲劳乏力，为痰湿内阻；体瘦颧红兼皮肤干焦，为阴虚内热；久病体瘦如柴，为脏腑精气衰竭。④望态：患者表现动、强、仰、伸，多为阳证、热证、实证；表现静、弱、俯、屈，多为阴证、寒证、虚证。

（2）望头面五官皮肤躯干四肢 ①望头面五官：头发枯黄，容易脱落，为气血虚亏；小儿头方发稀，囟门宽大，见于五迟。目赤肿痛多为实热；白睛黄染，多为湿热或寒湿熏蒸肝胆；眼窝凹陷为津液耗损或气血虚衰；鼻塞流涕，见于表证、鼻渊；"鼻衄"，为热邪灼络或外伤所致；口眼㖞斜、伴猝然昏倒，半身不遂，为中风；唇色淡白，多属血虚；唇色青紫，多属血瘀；唇色青黑多属寒极、剧痛；口唇干裂，为津液损伤；口腔破溃糜烂多为脾胃蕴热；耳内流脓，为脓耳，多由肝胆湿热熏蒸所致。②望皮肤躯干四肢：皮肤布疹，疹如麻粒，潮热出疹，口腔见麻疹黏膜斑为麻疹；丘疹、疱疹、结痂并见，疱液色清，见于水痘；"O"形腿或"X"形腿，多为佝偻病。

（3）望舌 ①望舌质：淡白舌，主虚寒或气血两亏；红、绛舌，主热；青紫舌，主血瘀；舌淡嫩胖大，主气虚或阳虚；舌胀红绛，主心脾热盛；舌红绛瘦薄，少苔或无苔，主阴虚火旺；舌有点刺，主脏腑热极，或血分热盛；裂纹舌，主邪热炽盛或阴液亏虚、血虚不润；齿痕舌，主脾虚或湿盛；舌淡颤动，多为久病气血亏虚；舌绛紫颤动，多为热极生风，阴虚动风或肝阳化风；吐弄舌，见于心脾有热。②望舌苔：薄苔主表证，厚苔主里证；白苔，主表证、寒证，苔白厚腻为湿浊内盛或痰饮内停，或食积；黄苔，主热证，苔黄厚腻为湿热；苔灰黑而腻，舌淡胖嫩而湿润为阳虚寒湿内停。

（4）望排出物 ①望分泌物：痰白清稀为寒证；痰多色白，咯之易出多为痰湿；痰黄稠为热痰；痰少色黄，不易咯出，或痰夹血丝为燥火；咳痰腥臭或脓血为肺痈；多涎喜唾可见于胃寒。②望呕吐物：呕吐物稠浊酸臭多胃热；呕吐物清稀无臭多胃寒；呕吐物酸腐为食滞。③望二便：大便稀薄，夹有不化之物，多为伤食；大便稀薄，色黄秽臭，为肠腑湿热；下利清谷，洞泄不止，为脾肾阳虚；大便赤白黏冻，为湿热积滞，常见于痢疾；小便清澈量多，多为寒证；小便色黄量少，多为热证。

（5）望指纹 3岁以下小儿常以察指纹作为望诊内容之一。小儿指纹指示指桡侧的浅表静脉。纹色鲜红浮露，多为外感风寒；纹色紫红，多为邪热瘀滞；纹在风关，示病邪初入，病情轻浅，纹在气关，示病邪、病情由轻转重，纹进命关，示病邪深入，病情尤重。

2. 闻诊内容

（1）听声音　呼吸气粗有力，多为外感实证；呼吸急迫，咳嗽频作，为肺气闭郁；干咳无痰或痰少黏稠，为燥邪犯肺，肺阴受损；突然语声嘶哑，多为外感；高声尖叫，多为剧痛；小儿哭声阵作，果酱样或血样大便，见于肠套叠。

（2）嗅气味　口气秽臭，为胃热；口气酸臭，内有宿食；汗出臭秽，多暑热炽盛；汗气腥膻，为湿热久蕴肌肤；身臭异常，多为疮疡。病室有氨味，多见于水肿患者晚期；病室有烂苹果气味，多见于消渴重证。

3. 问诊内容

（1）问一般情况　包括护理对象的姓名、性别、年龄、婚否、民族、职业、籍贯、工作单位、现住址等。

（2）问主诉　护理对象就诊时最明显、最主要的症状或体征及持续时间，也就是本次就诊的最主要原因。通过主诉，医护人员可初步了解病情的轻重缓急、病程长短，以及确定进一步询问的主次顺序。

（3）问现病史　围绕主诉从起病到此次就诊时，疾病的发生、发展、变化、诊疗、护理经过及现症。现症可结合中医"十问歌"进行。问寒热：询问患者有无怕冷或发热的症状，若有相关症状，则进一步询问寒热类型、轻重、出现及持续时间、兼症。问汗：白天汗出，稍动尤甚，多为气虚自汗；入睡汗出，醒后汗止，多为阴虚盗汗；大汗气促，肢冷脉伏，为阳气将绝、元气欲脱。问痛：主要询问患者疼痛的部位、性质、程度、时间及喜恶等。灼痛多为阳热亢盛或阴虚所致；冷痛多因寒邪阻络或阳气亏虚；胀痛，为气滞；刺痛，为瘀血；隐痛，多因气血不足，阴寒内生。问睡眠：不易入睡，潮热盗汗，腰膝酸软，多为心肾不交；睡眠不宁，辗转反侧，为气血失和，胃弱食积。问饮食：不思饮食，面白神疲，为脾胃虚弱；腹部胀满，纳少呕恶，为食积气滞。问二便：食后欲便者，多为脾虚；便泻日久，形瘦脱肛者，为中气下陷；小便刺痛，点滴不尽，为湿热灼伤血络。问经带：月经先期，量少色鲜红，为气血不足；月经后期，色暗有块，经前腹痛，为血瘀或寒证；带下量多稀白，为脾肾虚寒；带下量多色黄，质稠臭秽，为湿热内盛。

（4）问既往史、个人史、婚育史、家族史　①既往史：既往健康状况；有无外伤、手术、输血史；预防接种及传染病接触史；食物、药物和其他接触物的过敏史等。②个人史：护理对象的出生地、居住地和居留时间、受教育程度和业余爱好等；工种、劳动环境、对工业毒物的接触情况及时间；饮食起居、卫生习惯、烟酒嗜好时间与摄入量等。③婚育史：是否结婚，结婚年龄、配偶健康状况以及生育情况。女性须询问经、带、胎、产情况。④家族史：直系亲属，或有密切生活接触的亲友的健康和患病情况，特别要询问是否患有传染性疾病或遗传性疾病的情况。

4. 切诊内容

（1）脉诊　浮脉主表，沉脉主里，迟脉主寒（邪热内结也可见迟脉），数脉主热，虚脉主虚，实脉主实，细脉主虚，促脉主阳盛实热或邪实阻滞，结脉主阴盛气结，代脉主脏气衰微，滑脉见痰湿、食积、实热及孕妇，涩脉见气滞、血瘀、精伤、血少。

（2）按诊　皮肤润滑，津液充荣；皮肤干燥，津液不荣；肌肤寒凉，阳气衰少；肌肤灼热，阳气亢盛；肌肤甲错，血虚失养，或瘀血；肌肤柔软，按之痛减，为虚证；肌肤硬满，按之痛甚，为实证；肿硬不热，为寒证；肿处灼手而痛，为热证；痛有定处，按之有形而不移为积，属血分证；痛无定处，按之无形，聚散不定为聚，属气分证；右少腹作痛，按之疼痛，为肠痈；左少腹作痛，按之累累有硬块，为肠中宿便。

二、中医护理诊断与辨证

中医护理诊断是护士在中医理论指导下，对护理评估获得的资料进行综合、分析，从而对护理对象的健康问题做出临床判断。中医护理诊断的过程就是中医辨证分析的过程，是护理程序的第二步。

（一）中医护理诊断的指导原则

在临床护理中，现代护理诊断得到广泛运用并认可，但中医护理目前尚无自成体系的中医护理诊断名称标准。中医护理诊断，或完全应用现代护理诊断，或沿用中医医疗诊断，或中西医结合。由于中医护理的特殊性，中医护理诊断应充分体现护理及中医双重特性，既不能完全套用现代护理诊断，也不能完全运用中医医疗诊断。中医护理诊断可遵循以下原则。

1. 以中医学基本理论为指导 中医护理诊断的中医特性应体现中医整体观和辨证的特点。运用八纲辨证、气血津液辨证、脏腑辨证、卫气营血辨证等中医理论对四诊收集的资料进行综合分析，归纳总结，判断护理对象健康问题的原因及各问题间的关系，从而做出护理诊断。

2. 中西医结合 中医护理诊断的类型、组成形式以及陈述方式可参照现代护理诊断模式及中医医疗诊断模式。由于目前无中医护理诊断名称标准，故中医护理诊断名称多参照现代护理诊断的名称，诊断依据（症状、体征）及相关因素应体现中医特色，采用中医相关用语。这样既有利于与现代护理的衔接，又有利于临床开展辨证施护。

3. 做到相因相宜 中医护理诊断的基础是辨证，辨证就是对复杂的证候进行分析判断。由于不同个体、不同区域及不同时间的差异性，同种健康问题会表现出多样性，出现同病异证或异病同证。只有做到因人制宜、因地制宜及因时制宜，才能对护理对象的健康问题做出正确的中医临床判断。

（二）中医护理诊断表述方式

中医护理诊断的表述方式可参照现代护理诊断。即现存的护理诊断以三部分表述为主；有危险的护理诊断以二部分表述为主；健康的护理诊断以一部分表述为主。

1. 三部分表述 多用于现存的护理诊断。第一部分为健康问题（护理诊断的名称），第二部分为症状或体征（诊断依据），第三部分为原因（相关因素）。诊断依据以中医症状用语描述，相关因素以中医病因、病机或辨证用语描述。例如："清理呼吸道无效：咳嗽痰鸣　与风寒袭肺有关。"

2. 二部分表述 多用于有危险的护理诊断。第一部分为护理诊断名称，第二部分为相关因素。相关因素多用中医病因、病机和辨证用语描述。例如："有窒息的危险　与痰热阻滞气道有关。"

3. 一部分表述 可用于健康的护理诊断。仅有护理诊断名称。例如："执行治疗方案有效。"

三、中医护理计划的制订、实施、评价与辨证施护

（一）中医护理计划的制订

制订中医护理计划，是在中医理论指导下，紧紧围绕护理诊断，系统地拟定护理措施的过程。其目的是确定护理对象的护理目标及护理措施。制订护理计划是护理程序的第三步。

1. 中医护理计划的制订原则

（1）以中医学基本理论为指导　中医护理计划应以中医学基本理论为指导，重视并灵活运用中医学关于生活起居、饮食和情志等方面的调护理念，充分体现和发挥中医护理的优势和特色作用，达到减轻患者病痛、促进康复、疾病预防和健康教育等目的。

（2）辨证施护　中医护理计划要遵循辨证施护原则，辨证施护体现了护病求本、三因制宜的特点。

计划的制订以辨证为基础，根据证型确定护理法则，可以是同病同护，也可以是同病异护；可以是异病异护，也可以是异病同护，关键取决于护理诊断中相关因素的证型。

（3）遵循护理诊断排序 一个护理对象可同时存在多个护理诊断，其诊断排序是根据问题的轻、重、缓、急及解决问题的先后要求确立的，因此制订护理计划时必须考虑解决问题的先后顺序，将急需解决问题的诊断排在前，以体现急则护其标，缓则护其本和标本兼护的特点。

（4）充分运用中医护理技术 中医护理技术创伤小，安全、有效、方便，在制订护理计划时，应充分发挥推拿、刮痧和其他中医护理技术的作用，提高护治疗效。

（5）必要时采取中西医结合的护理措施 在制订护理计划时，应综合考虑中西医护理措施的优势和效果，使中医护理计划尽可能地完善。在制订某些急危重症的护理计划时，应灵活结合现代护理方法，采取中西医结合的护理措施，不可因为体现中医护理的特色而排斥现代护理方法。

2. 中医护理计划的制订过程

（1）确定预期目标 预期目标也称预期结果，是指护理对象通过护理照顾之后，期望能够达到的健康状态或得到的改变，也是护理效果评价的标准。制订预期目标应以护理对象为中心，目标明确、具体、可测量、可评价。

（2）明确护理措施 制订护理措施是围绕已明确的护理诊断，为帮助护理对象达到预期目标而拟订的具体护理方法。制订护理措施时应综合考虑上述原则，在中医基本理论的指导下，根据护理诊断，进行辨证施护，针对不同证型确定不同的生活起居护理、饮食护理、情志护理、用药护理及中医独特的护理技术等。

（二）中医护理计划的实施和评价

护理实施是护理人员执行和完成护理计划的过程。护理评价是将实施护理后护理对象的健康状态与护理计划的预期目标进行比较，并做出评定和修改的过程。护理实施是护理程序的第四步，护理评价是护理程序的最后阶段。在中医护理计划的实施和评价过程中，护理人员要始终树立中医辨证施护的思维方式，积极与护理对象沟通交流，动态观察病情变化，在中医理论指导下，评价施护效果，调整辨证施护措施，进一步完善护理计划，即用中医四诊方法再次收集护理对象的有关疾病和健康资料，对资料进行辨证分析，从而了解护理对象是否达到预期目标，同时检查整个中医护理程序，评估是否全面，诊断是否正确，计划和措施是否适当，原计划是否继续或者修改。

第二节 中医护理概要

中医护理以辨证施护为基本准则，本节重点介绍各病证在生活起居护理、饮食护理、情志护理、用药护理等方面的基本要求和主要内容，以对具体病证护理措施的制订起到指导作用。

一、生活起居护理

《素问·上古天真论》云："以酒为浆，以妄为常，醉以入房，以欲竭其精，以耗散其真，不知持满，不时御神，务快其心，逆于生乐，起居无节，故半百而衰也。"说明只有做到饮食有节、饮酒适度、起居有常，才能延年益寿；反之则多病早衰。因此，做好患者的生活起居护理十分重要。

（一）顺应四时

春季人体阳气生发，气血流通，肝气舒展，腠理开泄，这是人体适应气候的反应。因此，春季患者的生活起居护理，一定要顺应天时与人体变化的特点，保养阳气，着眼于一个"生"字。做到：夜卧早起；鼓励慢性病患者多到户外活动，或者外出春游；春捂，患者的被褥衣着等方面，不能减衣被过快、过早。乍暖还寒时应"虚邪贼风，避之有时"，尤其是年老体弱者；预防春瘟，初春时气温由寒转暖，因而春温、温毒、瘟疫等传染病多有发生。

夏季阳气旺盛，万物繁茂，天气酷热，阳气易于发泄，阴气相对不足，故夏季生活起居护理应养阳、护阴与防湿邪并重。做到：夜卧早起；适度运动，运动宜选择清晨或傍晚气温较低时，以防耗阴伤阳；适度午睡，午睡可避开暑邪，并促进功能恢复；可多食白扁豆、赤小豆、冬瓜、薏苡仁等，健脾除湿；冬病夏护，三伏天是全年气温最高、阳气最盛的时节，是慢性支气管炎、肺气肿、支气管哮喘、腹泻、痹证等冬季发作严重的慢性病最佳护理时机，可依据健康问题选择拔罐、穴位敷贴等传统护理技术进行护理。

秋季是万物成熟的季节，人体阳气开始收敛，阴气渐长，故秋季生活起居护理应以"收养之道"为主。做到：早卧早起。早卧以顺应阳气之收，早起，使肺气得以舒展，防收之太过；培养乐观情绪，保持神志安宁，以避肃杀之气。我国古代民间亦有重阳登高赏景的习俗，登高远眺可消除心中的忧郁、惆怅、烦闷等不良情绪；适度秋冻，早晚稍凉则加衣，加衣被不宜过早过快，让机体经受凉气的锻炼，增强耐寒能力。但是秋冻要适度，特别是抵抗力弱的老人、小孩；可食杏仁猪肺粥、银耳百合羹、蜜蒸百合等防秋燥。

冬季寒气主令，阴寒盛极，阳气逼藏，草木凋零，万物生机隐伏。人体阳气也潜藏于内，阴精充盛。冬季生活起居护理以"养藏之道"为主。做到：早卧晚起，保证充足的睡眠时间；冬练三九，"冬天动一动，少闹一场病"，在病情许可的情况下，患者应多到户外活动，但是晨练时间应在日出后以避霜威。太极拳、跳绳、冬泳、跑步、打球、登山等均是适宜的锻炼方式；日光浴使肌肤和暖，心情明朗，抵抗力增强；防寒保暖，衣着要厚、轻、暖，颜色宜深，衣着过少过薄易感冒。

（二）适应环境

不同地域，不同地理环境，相应的人群体质有不同特点，疾病发生亦各有不同。因此，临床护理除了做到因时而异、因人而异外，还应做到因地而异。如《素问·异法方宜论》说："北方者，天地所闭藏之域也。其地高陵居，风寒冰冽，其民乐野处而乳食，藏寒生满病……"相反，"南方者，天地所长养，阳之所盛处也。其地下，水土弱，雾露之所聚也。其民嗜酸而食胕，故其民皆致理而赤色，其病挛痹……"所以，要针对不同地理环境因素开展临床护理，使护理对象更好地适应环境，以促进疾病的康复或预防疾病的发生。

（三）劳逸结合

劳逸适度是指在病情许可的情况下，患者要保持适度的活动与休息，做到动静结合，形劳而不倦。《备急千金要方·养性·道林养性》云："养性之道，常欲小劳，但莫大疲及强所不能堪耳。且流水不腐，户枢不蠹，以其运动故也。"适度的活动有利于通畅气血，活动筋骨，增强体质，健脑醒神；必要的休息，可以消除疲劳，恢复体、脑力，有利于患者康复。

对于病情危重或处在急性期的患者，应嘱其绝对卧床休息，待病情好转后可在床上做适当的运动，如翻身、抬腿；对慢性病或恢复期的患者，可做户外活动，如太极拳、太极剑、散步、慢跑等，以达到舒筋活络、坚实筋骨、调和气血、提神爽志、增强抗病能力的作用。

二、饮食护理

饮食护理是在中医基础理论指导下，根据患者病情需要，给予适宜的饮食，预防或治疗疾病的一种方法。合理的饮食是人体脏腑、四肢百骸得以濡养的源泉，是气血津液化生之源。加强患者的饮食护理，供给合理的营养，对预防疾病、提高疗效、促进患者早日康复具有十分重要的意义。

（一）食物的性味

食物，按照中医学"四气五味"理论可分为寒、热、温、凉四性，以及介于两者之间无明显偏颇的平性和辛、甘、酸、苦、咸五味。在选择食物时，必须根据患者的体质、疾病的性质，选择不同性味的食物进行配膳，做到寒热相宜，五味调和。

1. 四性

（1）寒凉食物　偏于寒凉的食物大多具有滋阴、清热、泻火、凉血、解毒的功效，可以顾护人体阴液，适用于发热、痢疾、痈肿以及目赤肿痛、咽喉肿痛等里热证。食物有苦瓜、莴苣、茶叶、绿豆、甘蔗、藕、梨、荸荠、西瓜等。寒凉食物易损伤人体阳气，故阳气不足、脾胃虚弱患者应慎用。

（2）温热食物　偏于温热的食物大多具有温经、补气、通阳、活血、散寒、暖胃等作用，可以扶助人体阳气，适用于寒证，如脾胃虚寒的腹痛、泄泻等。食物有狗肉、牛羊肉、鲤鱼、虾、生姜、花椒、胡椒、辣椒、大蒜、白酒、桂皮等。温热食物多辛香燥烈，容易助火伤津，凡热证及阴虚者应忌用。

（3）平性食物　平性食物没有明显的寒凉或温热偏性，应用范围广泛，是患者饮食调养的基本食物。但因其味有辛、甘、酸、苦、咸之别，因而其功效也有不同，应根据患者的病情和体质灵活选用。如牛奶、大豆、玉米、豆浆、猪肉、鸡蛋、山药、香菇、黑木耳等。

2. 五味

（1）酸味　具有收敛、固涩作用，适用于久泄、久痢、久咳、虚汗、尿频、遗精等。食物有乌梅、杏子、山楂等。

（2）苦味　具有清热、泄降、燥湿作用，适用于热性体质或热证、湿热证等。食物有苦瓜、苦丁茶、莲子心等。

（3）甘味　具有和中、缓急、补益、解痉、解毒等作用，适用于诸虚劳损、脏腑不和、拘急疼痛等证。食物有大枣、饴糖、山药、蜂蜜、甘蔗、糯米等。

（4）辛味　具有发散、行气、通经脉、健胃的作用，适用于外感表证、气血瘀滞、脾胃气滞、痰湿内停等证。如生姜、葱、蒜、花椒、芫荽、韭菜、洋葱等。

（5）咸味　具有软坚、散结、润下等作用，适用于治疗肿瘤、癥瘕积聚、便秘等。食物有海带、海藻、海蜇、紫菜、淡菜、海参等海产品。

（二）饮食护理的基本要求

孙思邈在《千金要方·食治》中指出："不知食宜者，不足以存生也。"又指出："夫在身所以多疾此皆由……饮食不节故也。"强调了合理饮食对健康的重要性。饮食护理的基本要求如下。

1. 饮食有节　饮食应以适量为宜，饥饱失常均可发生疾病。过饥则摄食不足，气血生化之源缺乏，久则气血衰少而为病。气血不足则正气虚弱，抵抗力降低，也易引发其他病证。反之，过饱则饮食摄入过量，超过脾胃的受纳、运化能力，可致脾胃损伤、饮食积滞等证。《素问·痹论》说："饮食自倍，肠胃乃伤。"

2. 饮食随和　食物有四气五味，各有归经，可影响和调节脏腑阴阳。若对饮食有所偏嗜或偏废，体内各种营养成分比例失调，则容易发生疾病。如过食肥甘厚味可助湿生痰、化热，或生痈疽等病；若偏食辛辣，可使胃肠积热，在上则口腔破溃，牙龈出血，在下则大便干燥或成痔疾。

3. 饮食卫生　饮食要新鲜、洗净。《金匮要略·禽兽鱼虫禁忌并治第二十四》指出："秽饭馁肉臭鱼，食之皆伤人。"饮食不洁或食入有毒食物，可引起胃肠道疾病和食物中毒，导致腹痛、吐泻，甚至严重中毒，危及生命。

4. 饮食清淡　清淡饮食，一般指以五谷杂粮为主食，以豆类、蔬菜、瘦肉、少量植物油及动物脂肪为副食的膳食。古代医家特别强调饮食不宜过咸，应少吃盐。《备急千金要方》指出："咸则伤筋，酢则伤骨，故每学淡食。"现代医学证实，过多摄入食盐，易到高血压；过多摄入脂肪，会使血脂增高，容易导致动脉粥样硬化等疾病。

5. 合理烹饪 合适的烹调方法，能减少食物中营养成分的流失，故烹饪时多蒸、煮、炖，少煎、炸、烤。淘米次数要尽量减少，蒸饭不可去米汤，煮粥不要加碱，面粉不要加工得过于精细。

（三）饮食宜忌

1. 饮食与药物 食物和药物都有四气五味之性，在临床功效上有协同和相悖的不同。协同者有加强治疗作用，如赤小豆配鲤鱼可增强利水作用；黄芪加薏苡仁可加强渗湿利水的作用。相悖者可削弱药物的疗效，如人参忌萝卜；服地黄、何首乌忌葱蒜等。一般在服药期间，凡属生冷、油腻、腥臭及不易消化、刺激性食物，均应避免为宜。

2. 饮食与疾病 食物有四气五味，疾病有寒热虚实、阴阳表里之别，根据患者的病证类型来选择不同属性的食物，以达"虚则补之""实则泻之""寒者热之""热者寒之"等配合治疗的目的。例如：寒证应忌生冷瓜果等凉性食物，宜食温性、暖性食物；热证应忌辛辣等热性食物，宜食凉性食物；阳虚者忌寒凉，宜温补类食物；阴虚者忌温热，宜淡薄滋润类食物。又如水肿病忌食盐；黄疸、泄泻忌油腻；疮疖肿毒、皮肤瘙痒忌鱼虾蟹；消渴病忌食糖；痰湿之证忌肥甘之品等。

3. 食物之间 注意食物的配伍问题。食物的配伍分协同与拮抗两方面，相须，如百合炖秋梨，共奏清肺热、养肺阴之功效；羊肉得生姜，加强了温补作用，可治疗虚寒性腹痛。相使，如姜糖饮，温中和胃的红糖，增强了生姜温中散寒的功效。相反，如柿子忌茶。相杀，如水产品大都为寒性，加葱、姜同煮，以辛温调其寒。相畏，如扁豆加生姜，扁豆的不良作用能被生姜减轻。因此，科学搭配食物，对促进身体健康是非常重要的。

⊕ **知识链接**

张仲景的医德医术

张仲景医德高尚，医术精湛。东汉时期疫病横行，他不忍见百姓处于水深火热中，为百姓诊病，并痛下决心，潜心钻研伤寒病。

张仲景阐述了辨证论治理论指导下的各种调护方法，如饮食护理、生活起居护理等。在《金匮要略》中提出"内养正气，外御风邪。"在饮食护理方面，他强调"所食之味，若得宜则益体。"饮食应讲求五味搭配，平衡且有营养。张仲景也格外注重四时养生，他认为四季变化对人体的健康有着很大的影响。

三、情志护理

情志护理是在中医基础理论指导下，以良好的护患关系为桥梁，应用科学有效的方法，改善或消除患者不良情绪，从而达到预防和治疗疾病的一种护理方法。中医学很早就认识到人的精神活动和情绪变化在疾病的发生、发展及预后过程中的重要作用，认为"恬淡虚无""精神内守"才能强健身心、祛病延年。情志护理的基本原则主要包括以下两方面。

1. 保持乐观情绪 乐观的情绪可使气血和畅，营卫流通，有助于患者身心健康。正如《证治百问》所云："人之性情最喜畅快，形神最宜焕发，如此刻刻有长春之性，时时有长生之情，不惟却病，可以永年。"因此，首先应培养开朗的性格，心胸宽广，精神方能愉悦。其次要善于化解烦恼和忧愁，摆脱烦恼的方法有自我安慰和吐露宣泄。通过自身或他人的疏导，宣泄心中的郁闷，从而调畅全身气机。

2. 避免七情内伤 《素问·举痛论》云："百病生于气也。怒则气上，喜则气缓，悲则气消，恐则气下，思则气结，惊则气乱。"七情过极，人体阴阳失调，气血不和，经脉阻塞，脏腑功能紊乱，从而导致疾病的发生。因此，应培养个人良好的修养，遇事不急躁化怒；在怒已生又不可遏之时，应及时宣泄，以免郁遏而生疾；培养勇敢、坚强及开朗的性格；思虑劳心不可过度。

四、用药护理

中医用药护理，是护理工作的一项重要内容。中药作为中医学的重要组成部分，是中医治疗疾病最常用的一种手段。在中医护理工作中，必须掌握中药学的基本知识，熟悉中药的不同剂型、作用和用药方法等。

（一）汤剂的煎煮方法

汤药是中医临床最常用的一种剂型，汤药的煎煮方法对药效影响很大，因此，掌握正确的中药煎煮方法十分重要。

1. 煎药用具　煎药器具以砂锅、瓦罐和陶瓷罐为佳，其次为搪瓷类、不锈钢、玻璃器皿。忌用铁、铝、铜锅。

2. 煎煮方法　煎药前用凉水浸泡中药15分钟，水量根据药量、药物质地（吸水性）和煎煮时间而定。一般第一煎可加水至淹过药面3厘米；第二煎加水至淹过药面2厘米，对有效成分易挥发、煎煮时间较短的药物，液面覆盖药面即可。一般汤剂水煎二次，每剂药煎取液量，成人为200～300毫升，小儿酌情减半。火候以"先武后文"为原则，即在煎药开始用武火，至水沸后再改用文火，并保持在微沸状态。煎药时间主要根据药物和疾病的性质而定。解表药煎煮时间宜短，滋补药煎煮时间宜长。质硬、矿石、介壳类及有毒药物宜先煎，芳香易挥发类药物宜后下，带毛的药材包煎，贵重药另煎，胶质、黏性大和易溶的药物烊化，兑入药液中。

（二）中药用法

1. 确定用药时间　一般疾病分次口服给药，一天量分2～3次。急性病、热性病及时给药，可2小时服一次，必要时采用频服法，使药力持续，起到防变逐邪的作用。滋补药宜在空腹服用，以利吸收；平喘药宜在哮喘发作前2小时服用；安神药宜在睡前半小时服用；治咽喉疾患药宜不拘时间多次频服，缓缓咽下，使药液与病变部位充分接触；生津润燥、清暑解热药，不拘时间频服；健胃药宜于饭前服用；消导药宜饭后服用；制酸药宜饭前服；对胃有刺激的药宜饭后服；涌吐药宜清晨、午前服；峻下逐水药宜清晨空腹服；润肠通便药宜空腹或半空腹服；泻下药宜入夜睡前服；止泻药及时服，按时再服，泻止停药；驱虫药宜清晨空腹或晚上睡前服；截疟药在发作前3～5小时服；涩精止遗药宜早、晚各服一次；调经药一般根据证候，于经前和经期服用不同的药物。

2. 服药温度　服用中药汤剂时的药液温度有温服、热服、冷服之分。

（1）**温服**　将煎好的汤剂放温后服用。一般汤剂均宜温服，中医认为冷（凉）者属阴，阴盛损阳，患者胃气弱时再进冷汤，必将伤胃阳。温服又可减轻某些药物的不良反应，如瓜蒌、乳香、没药等对胃肠道有刺激作用，易引起恶心、呕吐，温服能减轻上述不适反应。需要注意的是，汤剂放冷后，要温服时，应先将其加热至沸，使汤剂中沉淀的有效成分重新溶解，然后放温服用。中成药，则用温开水、酒、药引等液体送服。

（2）**热服**　将煎好的药液趁热服下。寒证用热药，宜热服，属"寒者热之"，以助药力。理气、活血、化瘀、散寒解表、补益之剂均宜热服。

（3）**冷服**　将煎好的汤剂放冷后服下。热证用寒药宜冷服，属"热者寒之"，一般止血、收敛、清热、解毒、祛暑之剂均宜冷服。服药呕吐者宜先口服少许姜汁或嚼少许陈皮，然后再冷服。

（田淑霞）

目标检测

答案解析

一、单选题

1. 中医护理评估的目的是（　　）

    A. 确定护理对象的健康问题　　　　　　B. 为治疗效果提供依据

    C. 确定护理诊断　　　　　　　　　　　D. 明确临床判断

    E. 以上都不是

2. 平性食物（　　）

    A. 具有解毒功效　　　　　　　　　　　B. 是饮食调养的基本食物

    C. 适用于咽喉肿痛　　　　　　　　　　D. 可以扶助人体阳气

    E. 适用于脾胃虚寒者

3. 舌色红，舌苔黄而干，多为（　　）

    A. 阳虚证　　　　B. 实热证　　　　C. 气血两亏　　　　D. 阴寒内盛　　　　E. 食积证

二、多选题

1. 中医护理计划的制订原则是（　　）

    A. 以中医学基本理论为指导　　　　　　B. 辨证施护

    C. 遵循护理诊断　　　　　　　　　　　D. 充分运用中医护理技术

    E. 以上都不是

2. 中医护理评估的主要方法是（　　）

    A. 望诊　　　　　　　　　　　　　　　B. 护理操作技术

    C. 问诊　　　　　　　　　　　　　　　D. 切诊

    E. 闻诊

3. 中医护理诊断的指导原则有（　　）

    A. 以中医学基本理论为指导　　　　　　B. 中西医结合

    C. 做到相因相宜　　　　　　　　　　　D. 防护结合

    E. 辨证施护

三、简答题

1. 根据食物的"五味"，请说明不同味的食物各适用于什么样的人群。

2. 简述春季生活起居护理的内容。

书网融合……

本章小结　　　　　　　题库

第二章　内科病证护理

PPT

📖 学习目标

知识要求：

1. 掌握　内科常见病证的概念、辨证施护要点。

2. 熟悉　内科常见病证的病因病机、健康教育内容。

3. 了解　内科常见病证的辨证分析。

技能要求：

1. 掌握内科常见病证的中医护理操作技能。

2. 学会运用中医护理基本知识解决内科常见病证的护理问题。

素质要求：

1. 具备合理的知识结构，比较系统的专业理论知识和较强的实践技能。

2. 具有高度的责任心和同情心，有较强的适应能力。

　　内科病证护理是以中医学基础理论为指导，运用中医思维方法，对临床内科病证的概念、发病特点、病因病机、辨证施护及健康教育等内容进行阐述。它是临床开展中西医结合护理患者的基础。本章选择17种内科常见病证，分别就其基本概念、发病特点、病因病机、辨证施护及健康教育等内容进行阐述。

⇒ 案例引导

　　案例　患者，女，25岁，大学生。自诉昨日气温骤降，感受风寒，今晨起自觉恶寒明显，发热，无汗，头身疼痛，鼻塞，流清涕，咽喉痒，略咳，纳、眠与二便正常。舌质淡红，苔薄白，脉浮紧。

　　讨论　1. 病人目前的主要中医护理诊断有哪些？

　　　　　2. 针对病人的护理诊断，护士应采取哪些中医护理措施？

第一节　感　冒

　　感冒是感受触冒风邪，邪犯卫表而导致的常见外感疾病，以鼻塞、流涕、喷嚏、头痛、恶寒、发热、全身不适等为主要临床表现。本病四季均可发生，尤以冬春两季为多。一般而言，感冒易愈，少数可诱发其他宿疾而使病情恶化。老年、婴幼儿、体弱患者容易传变或同时夹杂其他疾病。感冒是中医病名，现代医学中的上呼吸道感染、流行性感冒可参照本节辨证施护。

一、病因病机

　　感冒的病因为外感六淫（风寒、风热、暑湿）或时行邪毒，病位主要在肺卫，病机为卫表不和，肺气失宣。肺主皮毛，司腠理开阖，开窍于鼻，外邪从皮毛、口鼻而入，客于肺卫，致表卫失司，卫阳被遏，肺气失宣，出现发热、恶风寒、鼻塞流涕、喷嚏、咳嗽等证候，发为感冒。

如正气虚弱感受外邪，导致感冒反复发作而为体虚感冒。临床常见风寒、风热、暑湿、体虚四证。

二、辨证施护

（一）风寒束表

【临床症状】恶寒重，发热轻，头痛，无汗，全身肢节酸痛，伴鼻痒喷嚏，时流清涕，咽痒，或咳嗽，咳痰稀薄色白，口不渴或渴喜热饮，舌苔薄白，脉浮或浮紧。

【辨证分析】风寒之邪外束于肌表，卫阳被遏则见恶寒、发热、无汗；清阳不展，络脉失和可出现头痛、肢节酸痛。风寒上受，肺气不宣可致鼻塞流涕、鼻痒咽痒、咳嗽；寒为阴邪，故口不渴或渴喜热饮；舌苔薄白而润，脉浮紧皆为表寒征象。

【护理诊断】

1. 体温过高　与外感风寒，卫阳被遏有关。

2. 疼痛：头身痛　与风寒束表、络脉失和有关。

3. 气体交换受损：咳嗽　与风寒犯肺、肺失宣肃有关。

【施护法则】辛温解表。

【护理措施】

1. 避风寒，注意保暖。

2. 观察患者恶寒、发热及服药后的汗出情况，痰、涕色质变化，舌苔变化等。

3. 饮食宜热食、清淡易消化、富营养，忌生冷、油腻，可多喝热稀粥或饮生姜红糖茶，亦可用生姜、葱白煮制葱姜粥，趁热食用。

4. 中药宜武火快煎，不宜久煎，汤药宜热服，服药后再进热粥或热饮，卧床休息避风、盖被以利汗出，注意防过汗和汗出当风。

5. 症状较甚出现心烦、焦虑者，应做好解释和安慰，指导患者了解疾病的发生、发展过程，积极配合治疗。

6. 可取督脉及膀胱经拔罐，再走罐，每经上下往返推罐 3~5 次，最后在大椎、风门、肺俞、脾俞穴，留罐 10 分钟后起罐。亦可捏脊，直至背部发热，或艾灸大椎、曲池穴以透汗。

7. 若咳嗽痰稠、痰多者，可行中药超声雾化护理；鼻塞流涕严重者可用热毛巾敷鼻，也可揉按迎香、印堂等穴。

（二）风热犯表

【临床症状】身热较著，微恶风，汗出不畅，头胀痛，面赤，咳嗽，痰黏或黄，咽燥，或咽喉乳娥红肿疼痛，鼻塞，流黄浊涕，口干欲饮，舌边尖红，苔薄白或微黄，脉浮数。

【辨证分析】风热犯表，热郁肌腠，卫表失和，故见身热，微恶风，汗出不畅；风热上扰则头胀痛；风热之邪熏蒸清道，故咽喉肿痛，咽燥口渴，鼻流浊涕；风热犯肺，肺失宣肃见咳嗽，痰黏或黄；苔薄白或微黄，脉浮数，皆为风热侵于肺卫之征。

【护理诊断】

1. 体温过高　与外感风热、卫表失和有关。

2. 疼痛：头胀痛　与风热上扰清窍有关。

3. 气体交换受损：咳嗽　与风热犯肺、肺失宣肃有关。

【施护法则】辛凉解表。

【护理措施】

1. 室内宜通风凉爽，对感受疫疠时邪者，注意做好消毒隔离工作，减少探视。

2. 观察恶寒、发热、汗出、咽痛、舌苔、脉象等情况。

3. 饮食宜凉润之品，多补充水分，多食蔬菜和水果，可饮桑叶菊花茶、薄荷茶，或竹叶粥，忌辛辣、油腻、煎炸之品。

4. 中药汤剂宜武火快煎，不宜久煎，汤药宜温服，药后观察出汗、体温和伴随症状的变化。

5. 症状严重者，应做好解释和安慰，指导患者积极配合治疗。高热有汗者可刺十宣放血。

6. 伴有头痛者可按摩头面部穴位，如印堂、太阳、百会、大椎等；咽痛者可饮银花茶；热盛口渴多汗者可给淡盐水、芦根茶等。

（三）暑湿伤表

【临床症状】身热，微恶风，汗少，肢体酸重或疼痛，头昏重胀痛，咳嗽痰黏，鼻流浊涕，心烦口渴，或口中黏腻，渴不多饮，胸闷脘痞，泛恶，腹胀，小便短赤，舌苔薄黄而腻，脉濡数。

【辨证分析】感受暑邪，暑多挟湿，每多暑湿并重。暑湿伤表，表卫不和，故身热、微恶风、汗少，肢体酸痛；风暑挟湿上犯清空，则头昏重胀痛；暑热犯肺，肺气失宣，故咳嗽痰黏，鼻流浊涕；暑热内扰，热灼津伤，则心烦、口渴、小便短赤；湿热中阻，气机不展，故胸闷、泛恶、口中黏腻，渴不多饮；舌苔薄黄腻，脉濡数为暑热挟湿之征。

【护理诊断】

1. 体温过高　与暑湿伤表有关。

2. 疼痛：头重痛　与暑湿上犯清窍有关。

3. 气体交换受损：咳嗽　与暑热犯肺有关。

【施护法则】清暑祛湿解表。

【护理措施】

1. 室内宜通风凉爽，适当降低室内的温湿度。

2. 观察发热、呕恶、头昏胀痛等情况。

3. 饮食宜祛暑化湿为宜，可食西瓜、薏苡仁粥、绿豆汤等清热解暑之品，亦可用藿香、佩兰煎水代茶频饮，忌食冷、甜、黏、油炸之品。

4. 中药汤剂宜武火快煎，不宜久煎；可给藿香正气口服液，注意用药后症状改善情况。

5. 患者出现心烦、焦虑时，应及时解释和安慰，使其积极配合治疗。

6. 头身疼痛较甚者，可用刮痧法，取颈部、胸肋间隙、脊背两侧、肩、臂、肘窝、腋窝等处，刮痧时用力均匀，以皮肤出现紫色出血点为止。

7. 胸脘满闷不舒者，可加藿香、佩兰煎汤代茶饮；汗出不畅者，可取膀胱经腧穴刮痧。

（四）气虚感冒

【临床症状】恶寒较甚，发热，无汗，头痛，咳嗽，痰白，咳痰无力，平素神疲体弱，气短懒言，反复易感，舌淡苔白，脉浮而无力。

【辨证分析】素体气虚，表卫不固，腠理疏松，风寒之邪乘虚犯表。气有温煦作用，虚则外寒，卫阳被郁，故恶寒较甚；风寒外袭，肺卫失宣，则见恶寒发热、头痛、鼻塞、咳嗽、痰白、脉浮等风寒表证；神疲体弱、气短懒言、咳痰无力均为气虚之象。

【护理诊断】

1. 体温过高　与外邪乘虚犯表有关。

2. 疼痛：头痛　与气虚外感有关。

3. 气体交换受损：咳嗽　与气虚、肺气失宣有关。

【施护法则】益气解表。

【护理措施】

1. 保持居室空气新鲜，适当休息，劳逸结合。

2. 注意观察恶寒、发热的轻重程度。

3. 饮食宜多食健脾益气之品，如山药、党参、黄芪、白扁豆等，可食山药粥、黄芪大枣粥等，忌食冷饮、肥甘厚味。

4. 汤药宜温服，服汤药后注意防止过汗或汗出当风复感外邪。

5. 病情反复者，指导其生活起居，合理调摄情志。

6. 平时可用王不留行籽行耳穴埋籽，取肾上腺、内分泌、肾、肺等穴位以扶正祛邪。

7. 面色不华、唇甲色淡者，可多食红枣；脾气虚者可行穴位按摩，取足三里、胃脘等穴。

（五）阴虚感冒

【临床症状】身热，微恶风寒，少汗或微汗，或寝中盗汗，头昏，心烦，口干，干咳少痰，舌红少苔，脉细数。

【辨证分析】阴虚之体，内有燥热，感邪之后，发热汗出，更伤阴液，故阴虚之象愈加明显，则见盗汗、烦渴、干咳少痰、舌红、脉细数；表邪未解，故有寒热、身痛等表证。

【护理诊断】体温过高　与外邪乘虚犯表有关。

【施护法则】滋阴解表。

【护理措施】

1. 室温宜偏低，空气宜新鲜，避免直接吹风。

2. 注意观察汗出、口干、咳痰等情况。

3. 饮食宜清淡，多食蔬菜、水果；病愈后可食用银耳、甲鱼等滋阴清补之品。

4. 服汤药后防止汗出过多伤津。病情反复有心烦、焦虑者，应做好解释和安慰。口干甚者，可煎芦根汤代茶饮。

三、健康教育

1. 平时生活起居有规律，劳逸结合，避免过度疲劳。气候多变季节，及时增减衣服。盛夏亦不可贪凉露宿。经常参加户外活动，呼吸新鲜空气，多晒太阳，增强体质。

2. 易感患者，可常按摩迎香、太阳、风池等穴，或根据个体素质进行耐寒锻炼，如冷水洗脸、洗澡等。

3. 平时可选食黄芪大枣粥、山药粥、牛奶等健脾补气之品。

4. 感冒流行期间少去公共场所，也可服用防感冒汤药。

第二节　咳　嗽

咳嗽是因邪犯肺系或脏腑功能失调，导致肺失宣降，肺气上逆，以咳嗽、咳痰为主要表现的病症。有声无痰为咳，有痰无声为嗽，一般多为痰声并见，故以咳嗽并称。多见于老年人和寒冷地区。咳嗽既是肺系病的一个主要症状，又是独立的一种病证。现代医学的上呼吸道感染、急慢性支气管炎、部分支气管扩张、肺炎等以咳嗽为主症者，均可参照本节辨证施护。

一、病因病机

咳嗽的病因主要为外感六淫（风寒、风热、风噪）或内邪干肺（肺脏虚弱、痰湿蕴肺、肝火犯肺、肾脏亏虚），病位主要在肺，与肝、脾、肾关系密切。主要病机为邪犯于肺，肺失宣肃，肺气上逆。因肺主气，司呼吸，上连气道、喉咙，开窍于鼻，外合皮毛，内为五脏华盖，其气贯百脉而通他脏，不耐寒热，称为"娇脏"，易受内外之邪侵袭而致宣肃失司，肺气上逆，发为咳嗽。

二、辨证施护

（一）风寒袭肺

【临床症状】咳嗽声重，痰清稀色白，鼻塞，流清涕，肢体酸楚，或恶寒发热，无汗，舌苔薄白，脉浮或紧。

【辨证分析】风寒之邪外束肌表，内袭于肺，肺卫失宣，故咳嗽声重，咽痒，痰白清稀；皮毛闭塞，卫阳被遏，且肺开窍于鼻，故恶寒发热，无汗，鼻塞，流清涕，头痛，肢体酸楚；舌苔薄白，脉浮紧均为风寒之象。

【护理诊断】

1. 气体交换受损：咳嗽　与风寒犯肺、肺失宣肃有关。

2. 疼痛：肢体酸痛　与风寒束表、络脉失和有关。

3. 体温过高　与外感风寒、卫阳被遏有关。

【施护法则】疏风散寒，宣肺止咳。

【护理措施】

1. 保持室内空气清新流通，避免尘埃和烟雾刺激，室内温度偏暖，切勿当风受凉。

2. 密切观察咳嗽的声音、时间、节律、性质及有无恶寒、发热、汗出等伴随症状；观察痰的色、质、量情况。

3. 饮食宜温热，以辛温发散之品为宜，如葱白、生姜、茴香、紫苏叶等，忌收涩、油腻、生冷食物。

4. 病程较长者应予安慰，消除思想顾虑，增强治疗的信心。

5. 汤药不宜久煎，宜热服，药后加盖衣被，以助微微汗出，注意观察服药后咳嗽、汗出、寒热及咳痰情况。

6. 可取大椎、膻中穴行拔罐法，先拔大椎，后拔膻中，痰多者加丰隆穴；咳嗽反复者，可于夏季三伏天行耳穴贴压，选肺、气管、鼻等穴。

（二）风热犯肺

【临床症状】咳嗽频作，或咳声嘶哑，喉燥咽痛，咳痰不爽，痰黄稠，咳时汗出，鼻流黄涕，口渴，头痛，身体酸楚，或见恶风、身热等表证，舌苔薄黄，脉浮数或浮滑。

【辨证分析】风热犯肺，肺失宣肃而咳嗽频剧，或咳声嘶哑；肺热伤津则见口渴，喉燥咽痛；肺热内郁，蒸液成痰，故痰黄稠，咳吐不爽；风热犯表，卫表不和见头痛，汗出，四肢酸楚，恶风，身热等表证；舌质红，苔薄黄，脉浮数皆为风热之征。

【护理诊断】

1. 气体交换受损：咳嗽　与风热犯肺、肺失宣肃有关。

2. 体温过高　与风热犯表、卫表不和有关。

【施护法则】疏风清热，宣肺化痰。

【护理措施】

1. 室内宜通风凉爽；患者衣被适中，不宜过暖，汗出多者应及时擦汗更衣。

2. 加强口腔护理，可用金银花液漱口。

3. 密切观察咳嗽的声音、时间、节律、性质及有无恶寒、发热、汗出等伴随症状，观察痰的色、质、量及咳吐情况。

4. 宜食清热疏风之品，如菊花、薄荷、白萝卜等，忌食辛热助火之品，避免食用酸涩之品。

5. 汤药应武火快煎，温服，服药后注意身热、咽痛、咳声嘶哑、咽痒等症状改善情况。

5. 发热者，取大椎、大杼、风池、肺俞、脾俞、膻中、曲池、尺泽、列缺、合谷等穴位行刮痧法；痰多黏稠者，可用鱼腥草等中药进行雾化吸入。

（三）风燥伤肺

【临床症状】干咳，连声作呛，无痰或痰少而黏，不易咯出，咳甚则胸痛，或痰中带血丝，喉痒，鼻唇干燥，口干，咽干而痛，或鼻塞、头痛、微寒、身热；舌质红，苔薄白或薄黄、干而少津，脉浮数。

【辨证分析】风燥伤肺，肺失清润，故见干咳作呛；燥热灼津则咽喉口鼻干燥，痰黏稠不易咳出；燥热伤肺，肺络受损，故痰中夹血；本证多发于秋季，乃燥邪与风热并见的温燥证，故见风燥外客、卫表不和的表证，如鼻塞、头痛、微寒、身热；舌质红，苔薄白或薄黄、干而少津为温燥的表现。

【护理诊断】

1. 气体交换受损：咳嗽 与风燥伤肺、肺失清润有关。

2. 体温过高 与风燥外客、卫表不和有关。

3. 体液不足 与燥邪灼伤津液有关。

【施护法则】疏风清肺，润燥止咳。

【护理措施】

1. 室温宜偏低，湿度宜偏高。密切观察患者痰的色、质、量情况。

2. 患者宜多食黄瓜、番茄、油菜等多汁蔬菜及梨、枇杷等新鲜水果，也可用川贝炖梨以清热润肺化痰，忌食温燥、油炸之品。

3. 汤药温服，并观察服药后的效果，咳嗽剧烈时即可给药，服用化痰止咳药液后，不要立即饮水以免冲淡药液降低疗效。

（四）痰湿蕴肺

【临床症状】咳嗽痰多，咳声重浊，痰色白或灰白，痰黏腻厚浊成块，易咯出，胸闷脘痞，呕恶纳差，腹胀，便溏，舌苔白腻，脉濡滑。

【辨证分析】痰湿蕴肺，肺失宣降，故咳嗽痰多，咳声重浊，痰白黏腻或稠厚或稀薄；湿痰中阻，脾为湿困，故兼胸闷脘痞，呕恶纳差，腹胀，大便溏泄等症；苔白腻，脉濡滑为痰湿内盛之征。

【护理诊断】

1. 气体交换受损：咳嗽 与痰湿蕴肺、肺失宣降有关。

2. 清理呼吸道无效 与痰湿中阻、脾为湿困有关。

3. 营养失调：呕恶纳差 与脾为湿困有关。

【施护法则】燥湿健脾，化痰止咳。

【护理措施】

1. 室内温湿度应适宜，不宜太高。

2. 观察患者痰的色、质、量情况。

3. 饮食有节，配健脾利湿化痰的食物，如薏苡仁、扁豆，忌糯米、甜食及肥肉助湿生痰之品。可常用莱菔子、陈皮水代茶饮，以理气化痰。

4. 中药汤剂武火快煎，不宜久煎，注意用药后症状改善情况。

（五）痰热郁肺

【临床症状】咳嗽气粗，或喉中有痰声，痰多质稠色黄，咳吐不爽，或咳吐血痰，咳时引痛，胸胁胀满，面赤，身热，舌质红，苔黄腻，脉滑数。

【辨证分析】痰热壅阻于肺，肺失清肃故咳嗽气粗，痰多质黏稠、色黄、咳吐不爽；热伤肺络，故咳吐血痰，咳时引痛，胸胁胀满；肺热内郁，则有身热、口干欲饮；舌质红，苔薄黄腻，脉滑数为痰热之征。

【护理诊断】

1. 气体交换受损：咳嗽　与痰热壅肺、肺失清肃有关。

2. 体温过高　与肺热内郁、痰热郁蒸有关。

3. 疼痛：咳时引痛　与痰热壅盛、热伤肺络有关。

【施护法则】清热化痰肃肺。

【护理措施】

1. 室内温度宜偏低。

2. 注意观察患者咳嗽的声音、时间、节律、性质，观察痰的色、质、量情况，记录生命体征。

3. 患者宜食竹笋、豆芽、马齿苋等寒凉食物，忌食辛热、肥腻等助湿生痰之品。

4. 病程较长者，给予心理安慰，减轻思想负担。

5. 汤药温服，观察用药后的反应。

6. 痰多黏稠难咳者，可行中药超声雾化，必要时吸痰。

（六）肝火犯肺

【临床症状】咳嗽气逆，面红目赤，胸胁胀痛，症状可随情绪波动增减，烦热咽干，常感痰滞咽喉，咳之难出，量少质黏，性急易怒，甚则痰中带血或咳吐鲜血，舌质红，苔薄黄少津，脉弦数。

【辨证分析】肝失条达，郁结化火，上逆侮肺，肺失宣降，以致气逆作咳，咳则连声；肝火上炎，故咳时面红，口苦咽干；木火刑金，炼液成痰，肺热津亏，则痰黏，难以咳出；肝脉布两胁，故胸胁胀痛；舌质红，苔薄黄少津，脉弦数为肝经有热之征。

【护理诊断】

1. 气体交换受损：咳嗽　与肝郁化火、上逆侮肺有关。

2. 体温过高　与肝火内郁有关。

3. 疼痛：胸胁胀痛　与肝火上炎、肝络不和有关。

【施护法则】清肺泻肝，顺气降火。

【护理措施】

1. 室内温度宜偏低，湿度可偏高。

2. 患者平素宜多食疏肝泻火的食物，如芹菜、白菊花、香菇、柑橘等，可服绿豆汁、绿豆百合粥、鲜藕汁、雪梨汁等凉润之品，忌食油炸、香燥之品。

3. 劝慰患者戒怒，宽容，保持心情舒畅愉悦，避免因情绪激动而加重病情。

4. 汤药不宜久煎，宜凉服。

5. 痰黏稠难咳时，可配合中药超声雾化。

（七）肺阴亏耗

【临床症状】干咳，痰少黏白，或痰中带血丝，或声音逐渐嘶哑，手足心热，夜寐盗汗，口干咽燥，起病缓慢，日渐消瘦，神疲，舌质红，少苔，脉细数。

【辨证分析】肺阴亏虚，虚热内灼，肺失滋润，肃降无权，肺气上逆则干咳；虚火灼津为痰，肺络损伤，故痰少黏白或夹血；阴虚肺燥，津液不能濡润上承，则咳声逐渐嘶哑，口干咽燥；阴虚火旺故手足心热、颧红、盗汗；阴精不能充养而致形瘦神疲；舌质红、少苔，脉细数，为肺阴亏虚，阴虚内热之征。

【护理诊断】

1. 气体交换受损：咳嗽　与阴虚肺燥、肺失润降有关。

2. 体温过高　与阴虚火旺有关。

3. 营养失调：日渐消瘦　与阴亏机体失养有关。

【施护法则】滋阴清热，润肺止咳。

【护理措施】

1. 室内温度宜偏低，湿度宜偏高。

2. 嘱咐患者注意休息，可适当户外活动，避免剧烈运动。

3. 注意观察患者服药后咳嗽、咳痰以及阴虚症状是否得到缓解。

4. 患者平素宜食滋阴清热润肺的食物，如银耳、百合、麦冬、甲鱼等，多食水果、蔬菜，或用麦冬、沙参等养阴之品泡水代茶饮；患者平时可多食银耳沙参粥、冰糖炖雪梨、沙参玉竹老鸭汤等药膳以滋阴润肺。

5. 忌食辛辣煎炸之品，禁止吸烟。

6. 中药先武火快煎，然后改用文火煎煮 10～15 分钟。汤药凉服。

三、健康教育

1. 注意四时气候变化，随气温冷暖增减衣被，防寒保暖，避免外邪侵袭。改善生活环境，消除烟尘及有害气体的污染。

2. 增强体质，适当进行锻炼。根据自身体质选择活动项目，如散步、太极拳等。平素易感冒者，可按摩迎香穴，艾灸足三里，也可坚持耐寒锻炼，如用冷水洗脸，冷水浴等。

3. 注意饮食有节，忌肥甘、辛辣、过咸之品，戒烟忌酒。

4. 注意调节情志，保持乐观情绪，消除顾虑及烦忧，避免急躁易怒。

5. 注意服药的禁忌以及中药煎煮方法。

第三节　哮　喘

哮喘是一种反复发作的哮鸣气促性肺系疾病。哮指声响言，喘指气息言，哮必兼喘，故通称哮喘。发作时以喉中哮鸣有声、呼吸急促困难甚至喘息不能平卧为主要临床表现。哮喘往往反复发作，缠绵难愈。有明显的遗传倾向。发作有较明显的季节性，以春、秋季气候多变时易于发病。现代医学的支气管哮喘、喘息性支气管炎所致的以哮喘为主要表现者，可参照本节辨证施护。

一、病因病机

哮喘的病因既有外因，也有内因。内因为素体肺、脾、肾三脏功能不足，痰饮留伏于肺；外因为感受外邪，接触异物、异味，嗜食咸酸及劳倦等。哮喘的病位在肺，涉及脾肾。其主要病机乃宿痰内伏于肺，复因外感、饮食、情志、劳倦等诱因引触，以致痰阻气道，气道挛急，肺失肃降所致。

二、辨证施护

发 作 期

（一）风寒束肺

【临床症状】呼吸急促，喉中哮鸣有声，胸膈满闷，咳不甚，痰少咳吐不爽，或清稀成泡沫状，口不渴或渴喜热饮，面色晦滞带青，背冷，天冷或受寒易发，舌质淡，舌苔白滑，脉弦紧或浮紧。

【辨证分析】寒痰伏肺，遇感触发，痰升气阻，以致呼吸急促哮鸣有声；肺气不得宣畅，则见胸膈满闷；阴盛于内，阳气不能宣达，则面色青晦，形寒怕冷；病因于寒，内无郁热，故口不渴或渴喜热饮；外寒每易引动内饮，故天冷或受寒易发；舌质淡，舌苔白滑，脉弦紧或浮紧为寒盛之象。

【护理诊断】

1. 气体交换受损：呼吸急促　与风寒束肺、痰阻气道有关。

2. 清理呼吸道无效：咳痰清稀　与寒痰伏肺有关。

【施护法则】温肺散寒，化痰平喘。

【护理措施】

1. 病室宜阳光充足，环境整洁安静；避免接触花粉、动物皮毛等致敏物质及烟尘异味等刺激。

2. 观察哮喘发作的持续时间、诱发因素、神志、面色，尤其是呼吸频率、节律、强弱以及呼吸道是否通畅。

3. 饮食宜温不宜凉，可用豆豉、葱白、生姜等辛温之品以助散寒。禁食曾诱发哮喘的食物，勿过食生冷、辛辣、油腻、海腥发物等。

4. 哮喘发作时，多关心安慰患者，消除其不良情绪。

5. 中药汤剂宜热服，服用含麻黄的汤药后注意观察心率、血压及出汗情况。

6. 可在夏季三伏天使用白芥子膏敷贴穴位，贴敷大椎、肺俞等穴位，以减轻症状和发作次数。

（二）痰热阻肺

【临床症状】喘而气粗息涌，喉中痰鸣如吼，胸高胁胀，痰黄黏稠，咳吐不利，烦闷不安，口渴喜冷饮，面赤，汗出，大便秘结，舌质红，苔黄腻，脉滑数或弦滑。

【辨证分析】痰热胶结气道，气道挛急，故喘而气粗息涌，喉鸣如吼，咯痰黏稠，咯吐不利；痰火郁蒸则烦闷，自汗，面赤，口苦；病因于热，热伤津液，故不恶寒而口渴喜冷饮，大便秘结；舌质红，苔黄腻，脉滑数或弦滑为痰热内盛之征。

【护理诊断】

1. 气体交换受损：喘而气粗息涌　与痰热阻于气道有关。

2. 清理呼吸道无效：喉中痰鸣如吼　与痰热壅肺有关。

3. 便秘　与热盛伤津肠燥有关。

【施护法则】清热宣肺，化痰平喘。

【护理措施】

1. 病室空气新鲜，室温宜凉爽通风。

2. 告知患者注意休息，缓解期可适当活动，增强抵抗力。

3. 发现有喷嚏、咳嗽等先兆症状时，应立即给药。

4. 嘱患者饮食清淡富有营养，宜凉不宜热，但不可过食生冷，禁食曾诱发哮喘的食物，可服食枇杷、柚子等清热化痰；禁食胡椒、肉桂等辛辣燥热之品。

5. 中药汤剂宜凉服，服药后观察症状改善情况。

6. 取双侧肺俞、大椎，双风门、伏兔、丰隆等穴行拔火罐以缓解症状。

（三）外寒内热

【临床症状】呼吸急促，喉中痰鸣有声；胸膈烦闷，咯痰不爽，痰黏色黄或黄白相间，口干欲饮，大便偏干；恶寒发热，无汗身痛；舌边尖红，舌苔白腻罩黄，脉弦紧。

【辨证分析】痰热壅肺，复感风寒，客寒包火，气道受阻，故呼吸急促，喉中痰鸣有声，伴发热，恶寒，无汗，头身痛，脉弦紧表证；热郁蒸痰，气机不畅则胸膈烦闷，咳痰不爽，痰黏色黄或黄白相间；里热较盛而烦躁，口干欲饮，大便干，舌苔白腻罩黄。

【护理诊断】

1. 气体交换受损：呼吸急促　与痰邪阻于气道有关。

2. 清理呼吸道无效：喉中痰鸣　与痰邪壅肺有关。

3. 体温过高　与里热较盛有关。

【施护法则】解表散寒，清热化痰。

【护理措施】

1. 病室空气新鲜，温湿度适宜。

2. 避免接触花粉、动物皮毛等致敏物质及烟尘异味等刺激。

3. 饮食清淡富有营养，禁食曾诱发哮喘的食物，勿过食生冷、辛辣、油腻、海腥发物等，不可过饱、过咸、过甜，戒烟酒。

4. 在缓解期注意情志调养，避免急躁易怒，忧愁郁闷等不良情绪，培养其乐观、积极、豁达、宽容的心理素质，注意增强抵抗力。

5. 中药汤剂宜温服，服药后注意观察病情变化。

缓　解　期

（一）肺脾气虚

【临床症状】自汗，恶风，常易感冒，喉间轻度哮鸣，气短息弱，咳痰清稀色白，倦怠乏力，面色无华，食少便溏，每因气候变化、劳倦、饮食不当而诱发，发作前喷嚏频作，鼻塞流涕，舌淡苔白，脉细弱。

【辨证分析】哮喘日久，肺虚不能主气，气不布津，痰饮内蕴，故气短声低，喉中哮鸣有声，咯痰清稀色白；卫阳虚弱，不能充实腠理，故平时自汗怕风，易于感冒，每因气候变化而复发；外邪犯肺，肺气失宣，则发前喷嚏、鼻塞流涕；脾主运化水湿，脾气亏虚，聚湿成痰，上贮于肺故平素痰多；脾虚失运，则食少便溏；面色无华，舌淡苔白，脉象虚细均为气虚征象。

【护理诊断】

1. 清理呼吸道无效：咳痰清稀　与痰饮内蕴有关。

2. 营养失调：食少便溏　与脾虚失运有关。

3. 活动无耐力：倦怠乏力　与肺脾气虚有关。

【施护法则】健脾益气，培土生金。

【护理措施】

1. 病室空气新鲜，温湿度适宜。

2. 避免接触花粉、动物皮毛等致敏物质及烟尘异味等刺激；适当下床活动，加强身体锻炼。

3. 可适当食用羊肺、黄芪、灵芝、山药、红枣等补气的食材；饮食宜定时、定量、少食多餐、食物软烂易消化。

4. 注意情志调养，避免忧愁郁闷等不良情绪。

5. 中药先用武火快煮，后用文火，汤剂宜温热服，服药后观察患者症状是否改善。

（二）肺肾两虚

【临床症状】气短息促，动则尤甚，吸气不利，咳痰质黏起沫，脑转耳鸣、腰膝酸软，心慌，劳累后哮喘易发。或五心烦热，口干，颧红，潮热盗汗，舌红少苔，脉细数；或畏寒肢冷，面色苍白，夜尿频多，小便清长，舌质淡胖，苔淡白，脉沉细。

【辨证分析】久病肾虚，摄纳失常，气不归元，故平素短气喘息，动则为甚，吸气不利；虚火灼津为痰，则痰少质黏；肾虚精亏，失于充养，故腰酸腿软，脑转耳鸣，心慌，劳累后易发，五心烦热，口干，颧红，潮热盗汗，舌红少苔，脉细数；肾阳虚则畏寒肢冷，自汗，面色苍白，舌淡苔白。

【护理诊断】

1. 气体交换受损：喘息 与久病肾虚、摄纳失常有关。

2. 体温过高 与肾阴亏虚，阴虚内热有关。

3. 活动无耐力：膝软心慌 与肾虚精亏、失于充养有关。

【施护法则】补肺益肾。

【护理措施】

1. 病室空气新鲜，温湿度适宜。

2. 注意防寒保暖，起居有常，节制房事，避免劳欲过度。

3. 平素可多食核桃、黑木耳、桑椹、蛤蚧、紫河车、冬虫夏草等滋补肾气的食材。

4. 注意情志调养，避免忧愁郁闷等不良情绪。

5. 中药先用武火快煮，后用文火，汤剂宜温服，服药观察患者症状是否改善并做好相关记录。

6. 可行耳穴压豆法，取肺、气管、肾上腺、交感等穴，胸闷者加神门，发热者加耳尖放血。

三、健康教育

1. 加强环境卫生，室内严禁吸烟，尽量不用皮毛、丝棉、羽绒等制成的被褥，勿养宠物。避免接触易引起过敏、咳嗽的刺激性物质，在花粉飞扬的季节减少户外活动。起居有常，做好防寒保暖工作，防止外邪诱发哮喘。

2. 饮食有节，温凉有度，宜清淡而富营养，忌生冷、肥腻、辛辣、过咸、过甜、海腥发物等食品。忌烟酒。

3. 保持心情舒畅，心态宁静，避免忧思郁怒及紧张焦虑等不良情绪刺激，以减少各种诱发因素。

4. 缓解期适当体育锻炼，可选择太极拳、散步、慢跑方法坚持锻炼，忌剧烈运动。也可以经常按摩足三里、合谷、后溪、昆仑等穴位以增强抗病能力。

第四节 心 悸

心悸是以心跳异常，自觉心慌悸动不安，甚则不能自主等为主要临床表现的病证，伴胸闷、乏力、眩晕、耳鸣、健忘等。心悸一般呈阵发性，每因情绪激动或劳累过度而诱发，病情轻者为惊悸，病情较重者为怔忡，可呈持续性。现代医学中各种原因引起的心律失常及心功能不全、心肌炎、神经官能症等，以心悸为主症者，可参照本节辨证施护。

一、病因病机

心悸发生的主要病因为体质虚弱、饮食劳倦、七情所伤、感受外邪及药食不当等，其病位在心，与肝、脾、肺、肾四脏有密切关系。主要病机是气血阴阳亏损，心神失养，心悸不安，或痰、饮、火、瘀阻滞心脉，扰乱心神。

二、辨证施护

（一）心虚胆怯

【临床症状】心悸不宁，坐卧不安，失眠多梦，善恐易惊，恶闻声响，食少纳呆，舌质淡红，苔薄白，脉数或细弦。

【辨证分析】心为神舍，心气不足易致神浮不敛，心神动摇，心悸不宁，坐卧不安，失眠多梦或易惊醒；胆气怯弱则善恐易惊，恶闻声响；心胆俱虚则更易为惊恐所伤，稍惊即悸；舌质淡红，苔薄白为心气不足之象，脉细弦为心胆俱虚之象。

【护理诊断】

1. 活动无耐力：心悸不安　　与心气不足、心神失养有关。

2. 睡眠型态紊乱：失眠多梦　　与心气不足、心神动摇有关。

【施护法则】养心安神，镇惊定志。

【护理措施】

1. 病室环境安静、空气新鲜、温湿度适宜，注意四时气候变化，防寒保暖。

2. 避免噪音及恐慌刺激，起居有节，劳逸适度；心悸发作时卧床休息，逐渐恢复体力活动；养成良好的睡眠习惯。

3. 密切观察心率、心律、血压、脉象等变化。

4. 饮食忌过饱、过饥，避饮烈酒、浓茶、咖啡、可乐等刺激性饮品；平素可多食养心安神之品，如桑椹、荔枝、猪心、蛋类、五味子等。可用酸枣仁 5 克，加白糖研末，于睡前调服，以镇静安眠，调养精神。

5. 向家属做好宣教，避免不良信息刺激患者，保持心情愉快，精神乐观。

6. 中药汤剂宜早晚温服。

7. 心悸发作时可行耳穴埋豆，取心、神门、脑、肝、胆穴以镇静安神；平素可按揉心俞、内关、神门、胆俞各穴。

（二）心脾两虚

【临床症状】心悸，气短，失眠健忘，胸闷心烦，兼见头晕目眩，神疲乏力，面色无华，纳呆食少，舌淡红，苔薄白，脉细弱。

【辨证分析】思虑劳心，暗耗心血，或脾气不足，生化乏源，皆可致心失所养，心神不宁，则心悸，失眠多梦；血虚则不能濡养脑髓，故眩晕健忘，不能上荣肌肤，故面色无华；纳呆食少、神疲乏力均为脾气虚弱的表现；脉细弱为气血虚弱之象。

【护理诊断】

1. 活动无耐力：心悸气短　　与心血不足、心失所养有关。

2. 营养失调：纳呆食少　　与脾虚失运有关。

3. 睡眠型态紊乱：失眠　　与心血不足、心失所养有关。

【施护法则】补血养心，益气安神。

【护理措施】

1. 病室环境安静，防寒保暖；避免噪音及恐慌刺激，起居有节，劳逸适度。

2. 心悸发作时卧床休息，逐渐恢复体力活动；养成良好的睡眠习惯，保证睡眠质量。

3. 密切观察心率、心律、血压、脉象等变化。

4. 平素多食补益气血的食物，如鸡肉、鸽肉、莲子、红枣、山药等，以及含铁丰富的食物。

5. 中药汤剂宜早晚温服，安神药睡前服用。

6. 面色无华、纳呆食少者可多食红枣，气虚较重者可行穴位按摩，取足三里、胃脘等穴。

（三）阴虚火旺

【临床症状】心悸易惊，心烦不寐，眩晕耳鸣，急躁易怒，五心烦热，潮热盗汗，口燥咽干，腰膝酸软，舌红少津，或舌红少苔或舌质光红无苔，脉细数。

【辨证分析】肾水亏虚，水火不济，心火偏亢，心神不宁，故心悸不寐；肾主骨生髓，肾阴不足，腰府失养，故腰膝酸软；脑海失充，则眩晕耳鸣；阴虚火旺，虚火内蒸，则五心烦热，潮热盗汗，急躁易怒，口燥咽干；舌红少津或无苔，脉细数均为阴虚有热之征。

【护理诊断】

1. 活动无耐力：心悸、眩晕 与水火不济有关。

2. 体温过高 与阴虚火旺有关。

3. 睡眠型态紊乱：不寐 与水火不济有关。

【施护法则】滋阴清火，养心安神。

【护理措施】

1. 病室环境安静、温湿度适宜；起居有节，劳逸适度。

2. 心悸发作时卧床休息，逐渐恢复体力活动。

3. 养成良好的睡眠习惯。

4. 饮食宜多食滋阴降火、清心安神之品，如梨、百合、小麦、鸭肉等，忌食辛辣温燥煎炸之品；平时可用莲子心沸水泡后代茶饮，以清心除烦。

5. 中药汤剂应浓煎，少量频服，睡前凉服，服药期间忌饮酒、浓茶、咖啡、可乐等刺激性饮品。

（四）心阳不振

【临床症状】心悸不安，胸闷气短，动则尤甚，面色苍白，形寒肢冷，舌质淡，苔白，脉虚弱或沉细无力。

【辨证分析】久病体虚，损伤心阳，心失温养，则心悸不安；不能温煦肢体，则面色苍白，形寒肢冷；胸中阳气虚衰，宗气运转无力，故胸闷气短；阳气虚衰，无力推动血行，故脉虚弱无力。

【护理诊断】活动无耐力：心悸胸闷 与久病体虚、心失温养有关。

【施护法则】温补心阳，安神定悸。

【护理措施】

1. 病室向阳温暖，环境安静。

2. 起居有节，劳逸适度。

3. 心悸发作时卧床休息。

4. 密切观察心率、心律、血压、脉象等变化。

5. 饮食宜温热，以温补心阳之品为宜，如狗肉、羊肉及桂皮、生姜、葱、大蒜等调味，忌食生冷。

6. 中药汤剂应热服；使用附子，应注意观察心率变化。

7. 可艾灸心俞、内关、神门等穴以安神定悸。可耳穴埋籽：取心、交感、神门、皮质下等穴。每次选取 2~3 穴，每日按压数次，3~5 天更换 1 次。

（五）水饮凌心

【临床症状】心悸眩晕，胸脘痞满，下肢浮肿，纳呆食少，渴不欲饮，伴恶心、呕吐，小便不利，甚至喘促，舌淡胖，苔白滑，脉弦滑或细滑。

【辨证分析】阳虚则不能化饮，水饮内停，上凌于心，故见心悸；湿溢肢体，故见浮肿；饮阻于中，清阳不升，胃失和降，则见眩晕，胸脘痞闷，纳呆食少，恶心、呕吐；阳气虚衰，不能温化水湿，膀胱气化失司，故小便不利；舌淡胖，苔白滑，脉弦滑或细滑皆为水饮内停之象。

【护理诊断】

1. 活动无耐力：心悸胸闷　与水饮上凌于心有关。

2. 体液过多：下肢浮肿　与阳虚不能温化水湿有关。

【施护法则】振奋心阳，化气利水。

【护理措施】

1. 病室向阳温暖。

2. 起居有节，劳逸适度。

3. 心悸发作时卧床休息，逐渐恢复体力活动。

4. 饮食宜健脾养胃、温阳化饮之品，如赤小豆、薏苡仁、茯苓等；水肿患者可常食用茯苓饼以利水消肿，同时注意补充优质蛋白，限制钠盐和液体的摄入。

（六）心血瘀阻

【临床症状】心悸不安，胸胁闷痛，心痛时作，痛如针刺，口唇爪甲发绀，舌质紫暗，或有瘀斑、瘀点，脉涩或结或代。

【辨证分析】阳气不足，无力鼓动血行，或寒凝经脉，或情志抑郁，气机郁滞等皆可致心血瘀阻，心脉不畅而心悸不安，胸胁闷痛；气机阻滞，不通则痛，故心痛时作，痛如针刺；脉络瘀阻，则口唇爪甲发绀，舌质紫暗，或有瘀斑、瘀点；脉涩或结或代，则为气滞血瘀之征。

【护理诊断】

1. 活动无耐力：心悸不安　与血瘀气阻、心脉不畅有关。

2. 疼痛：心痛时作　与气机阻滞、心血瘀阻有关。

【施护原则】活血化瘀，理气通络。

【护理措施】

1. 起居有节，劳逸适度。

2. 保持大便通畅，养成规律的排便习惯，切忌努责，平时注意腹部按摩。

3. 饮食宜活血化瘀的食物，如玫瑰花、山楂等，并可用三七粉冲服，每天早晚各 1 次，忌生冷之食。

4. 使用活血化瘀药后，要注意观察患者有无牙龈、鼻腔出血或者皮下散在出血点，一旦发现，应及时报告医生。

（七）痰火扰心

【临床症状】心悸时发时止，胸闷，脘腹胀满，烦躁易惊，失眠多梦，食少纳呆，口苦口干，大便秘结，小便黄赤，舌红，苔黄腻，脉弦滑。

【辨证分析】痰郁化火，痰火阻滞心络，气机不畅，故心悸时发，胸闷，脘腹胀满；痰阻气滞，胃失和降，故食少纳呆；痰郁化火，则见口苦口干，大便秘结，小便黄赤，苔黄腻等；痰火上扰，心神不宁，故烦躁易惊，失眠多梦；痰多，苔腻，脉弦滑为内有痰浊之象。

【护理诊断】

1. 活动无耐力：心悸时作　与痰浊阻滞心络有关。

2. 睡眠型态紊乱：失眠多梦　与痰火上扰有关。

3. 营养失调：食少纳呆　与痰阻气滞、胃失和降有关。

4. 焦虑　与痰火扰心致心悸时作有关。

【施护法则】清热化痰，宁心安神。

【护理措施】

1. 病室环境安静、温湿度适宜。

2. 饮食宜清淡，忌食肥甘厚味，煎炸炙烤之助湿、助热、助痰之品；可用芦根煎水代茶饮，以清热除烦。

3. 向家属做好宣教，避免不良信息刺激患者，引导患者保持平和心态，清心寡欲。

4. 按揉内关、神门、膻中等穴，可安神定悸；或穴位贴敷：取关元、气海、足三里、太溪、复溜、内关、三阴交等穴。

三、健康教育

1. 起居有节，劳逸结合，适度活动。注意寒暑变化，避免居住于阴寒之地，以防外邪侵袭诱发或加重心悸；预防感冒，防治心肌炎。

2. 情志舒畅，避免恐怖刺激和不良情绪，以免情志过极而诱发心悸。

3. 饮食有节，低盐低脂，营养丰富易消化。忌饥饱无常，肥甘过度，忌浓茶，戒烟酒。

4. 养成良好的排便习惯，多吃粗纤维的蔬菜，作腹部按摩，以促进排便。排便困难时切忌努责，可适当服用缓泻剂。

5. 积极治疗原发病。心悸病势缠绵，应坚持长期护治，随身携带硝酸甘油等急救药物，出现心悸发作持续不缓解时应及时到医院救治。

第五节　胸　痹

胸痹是邪痹心络，心脉气血闭阻塞滞，以胸部闷痛、呼吸不畅，重者胸痛彻背，喘息不得卧为主要临床表现的一种病证。本病发病以中老年人居多，寒邪入侵，饮食不当，情志失调等均可使其发病。治疗得当，病情可缓解，稳定；如反复发作，则病情顽固，甚则可见"真心痛"；处理不当，可发生猝死。现代医学中的冠状动脉粥样硬化性心脏病、心肌梗死、病毒性心肌炎、心包炎、慢性阻塞性肺气肿及神经官能症，以胸闷、胸痛为主要表现者，均可参照本节辨证施护。

一、病因病机

胸痹的主要病因为年迈体虚、寒邪入侵、饮食不当、情志失调等，病位主要在心，与肺、肝、脾、肾有关，主要病机为心脉痹阻。心主血脉，具有推动血液在脉道中运行不息的作用；肺主气，朝百脉，助心行血和调节血的运行。心肺相互协调，则气血运行顺畅。若因体虚，心阳不振，肺气不足，脾失健运或肾不封藏纳气，肝郁气滞，则心不主血，肺不主气，寒凝、痰阻、血瘀、气滞等致心脉痹阻，引发胸痹。

本病可分为虚实两方面，寒凝、痰阻、血瘀、气滞等为实证，心阳虚、肝肾亏虚、脾虚、气虚等为虚证，而胸痹总属本虚标实之证。临床可分为心血瘀阻、阴寒凝滞、痰浊壅塞、心肾阴虚、气阴两虚、阳气虚衰六型。

二、辨证施护

（一）心血瘀阻

【临床症状】胸部刺痛，痛有定处，入夜更甚，重则痛引肩背，多因暴怒而加重，或心悸不宁，舌质紫暗，苔薄白，脉沉细。

【辨证分析】瘀血阻滞心脉，脉络不通，气血运行不畅，故胸部刺痛，痛有定处；血属阴，夜亦属阴，故入夜加重；心失所养，故心悸不宁，舌紫暗，苔薄白，脉沉涩，皆为瘀血内阻的表现。

【护理诊断】

1. 疼痛：胸痛　与瘀血阻滞、气血运行不畅有关。

2. 活动无耐力：心悸　与瘀血阻滞心脉有关。

3. 潜在并发症　厥脱。

【施护法则】活血化瘀，通脉止痛。

【护理措施】

1. 保持环境安静，发作期间停止活动，卧床休息。

2. 严密观察血压、心率、心律的变化，评估疼痛的部位、性质、程度、持续时间，如疼痛剧烈，伴有心慌、气短、唇紫、手足冷至关节等，及时报告医生处理，必要时给予氧气吸入。

3. 饮食宜温热清淡，易消化，少食多餐；可适当饮用丹参酒、红花酒、山楂酒等，以助气血运行；忌食辛辣生冷之物。

4. 中药汤剂宜饭后热服；发作时可遵医嘱给予活血化瘀的药物，用药后应注意观察给药后的疗效，如症状不减，应立即就医；指导患者随身携带急救药，如速效救心丸等。

5. 发作时应陪伴安抚患者，做好心理护理，消除焦虑、恐惧的心理。

6. 胸背闷痛者，可用川芎、乌头、细辛等制成药袋，烤热后热熨痛处，缓解疼痛。

（二）阴寒凝滞

【临床症状】胸痛彻背，感寒痛甚，心悸，胸闷气短，重者喘息不得平卧，形寒肢冷，面色苍白，舌质淡红，苔薄白，脉沉紧或沉细。

【辨证分析】心阳虚弱，阴寒内生，加之外感寒邪，阴寒凝滞，温运血行无力，心脉痹阻不通，故见胸痛彻背，心悸；胸阳不展，气机受阻，故见胸闷气短，甚则喘息不得平卧；阳虚温煦失职，故见形寒肢冷，面色苍白；阴寒凝滞可见舌淡苔白，脉沉细。

【护理诊断】

1. 疼痛：胸痛　与心阳不足、阴寒凝滞有关。

2. 活动无耐力：心悸　与心脉痹阻不通有关。

3. 潜在并发症　厥脱。

【施护法则】辛温通阳，开痹散寒。

【护理措施】

1. 居住环境宜温暖向阳，卧床休息，避免感受风寒。

2. 观察患者胸痛的发作情况及心率、呼吸等变化，发现问题，及时报告医生处理。

3. 饮食宜温热，忌生冷及寒凉之物，水果可以加热后食用，可用生姜、葱白煮水热饮，以温阳散寒；食疗可选用黄芪粥、甜浆粥（粳米、鲜豆浆、冰糖熬粥）等。

4. 中药汤剂宜热服，服药后注意观察患者的反应及疼痛缓解的程度。

5. 医护人员主动关心患者，做好心理疏导，并嘱咐其保持情绪稳定，避免紧张刺激以加重病情。

6. 如畏寒者，注意防寒保暖，可用热水袋、电热毯等，并随气候变化适时调整衣被。

（三）痰浊内阻

【临床症状】胸闷如窒而痛，或痛引肩背，气短喘促，形体肥胖，肢体沉重，倦怠乏力，痰多口黏，舌体胖大有齿痕，苔白腻，脉滑。

【辨证分析】痰阻心脉，胸阳不展，故胸闷如窒而痛；痰阻背俞，故痛引肩背；痰阻心肺，肺气不宣，故见气短喘促；肥胖多痰，痰湿重浊，故见肢体沉重，倦怠乏力；舌体胖大有齿痕，苔白腻，脉滑皆为有痰湿之象。

【护理诊断】

1. 疼痛：胸痛 与痰阻心脉、闭阻胸阳有关。

2. 活动无耐力：肢体沉重 与痰湿重浊有关。

【施护法则】通阳泄浊，豁痰开结。

【护理措施】

1. 居住环境保持干爽、通风。

2. 不宜过度劳累，胸痛发作时，应卧床休息。

3. 密切观察胸痛及生命体征的变化。

4. 饮食调护尤为重要，忌食肥甘厚腻生冷之品，戒烟酒；平时可取荸荠、海蜇煮水当茶饮，也可常食薤白粥、荷叶粥等；便秘者，养成每天按时大便的习惯，多食新鲜蔬菜、水果、多纤维的食物，如香蕉、蜂蜜等，也可顺时针按摩腹部帮助大肠运动，切忌努责。

5. 中药汤剂宜饭后温热服。

6. 嘱患者保持心情愉快，避免忧思伤脾，平日可练太极拳等自我调节。

7. 肥胖者应控制饮食，减轻体重；呼吸困难者，吸氧改善呼吸情况；痰多者，可行中药超声雾化，翻身拍背等措施帮助排痰。

（四）心肾阴虚

【临床症状】心胸闷痛，心烦，心悸，失眠多梦，午后潮热，盗汗，腰膝酸软，头晕耳鸣，舌红少津或有瘀斑，脉细数。

【辨证分析】久病则阴血不足，心脉失养，心阴虚则血滞，故见心痛胸闷、心悸；血不养心，心神不安，则心烦，失眠，多梦；肾阴亏虚，则腰膝酸软，头晕耳鸣；阴虚生内热，则午后潮热，盗汗，舌红少津，脉细数。

【护理诊断】

1. 疼痛：胸痛 与阴虚血滞、痹阻心脉有关。

2. 活动无耐力：心悸 与阴虚失养有关。

3. 睡眠型态紊乱：失眠多梦 与血不养心，心神不安有关。

【施护法则】滋阴养肾，养心安神。

【护理措施】

1. 室温适宜，光线柔和，保持安静，利于休息；远房事；避免过度紧张劳累。

2. 注意观察病情变化。

3. 饮食宜多食滋补养阴之品，如银耳羹、莲米粥、百合绿豆汤等，亦可选用食疗加以滋补。

4. 中药汤剂宜温凉服。

5. 由于病情反复，患者易心情烦躁，应做好情志护理，避免情绪起伏波动致情志过激化火伤阴；平日可播放轻音乐，自我放松，学会自我调节。

6. 如汗出多者，应勤换衣物，避免当风感冒；夜间睡前可用热水泡脚，帮助睡眠。

7. 穴位按摩，即嘱病人取仰卧位，选取内关、神门、心俞等穴，每穴每天按揉 3 分钟，持续 2 ～ 3 周。

（五）气阴两虚

【临床症状】胸闷隐痛，时作时止，动则痛甚，易感冒，或伴有心悸，气短，头晕目眩，面色少华，倦怠懒言，舌偏红或有齿印，脉细弱无力或结代。

【辨证分析】病程延绵，终致气阴两虚，气虚则血行不畅，阴虚则失养，故心胸闷痛，动则痛甚，心悸，面色少华，头晕；阴虚可见舌红，气虚见舌边有齿印，气阴两虚见脉细数无力，遇重症气血淤滞者则脉结代。

【护理诊断】

1. 疼痛：胸痛　与气阴两虚、气血痹阻心脉有关。

2. 活动无耐力：心悸气短　与气阴两虚、机体失养有关。

【施护法则】益气养阴，活血通脉。

【护理措施】

1. 居室安静，温度适宜，卧床休息，静养为主，适当活动，活动量以不引起心痛为度。

2. 饮食以益气养阴之品为主，可多食豆制品、山药、百合、黄芪、莲子、木耳、香菇、枇杷等；亦可常用西洋参 1 克煎汤代茶饮，补气养阴；忌食生冷、油腻之品。

3. 中药汤剂宜温服。

4. 做好心理护理，减轻患者思想负担。

5. 睡眠差者，可行按摩、听轻音乐等护理。

6. 穴位敷贴，即选取心前区与心俞穴敷贴心绞痛宁膏、麝香心绞痛膏。

（六）阳气虚衰

【临床症状】胸闷气短，心悸，畏寒，肢冷，自汗，遇寒则心痛加剧，面色苍白，唇甲淡白或青紫，舌质淡胖，苔白，脉沉细迟。

【辨证分析】心阳虚衰，寒凝心脉，气血运行不畅，故胸痛气短，遇寒则心痛加剧；心阳不振，则见心悸、自汗；阳虚而寒胜，阳气不达四肢，故畏寒肢冷，面色苍白，唇甲淡白或青紫，舌质淡胖，苔白，脉沉细迟。

【护理诊断】

1. 疼痛：胸痛　与阳气虚衰、寒凝心脉有关。

2. 活动无耐力：心悸气短　与寒凝心脉、气血运行不畅有关。

3. 潜在并发症　厥脱。

【施护法则】益气温阳，活血通络。

【护理措施】

1. 居室宜温暖向阳，患者注意保暖。

2. 严密观察患者病情，若患者胸痛加剧，面色唇甲青紫，大汗淋漓，四肢厥冷，脉微欲绝者，乃心阳欲脱之危候，应立即通知医生，并配合抢救。

3. 饮食宜少量多餐，可适当选用羊肉汤、牛肉汤、韭菜、大蒜、洋葱、黄芪粥等，加以调理。

4. 中药汤剂宜热服，如有附子应先煎、久煎。

5. 安慰患者，消除其恐惧的心理，增强其对治愈疾病的信心。

6. 患者如出汗多时应勤换衣服，避免当风感冒。

7. 耳穴贴压，即选取心、神门、交感、内分泌、肾等穴位埋籽，每穴留置 2 ~ 3 天，嘱咐病人每天自行按揉 50 ~ 100 次，以有痛感为度，两耳交替进行，10 次为一疗程。

三、健康教育

1. 注意劳逸结合，坚持适度的体育锻炼，如打太极拳、八段锦等，以利于气血通畅。

2. 饮食以清淡为宜，减少食盐及动物脂肪的摄入，少食肥膏厚腻之品。忌生冷辛辣之品，多食新鲜蔬菜水果。肥胖者应控制饮食，减轻体重。保持大便通畅，避免用力排便引起胸痛发作。积极防治相关的疾病，如感冒、高血压、糖尿病等。

3. 保持心情舒畅，避免情绪起伏波动过大引起胸痛。

4. 指导患者按医嘱服药，并随身携带急救药品，如救心丸等。

5. 做好健康宣教，学会自我健康管理，不适随诊。

第六节 眩 晕

眩晕是一种自觉症状，是由于风、火、痰、虚、瘀引起清窍失养，以头晕、眼花为主症的一类病证。眩为目眩，视物昏花，模糊不清或眼前发黑；晕为头晕，即感觉自身或周围景物旋转不定，两者常常同时出现，故合称为"眩晕"。轻者闭目休息，症状可缓解，重者如坐车船，旋转不定，不能站立，或伴有汗出、恶心、呕吐、面色苍白，甚至昏倒等症状。本病多发于中老年人，偶发于青年人。如病情不能有效控制，则可能发展为中风，甚至厥证、脱证而危及生命。现代医学中高血压、低血压、颈椎病、贫血、神经衰弱、脑部疾病及头外伤等引起的眩晕，乘车船引起的晕动症、位置性眩晕等，均可按本节辨证施护。

一、病因病机

眩晕的病因主要为情志所伤，饮食不节，久病虚损，劳倦过度，跌仆外伤等，病位在清窍，与肝、脾、肾有关。主要病机为脑海空虚，清窍失养或邪扰清窍。肝郁恼怒，致肝阳上亢，扰动清窍，发为眩晕；肾藏精生髓，脑为髓海，肾阴亏虚，则髓海空虚，清窍失养，致眩晕；脾失健运，水湿不化，聚湿生痰，痰火上逆，上扰头目，亦致眩晕；久病不愈，气血两虚，脑失所养，则眩晕。

眩晕可分为虚实两种，虚者为气血两虚、肝肾阴虚、肾精亏虚，实者为风、火、痰、瘀扰动清窍。临床上以虚证居多，其预后与病情轻重有关。病情轻者，护治得当，预后良好，若病情反复，则应注意观察病情变化，以防中风。

⊕ 知识链接 --

预防眩晕

1. 凡事有一个好的心态，保持情绪稳定，避免忧思恼怒，保持积极向上的生活态度。

2. 颈椎病患者不宜低头过久，卧床时枕头不可过高，并在医生的指导下学会颈部保健操，坚持锻炼；抗高血压药的常见不良反应就是直立性低血压，要嘱咐患者缓慢起立，并定期测血压，控制和调节药物的剂量和服用时间。

3. 保持大便的通畅，便秘时按摩腹部或按揉支沟、关元、足三里等穴，亦可食蜂蜜、香蕉、果仁等润肠通便的食品，必要时服番泻叶、润肠丸等缓泻剂。

二、辨证施护

（一）肝阳上亢

【临床症状】眩晕耳鸣，头痛头胀，遇劳或发，怒则眩晕加重，急躁易怒，失眠多梦，面色潮红，肢体震颤，口干口苦，舌红苔黄，脉弦。

【辨证分析】肝阳上亢，扰动清空，故见眩晕耳鸣，头痛头胀；怒则伤肝，肝失条达，气火内郁，故怒则眩晕加重，急躁易怒，失眠多梦；肝气上逆，可见面色潮红，肢体震颤，口干口苦；舌红苔黄，脉弦为肝阳上亢之表现。

【护理诊断】

1. 有受伤的危险　与肝阳上亢致眩晕有关。

2. 疼痛：头痛　与肝阳上扰头目有关。

【施护法则】平肝潜阳，滋养肝肾。

【护理措施】

1. 居住环境温度不宜过高。

2. 注意观察眩晕发作的特点、程度及有无并发症。

3. 饮食宜清淡，低盐低脂，多食蔬菜水果及豆制品等，如紫菜、芥菜、西瓜、梨等清凉之品；忌食动物内脏、公鸡肉、猪头肉等动风之品；忌烟酒、浓茶、辣椒等助火刺激之物。

4. 做好情志护理，与患者多沟通，做好健康宣教，解释眩晕发生的原因、诱因、情志致病的原理，指导患者自觉控制情绪变化，戒怒戒躁，这样有助于肝气条达，使疾病早日康复。

5. 中药汤剂宜凉服。

6. 患者平素可按压风池、百会、合谷等缓解头晕症状。

7. 有颈椎病者，头部旋转动作不宜过快，低头不宜过久，休息时选择合适的枕头，不宜过高，预防眩晕的发生；头胀痛者，可用冷毛巾外敷额头，减轻疼痛。

（二）气血亏虚

【临床症状】眩晕，劳累即发，动则加重，神疲，气短，面色无华，唇甲淡白，心悸失眠，纳差，舌淡胖嫩，或有齿印，苔薄白，脉细弱。

【辨证分析】气虚则清阳不展，血虚则脑失所养，劳则耗气，故劳累即发，动则加重，神疲气短，面色无华，唇甲淡白；血虚不能养心，则心悸失眠；脾虚失健则纳差；舌淡胖嫩，或有齿印，苔薄白，脉细弱为气血亏虚的表现。

【护理诊断】

1. 有受伤的危险　与气血不足致眩晕有关。

2. 营养失调：低于机体需要量　与脾虚纳差有关。

3. 焦虑　与气血不足致眩晕反复发作有关。

【施护法则】补益气血，健运脾胃。

【护理措施】

1. 居住环境宜安静，向阳温暖。

2. 此型病程较长，易反复发作，注意观察眩晕患者发作前的先兆症状，眩晕严重者卧床休息，尽量避免转头、弯腰等动作，以减少眩晕的发作。

3. 饮食宜补益气血，开胃健脾，富于营养，且易消化之品，少量多餐，多食奶类、蛋类、猪肝、红枣、瘦肉、山药等健脾益气补血的食物，亦可用黑芝麻、黄芪、党参、薏苡仁等做成药膳，忌食生冷之品。

4. 中药汤剂宜饭前温服。

5. 做好心理护理，关心和开导患者，调和气息，宁心静养。

6. 按摩足三里、气海、百会、脾俞等穴位，有补气健脾之功效。脾虚纳差者，可采用捏脊疗法；失眠严重者，可耳穴埋豆。

（三）肾精不足

【临床症状】眩晕，腰膝酸软，遗精，健忘耳鸣，齿摇发脱，五心烦热，少寐多梦，舌质红，脉弦细数。

【辨证分析】肾精不足，脑髓失充，头目失养，故见眩晕；肾主骨生髓，开窍于耳，腰为肾之府，肾精不足，则腰膝酸软，遗精，健忘耳鸣；阴虚则生内热，故五心烦热，少寐多梦，舌质红，脉弦细数。

【护理诊断】

1. 有受伤的危险　与肾精不足致眩晕有关。

2. 活动无耐力：腰膝酸软　与肾精不足有关。

3. 睡眠型态紊乱：少寐多梦　与阴虚内热有关。

【施护法则】补肾填精，充养脑髓。

【护理措施】

1. 阴虚者居住环境宜安静，温度适宜，保持室内凉爽，通风良好，光线不可过强。

2. 慎房事，可听音乐放松心情，帮助睡眠，保证充足的休息时间。

3. 眩晕发作时，应卧床休息，注意观察其发作的时间、频率、程度及有无并发症等。

4. 饮食以补肾生精的食物为主，可选用银耳、甲鱼、红枣、黑芝麻等。忌食羊肉、辛辣之品。

5. 中药汤剂宜早晚温服，若眩晕发作有固定时间者，可于发作前 1 小时服药，可缓解头晕症状。

6. 穴位按摩可选择百会、风池、上星、头维、太阳、印堂等，每次 20 分钟，每晚睡前一次。

（四）痰浊中阻

【临床症状】眩晕，或伴头重如裹，或胸闷恶心，食少多寐，舌胖有齿痕，苔白腻，脉濡滑。

【辨证分析】痰浊中阻，清阳不升，故见眩晕；浊阴不降，则头重如裹；气机阻滞，则胸闷恶心；脾气虚则食少多寐；舌胖有齿痕，苔白腻，脉濡滑为痰浊之征。

【护理诊断】

1. 有受伤的危险　与痰浊中阻致眩晕有关。

2. 营养失调： 低于机体需要量　与脾虚失运有关。

3. 睡眠型态紊乱： 多寐　与脾气虚，痰浊中阻有关。

【施护法则】燥湿祛痰，健脾和胃。

【护理措施】

1. 居住环境宜干燥，通风，温度适宜，宽敞明亮。

2. 严密观察病情变化，出现眩晕、头痛加重，肢体麻木，语言不利等情况，应及时报告医生。

3. 饮食宜清淡化痰之品，如赤小豆、薏苡仁、西瓜、冬瓜等，忌油腻生冷、烟酒、肥甘厚味之品，以防助湿生痰。

4. 中药汤剂宜热服，呕吐严重者，中药汤剂宜浓缩，少量多次。

5. 呕吐时，患者应取侧卧位，及时清理呕吐物，做好口腔护理，用温开水或盐水漱口。呕吐严重者，可暂禁食，呕吐缓解后可给予半流质饮食。

6. 穴位贴敷可选双足涌泉穴，每日一次。

（五）瘀血阻窍

【临床症状】眩晕，头痛，时作反复，或伴有失眠，健忘，心悸，面唇紫黯，舌有瘀点或瘀斑，脉弦涩。

【辨证分析】瘀血阻窍，脑络不通，脑失所养，故眩晕、头痛时作；心络不通，心神失养，故见失眠、心悸，健忘；瘀血阻滞，气血不畅，则面唇紫暗，舌有瘀点、瘀斑，脉弦涩。

【护理诊断】

1. 有受伤的危险　与瘀血阻窍致眩晕有关。

2. 疼痛： 头痛　与瘀血阻窍致脑络不通有关。

3. 活动无耐力： 心悸　与心络不通、心失所养有关。

4. 焦虑　与瘀血阻窍致眩晕时作有关。

【施护法则】祛瘀生新，活血通窍。

【护理措施】

1. 病室保持安静，温度适宜。

2. 眩晕严重者，卧床休息，注意观察血压、瞳孔、呼吸、神志等变化，备有急救物品。

3. 饮食宜温通、清淡，易消化之品，平时可服红糖茶水、三七粉泡水，忌服生冷、油腻之品。

4. 中药汤剂宜温热服。

5. 病情反复者有心烦，焦虑等情绪，护理人员应做好心理护理，做好病情宣教，稳定患者情绪。

6. 指导患者按压风池、百合、太阳等穴位，缓解眩晕、头痛等症状。

7. 高血压引起的眩晕，可用双手搓揉耳廓帮助降压，具体操作方法是双手拇、示指分别捏着双耳耳轮的内外侧，搓揉耳廓 8～16 次。

三、健康教育

1. 生活起居有序，注意劳逸结合，勿过劳或纵欲过度，不宜从事高空作业。平素避免突然或强有力的头部运动，交换体位、站立、蹲起时动作缓慢，减少眩晕的发生，并积极治疗原发疾病。

2. 饮食宜清淡，定时定量，忌肥甘厚腻或暴饮暴食，可根据不同证型进行食疗。

3. 学会自我心理调适，乐观，保持心情舒畅，忌忧思恼怒，防止七情刺激。

4. 严格按医嘱服药，不得自行增减药量。

5. 严密观察生命体征的变化，定时测量血压，注意病情的变化发展。若见头痛剧烈，血压上升急剧，肢体麻木，语言不利，半身不遂，舌强等中风征象，应及时就医，采取相应的急救措施，以防并发症或中风等危证。

第七节 中 风

中风，又名卒中，是由于气血逆乱，脑脉痹阻或血溢于脑所致，起病急骤，变化迅速，以忽然昏仆，半身不遂，口眼㖞斜，肢体麻木，言语謇涩或不能言语为主要表现的一种病证。中风根据神志改变与否可分为中经络和中脏腑两类。中经络者神志清楚，病位在血脉经络，病情相对轻浅；中脏腑者神志不清，病情严重，常波及相关脏腑。根据病程长短，可分为急性期、恢复期、后遗症期。中经络者，发病 2 周内为急性期；发病 2 周至半年内为恢复期；发病半年以上为后遗症期。中脏腑者，发病 1 个月内为急性期；发病 1 个月至半年内为恢复期；半年以上者为后遗症期。本病多发于老年人，但近年来有发病年轻化的趋势。一年四季皆可发病，但以冬春为多发。现代医学的急性脑血管疾病，如脑出血、脑梗死、短暂性的脑缺血发作、蛛网膜下隙出血等，凡以忽然昏仆，半身不遂，口眼㖞斜，肢体麻木，言语謇涩为主要表现者，均可参照本节辨证施护。

一、病因病机

中风的病因主要是积损正衰，劳倦内伤，饮食不节，情志所伤和气虚邪中。病位在脑，与心、肝、脾、肺、肾有关。主要病机为气血逆乱，上犯于脑。本病多本虚标实，上盛下虚，其根本为肝肾阴虚、气血亏虚、阴阳不足，又因风、火、痰、瘀相互作用、相互影响而发病。平素年老体衰、劳倦内伤、膏粱厚味、嗜好烟酒，加之恼怒过度、过劳、酗酒、感寒等诱因，导致发病。中风起病急骤，病前多有头痛、头晕、肢体麻木等先兆。

二、辨证施护

中 经 络

（一）风痰入络

【临床症状】突发半身不遂，口眼㖞斜，舌强语謇或不语，肌肤不仁，偏身麻木，伴有头晕目眩，舌质暗淡，舌苔白腻或薄白，脉弦滑。

【辨证分析】素体肝肾阴虚，肝阳偏亢，肝风内动，中焦失运，聚湿生痰，痰郁化热，热极生风，风痰搏结，流窜痹阻脉络，故见半身不遂，口舌㖞斜，舌强语謇或不语；气血不濡，故见肌肤不仁，偏身麻木；风痰中阻，清阳不升，故见头晕目眩；气血不通，则舌质暗淡；痰湿内盛，则舌苔白腻或薄白，脉弦滑。

【护理诊断】

1. 躯体移动障碍：半身不遂 与风痰阻络有关。

2. 语言沟通障碍：舌强语謇 与风痰上阻有关。

3. 焦虑 与风痰阻络致半身不遂有关。

【施护法则】祛风化痰通络。

【护理措施】

1. 病室宜干燥、通风，光线柔和。

2. 严密观察患者的意识及生命体征变化，如出现嗜睡、神志朦胧者，说明病情向中脏腑转化，应及时报告医生。

3. 饮食宜清淡、化痰为主，如萝卜、丝瓜、芹菜、梨、山楂、绿豆等食物，忌食狗肉、羊肉、牛肉、鸡肉及鲤鱼、鲫鱼动风腥发之品；食物宜加工至软烂，进食不宜过快，防止因吞咽障碍而引起呛咳；保持大便通畅，避免因用力大便引起复中。

4. 中药汤剂宜饭后温服，宜少量多次服，可用吸管进药，或浓煎滴入，尽量防止呛咳。

5. 做好心理护理，多和患者沟通，解除患者因突发此病而产生的焦虑、恐惧、急躁等不良情绪，消除不利的精神刺激，保持情绪稳定。

6. 头晕者，宜卧床休息，取去枕平卧位，点揉两侧内关、合谷穴，可有效缓解头晕症状。

7. 穴位按摩　取患侧上肢极泉、尺泽、肩髃、合谷等穴；下肢委中、阳陵泉、足三里等穴。每个穴位按揉 50～100 下，按揉时手指要有一定的力度，有酸痛感为佳，每日 2 次，早晚各一次，2 周为一疗程。

（二）风阳上扰

【临床症状】平日有头痛头晕，突发口眼㖞斜，舌强语謇，语言不利或不语，伴有半身不遂，偏身麻木，面红耳赤，咽干口苦，心烦易怒，便干尿赤，舌红苔黄，脉弦有力。

【辨证分析】素体肝肾阴虚，肝阳偏亢，肝风内动，上扰清窍，则见头痛头晕；风火上窜，上犯于脑，脑脉痹阻或血溢脉外，则见口眼㖞斜，舌强语謇、语言不利或不语，或伴有半身不遂，偏身麻木；肝阳上亢，则见面红耳赤，咽干口苦，心烦易怒；肝阳旺，则见舌红苔黄，脉弦有力。

【护理诊断】

1. 疼痛：头痛　与肝阳上扰清窍有关。

2. 躯体移动障碍：半身不遂　与风阳上犯、脑脉痹阻有关。

3. 语言沟通障碍：舌强语謇　与风阳上犯、脑脉痹阻有关。

4. 焦虑　与风阳阻络致半身不遂有关。

5. 有失用综合征的危险　与风阳阻络致半身不遂、不语有关。

【施护法则】平肝潜阳，息风通络。

【护理措施】

1. 病室环境宜安静，避免强光、噪音等不良刺激。

2. 严密观察瞳孔、面色、呼吸及头痛变化情况，若头痛头晕加重，应及时通知医生。

3. 饮食宜清热、甘凉，如菠菜、冬瓜、丝瓜、梨、橘子、绿豆等，忌食狗肉、羊肉、牛肉、韭菜、大蒜等辛香走窜动风之品；食物宜加工至软烂，进食不宜过快，防止因吞咽障碍而引起呛咳。

4. 中药汤剂宜饭后凉服。

5. 做好心理护理，多和患者沟通，解除患者因突发此病而产生的焦虑、恐惧、急躁等不良情绪，消除一切精神刺激，保持情绪稳定。

6. 烦躁不安、难以入睡者，可遵医嘱按摩涌泉穴，开天门等帮助入睡，保证休息。

（三）阴虚风动

【临床症状】平日有眩晕耳鸣，腰膝酸软，五心烦热，烦躁失眠，偶见手足蠕动；突发半身不遂，口眼㖞斜，舌强语謇或不语，偏身麻木，舌质红绛或暗红，少苔或无苔，脉细弦或弦数。

【辨证分析】素体肝肾阴虚，肾精不足，故见眩晕耳鸣，腰膝酸软；阴虚则生内热，故见五心烦热、烦躁失眠；阴虚阳亢，阴不制阳，虚风内生，上窜痹阻脑络，则见半身不遂，口眼㖞斜，舌强语謇或不语，偏身麻木；舌质红绛或暗红，少苔或无苔，脉细弦或弦数为阴虚的表现。

【护理诊断】

1. 有受伤的危险　与肾精不足致头晕有关。

2. 躯体移动障碍：半身不遂　与虚风内生、痹阻脑络有关。

3. 语言沟通障碍：舌强语謇　与虚风内生、痹阻脑络有关。

4. 焦虑　与虚风痹阻脑络致半身不遂有关。

5. 有失用综合征的危险　与虚风痹阻脑络致半身不遂、不语有关。

【施护法则】滋阴潜阳，息风通络。

【护理措施】

1. 病室环境宜通风凉爽，避免当风直吹。

2. 眩晕发作时，宜卧床休息，取去枕平卧位，下床活动时应有人陪同，防止摔伤。

3. 严密观察血压、汗出、脉象等变化。

4. 饮食以清热养阴为主，如百合莲子粥、薏苡仁粥、甲鱼汤、银耳汤、淡菜汤、黄瓜、芹菜等，食物宜软烂，易于吞咽。

5. 中药汤剂宜凉服。

6. 做好心理护理，多和患者沟通，教会患者学会自我调节，平日可听音乐、做运动等调节情绪，保持情绪稳定，避免情志刺激，防止复中。

7. 病情稳定者，可尽早进行功能锻炼并予以推拿调护。出汗多者，应及时更换衣物，避免当风感冒。

中　脏　腑

（一）痰热腑实（闭证）

【临床症状】平素有头痛、眩晕，痰多黏稠，心烦易怒，大便干结；突发昏仆，不省人事，神志不清，肢体强痉拘挛，半身不遂，舌强不语，舌质红，苔黄腻，脉弦滑。

【辨证分析】中焦失运，聚湿生痰，痰郁化热，故痰多黏稠；风痰上窜至脑，痹阻脉络，蒙蔽清窍，则昏仆，神志不清，肢体强痉拘挛，半身不遂等；痰热内扰，腑实内停，故见心烦易怒，便干、便秘，舌质红，苔黄腻，脉弦滑。

【护理诊断】

1. 意识障碍：神志不清　与风痰蒙蔽清窍有关。

2. 躯体移动障碍：半身不遂　与痰热痹阻脉络有关。

3. 清理呼吸道无效：痰多黏稠　与脾虚生痰有关。

4. 便秘　与腑实有关。

5. 有失用综合征的危险　与痰热痹阻脑络致半身不遂有关。

【施护法则】通腑泄热，息风化痰。

【护理措施】

1. 室温不宜过高，保持通风，但避免冷风直吹。

2. 加上床栏，头部略高，避免不必要的搬动，防止坠床或自伤。

3. 严密观察神志、瞳孔、生命体征变化情况，若有频繁呃逆、抽搐、血压下降等症状，应及时通知医生。

4. 饮食以清热润燥为主，宜流质饮食，如萝卜、绿豆、香蕉、丝瓜、芹菜等，做成汤汁状，行鼻饲喂食。

5. 做好家属的心理护理，安慰疏导患者家属，消除恐惧、悲观的情绪，积极配合治疗。

6. 中药汤剂按医嘱服用，服后观察大便情况，如服药后 3~5 小时泻下 2~3 次稀便，即腑气已通，无须再服；若服后未见大便，则需报告医生，继续服药，以泻为度。

7. 肢体强痉拘挛者，轻揉按摩强直肢体，缓解肌肉拘挛，切忌强劲拉伸，注意保持患侧肢体的功能位置，防止发生患侧肢体的受压、畸形、垂足等。

(二) 痰火瘀闭（闭证）

【临床症状】突发昏仆，神昏，牙关紧闭，不省人事，半身不遂，肢体强痉拘挛，口眼㖞斜，鼻鼾痰鸣，烦躁不安，项强身热，气粗口臭，甚则手足厥冷，频繁抽搐，偶见呕血，大小便闭，舌质红绛，苔黄腻，脉弦滑数。

【辨证分析】痰盛郁而化火，痰火壅盛，痹阻清窍，则见突发昏仆，神昏，牙关紧闭；痰火窜于经络，则见半身不遂，肢体强痉拘挛，口眼㖞斜；痰火上扰，气道受阻，则见鼻鼾痰鸣；痰火扰心，则烦躁不安，项强身热；痰火内结阳明，则大小便闭；腑气不通，则气粗口臭；痰火瘀闭，阳气不能外达，则见手足厥冷，频繁抽搐；热灼血脉，迫血妄行，则见呕血；舌质红绛，苔黄腻，脉弦滑数为痰火内盛之象。

【护理诊断】

1. 意识障碍：神昏 与痰火痹阻清窍有关。

2. 躯体移动障碍：半身不遂 与痰火痹阻脉络有关。

3. 清理呼吸道无效：痰鸣 与痰火阻于气道有关。

4. 有失用综合征的危险 与痰火痹阻脑络致半身不遂有关。

【施护法则】清热化痰，醒神开窍。

【护理措施】

1. 病室保持干燥通风，空气流通。

2. 密切观察病情变化，呼吸、瞳孔、血压等需重点关注，并做好记录，备齐抢救药物，随时配合医生进行抢救。

3. 病情严重者禁食，通过静脉补充营养，稳定后可给予清淡流食，进行鼻饲，如萝卜汤、西瓜汁、绿豆汁等，补充营养及水分。

4. 中药汤剂可鼻饲。

5. 神昏身热者，可遵医嘱三棱针点刺十宣穴放血泻热；痰多者，头偏向一侧，保持呼吸道通畅，协助其翻身拍背，促进痰液排出，必要时可进行吸痰，以防发生窒息和吸入性肺炎。

6. 加强口腔护理，牙关紧闭者，可加牙垫，以免咬伤舌头，每天用生理盐水或金银花、甘草煎水作口腔护理溶液，清除口臭，预防感染。

(三) 痰浊瘀闭（闭证）

【临床症状】突发昏仆，口噤不开，不省人事，半身不遂，口眼㖞斜，口吐痰涎，语言不利，四肢松懈，甚至瘫软，静卧不烦，四肢不温或四肢厥冷，面白唇暗，舌质暗淡，苔白腻，脉沉滑或沉缓。

【辨证分析】年老或久病体衰，中焦无力运化，痰浊内生，上扰清窍，蒙蔽心神，故见突发昏仆，口噤不开，不省人事；痰湿逆窜经络，阻遏气机，则半身不遂，口眼㖞斜，口吐痰涎，语言不利，四肢松懈，甚至瘫软；痰湿为阴邪，易伤阳气，故静卧不烦，四肢不温或四肢厥冷；阳气不充肌肤，则面白唇暗；舌质暗淡，苔白腻，脉沉滑或沉缓均为痰湿之象。

【护理诊断】

1. 意识障碍：不省人事 与痰浊上扰清窍有关。

2. 躯体移动障碍：半身不遂 与痰湿痹阻脉络有关。

3. 清理呼吸道无效：口吐痰涎 与痰湿瘀闭气道有关。

4. 有失用综合征的危险 与痰湿逆窜经络致半身不遂有关。

【施护法则】燥湿化痰，宣郁开窍。

【护理措施】

1. 病室保持干燥，空气流通。

2. 将头偏向一侧，以利于痰涎流出，加强口腔护理；注意四肢保暖，保持肢体的功能位置。

3. 严密观察呼吸状况，防止痰涎堵塞气道而窒息，备齐抢救药物，做好抢救的准备。

4. 饮食宜偏温性食物，如南瓜、小油菜、石花菜、薏苡仁粥等，可做成流质，鼻饲，保证机体的营养及水分的供给；忌鼻饲生冷、油腻之品，以防助湿生痰。

5. 中药汤剂采用鼻饲给药。

6. 昏仆时可掐按人中、少商、涌泉、合谷等穴位；口噤不开者，可取南星末 1.5 克，冰片少许，两药和匀，以中指蘸药，涂抹牙齿，如此反复 20～30 次，以助开噤。

（四）元气外脱（脱证）

【临床症状】突发昏仆，神志不清，目合口张，鼻鼾息微，汗出如珠，手撒肢冷，肢体瘫软，二便自遗，舌痿软，脉微欲绝。

【辨证分析】本证由于元气衰微，阴阳离绝，神志失守，故见突发昏仆，神志不清；五脏元气脱，四肢百骸失养，则手撒肢冷，肢体瘫软，二便自遗，舌痿软；脉微欲绝为元气外脱之征。

【护理诊断】

1. 意识障碍：神志不清 与元气衰微、阴阳离绝有关。

2. 躯体移动障碍：肢体瘫软 与五脏元气脱、四肢百骸失养有关。

3. 生活自理缺陷：二便自遗 与元气大脱有关。

【施护法则】益气固脱，回阳救逆。

【护理措施】

1. 患者病情危重，应置于抢救室，设专人护理。

2. 严密观察神志、瞳孔等生命体征的变化并做好记录，随时准备抢救。

3. 加用床档，以防坠床；二便失禁者，应及时更换污衣被，保持床单位的清洁。

4. 加强皮肤护理，四肢应保暖，帮助其翻身拍背，预防压疮的发生。

5. 可遵医嘱艾灸神阙、气海、关元等穴位，益气回阳。

恢 复 期

急性期经过抢救治疗后，病情趋于稳定，进入了恢复期阶段，神志逐渐恢复，饮食稍进，但存在半身不遂，口眼㖞斜，语言不利或失语等后遗症。

（一）风痰瘀阻

【临床症状】半身不遂，或伴有肢体麻木，口眼㖞斜，语言不利或失语，舌质紫暗，苔腻，脉弦滑。

【辨证分析】中风进入恢复期，风痰瘀阻经脉，气血运行不畅，故见半身不遂，或伴有肢体麻木；风痰瘀阻舌脉，故见语言不利或失语；舌质紫暗，苔腻，脉弦滑均为痰瘀之征。

【护理诊断】

1. 躯体移动障碍：半身不遂 与风痰瘀阻经脉有关。

2. 焦虑 与担心疾病预后及恢复有关。

3. 潜在并发症 压疮。

【施护法则】搜风化痰，行瘀通络。

【护理措施】

1. 病室环境宜安静，避免当风受寒。

2. 饮食宜清淡，易消化，多食新鲜蔬菜、水果，如香蕉、西红柿、茄子、海带等，忌肥甘厚腻、辛辣刺激等生风动风之品；如吞咽障碍者，应给予流质饮食。

3. 做好心理护理，告之患者平时要学会自我调节，控制情绪，忌情绪大起大落，尤其要"制怒"，使气血运行通畅，减少复中的诱因。

4. 保持患肢的功能位置，安置合适的体位，加强锻炼，防止肢体失用性萎缩，并可遵医嘱运用推拿、理疗等护理方法，帮助患者恢复。

5. **中药熏洗** 选用具有活血通络的中药局部熏洗患肢，如伸筋草 50 克、透骨草 50 克、鸡血藤 50 克等中药浸泡煎煮取汁，趁热在患处熏蒸、淋洗，每日 1 次或隔日一次，以达到疏通经络、祛风除湿之效。

（二）气虚络瘀

【临床症状】半身不遂，或伴有肢体麻木，偏身瘫软；口眼㖞斜，口角流涎，语言不利或失语，面色萎黄，舌质淡紫，苔薄白，脉细涩或细弱。

【辨证分析】恢复期，气血亏虚，气虚无力行血，血脉运行不畅，经脉失养，故见半身不遂，或伴有肢体麻木，偏身瘫软；气虚血瘀，痹阻舌脉，故见语言不利或失语；气血不能上荣头目，故见面色萎黄；舌质淡紫，苔薄白，脉细涩或细弱为气血亏虚之征。

【护理诊断】

1. 躯体移动障碍：半身不遂 与气血亏虚、经脉失养有关。

2. 焦虑 与气血亏虚致半身不遂有关。

3. 潜在并发症 压疮。

【施护法则】益气养血，化瘀通络。

【护理措施】

1. 病室环境宜温暖避风。

2. 饮食宜益气健脾通络之品，如红枣花生汤、山药薏苡仁粥、黄芪粥、莲子粥、赤小豆、冬瓜、木耳等，忌肥甘厚腻、助湿生痰之品，如吞咽障碍者，应给予流质饮食。

3. 开导患者，使其树立信心，配合护治。

4. 配合推拿护理。

5. 若患者因气虚瘀阻致手足肿胀或肤色紫暗，可用温水或复元通络液（红花、川乌、当归、川芎、桑枝）浸泡，再做适当活动。

（三）肝肾亏虚

【临床症状】半身不遂，患侧肢体僵硬，拘挛变形，或偏瘫，口眼㖞斜，患肢肌肉萎缩，语言不利或失语，腰膝酸软，眩晕耳鸣，舌红少苔，脉沉细。

【辨证分析】恢复期，肝肾亏虚，阴血不足，不能濡养经脉，故见半身不遂，患侧肢体僵硬，拘挛变形，偏瘫，口眼㖞斜，患肢肌肉萎缩；肾精不足，髓海不充故见腰膝酸软，眩晕耳鸣；舌红少苔，脉沉细均为肝肾亏虚之征。

【护理诊断】

1. 躯体移动障碍：半身不遂 与肝肾亏虚、经脉失养有关。

2. 焦虑　与经脉失养致半身不遂有关。

3. 潜在并发症　压疮。

【施护法则】滋养肝肾。

【护理措施】

1. 病室环境宜安静，温度适宜，通风良好。

2. 病情允许的情况下尽早进行功能锻炼。

3. 饮食以滋养肝肾的食物为主，营养丰富，易于消化，忌食羊肉、辛辣之品。可选用银耳、甲鱼、红枣、黑芝麻等；食物宜软烂，如吞咽困难者，给予鼻饲流质饮食。

4. 中药汤剂宜温服。

5. 做好心理护理，对于肢体功能的恢复要做好解释，要有耐心、信心，对于复健不可操之过急，使患者情绪稳定，积极配合护治。

6. 可配合推拿护理。

⊕ **知识链接**

半身不遂的功能锻炼

1. 平卧时，在肩背部放置垫枕，使肩内收，以防肩下垂。下肢功能位置是髋关节伸直，膝关节伸直，腿外侧可放置枕头或沙袋防止下肢外展外旋位的畸形；足和小腿成直角，可以防止足下垂。

2. 肢体功能锻炼，防止"失用综合征"。包括肩、肘、膝、髋、踝等关节的抬举、伸展、屈曲等，每天2~3次，幅度由小到大，循序渐进，先是推拿、按摩，被动地握拳、屈伸，逐步过渡到自主锻炼，健侧的主动运动及患侧的被动运动，比如握勺子、抓筷子、扣纽扣等，病情好转后，可练习站立、坐下、行走等。

3. 还可以选用伸筋草、透骨草、鸡血藤等中药浸泡煮汁，在患肢处熏蒸、淋洗，再辅以按摩，使患侧气血通畅，早日恢复。

三、健康教育

1. 慎起居，避风寒，生活有规律，注意劳逸结合，加强体育锻炼，增强自身体质。

2. 饮食宜清淡、易消化，不宜过饱过饥，忌食肥甘厚腻、辛辣刺激等助火生痰之品，严禁酗酒、吸烟。

3. 调情志，保持情绪稳定，心情舒畅，心平气和，避免过度忧思恼怒，防止情绪致病。

4. 积极治疗原发病证，如发现中风先兆症状如头痛、头晕、肢体麻木、震颤等，应及早就医。

（杨贵真）

第八节　呕　吐

呕吐是指由于胃失和降，气逆于上，以胃内容物上逆经口而出为主要临床表现的病证。古代文献将呕与吐进行了区别：有物有声谓之呕，有物有声谓之吐，无物有声谓之干呕。由于呕与吐多同时发生，故以呕吐并称。呕吐常伴有脘腹不适、恶心、纳呆，反酸嘈杂等，四季均可发生。西医学的急慢性胃炎、神经性呕吐、贲门痉挛、幽门痉挛或梗阻、肠梗阻、胰腺炎等，以呕吐为主要表现时，可参照本节辨证施护。

一、病因病机

呕吐常由外邪犯胃、饮食内伤、情志失调、脏腑虚损等引起，各病因常相互影响，兼杂致病。病机主要为胃失和降，胃气上逆。病位在胃，病变脏腑除胃之外，还与肝、脾密切相关。呕吐多分为虚实两大类，实证多由外邪、食滞、痰饮和肝气等邪气犯胃，胃失和降，上逆作呕；虚证多由脾胃虚弱，运化失常，升降失调，不能和降作呕。

二、辨证施护

（一）外邪犯胃

【临床症状】突然呕吐，胸脘满闷，可伴发热恶寒，头身疼痛，舌苔白腻，脉濡缓。

【辨证分析】外感风寒之邪，或夏令暑湿秽浊之气，使得胃失和降，浊气上逆而发生呕吐、胸脘满闷；邪束肌表，营卫失和，故发热恶寒，头身疼痛；伤于寒湿，则苔白，脉濡缓。

【护理诊断】

1. 营养失调：低于机体需要量 与胃失和降致呕吐有关。

2. 疼痛：头身疼痛 与风寒束表、营卫失和有关。

【施护法则】疏邪解表，化浊和中。

【护理措施】

1. 病室宜温暖、清洁，及时清理被污染的被服及呕吐物；病情较重时，尽量少搬动或打扰患者，避免由体位改变而诱发呕吐。

2. 观察呕吐物的性质、颜色、量、气味及呕吐发作的频率；观察有无腹痛、发热、厌食等伴随症状；若见头晕、嗜睡、心慌、心悸、脉搏加快、血压降低、呼吸加快或烦躁不安、出冷汗、肢端厥冷、尿少等危重表现，应及时协助医生处理。

3. 呕吐严重者可暂时禁食，待呕吐减轻后可给予流质饮食，渐进半流质饮食；可食用生姜、苏叶、萝卜等具有散寒、温中、降逆作用的食品；忌食生冷瓜果、辛辣、腥味等可刺激患者呕吐的食物。

4. 避免恼怒、思虑过度等不良情绪。

5. 中药汤剂应热服，少量多次分服，避免一次服用过量而诱发呕吐。

6. 呕吐时可行穴位按压或用灸法，取内关、中脘、胃俞、足三里等。

（二）饮食停滞

【临床症状】呕吐酸腐，或吐出有未消化食物，脘腹胀满，嗳气厌食，得食更甚，吐后反快，大便秽臭，或溏薄，或秘结，舌苔厚腻，脉滑实有力。

【辨证分析】饮食停滞中焦，气机不利，浊气上逆，故呕吐酸腐，脘腹胀满，嗳气厌食；升降失常，传导失司，内停之食，滞而化热则大便秽臭或秘结；湿热内蕴则舌苔厚腻，脉滑实。

【护理诊断】

1. 营养失调：低于机体需要量 与食滞中焦、浊气上逆致呕吐有关。

2. 有体液不足的危险 与食滞中焦致呕吐有关。

【施护法则】消食化滞，和胃降逆。

【护理措施】

1. 病室宜常通风，消除秽臭气味。

2. 观察呕吐物的性质、颜色、量、气味及呕吐发作的频率；观察有无脘腹胀满、厌食、呕吐嗳腐吞酸等伴随症状。

3. 呕吐严重者暂禁食，待呕吐减轻后可给予流质饮食，渐进半流质饮食；呕吐时不宜止吐，应鼓励患者将胃中积滞之食吐出；可用山楂、麦芽泡水代茶饮，忌食辛辣、腥味等可刺激患者的食物。

4. 避免恼怒、思虑过度等不良情绪。

5. 中药汤剂应少量多次分服，避免一次服用过量而诱发呕吐。

6. 可用耳穴埋豆法，取胃、贲门、食道、交感、神门、脾等穴，用王不留行籽贴压；发病时间短暂，欲吐不吐者，可用压舌板或棉签探喉以涌吐宿食；腹胀大便不通者可用大承气汤灌肠。

（三）痰饮内阻

【临床症状】呕吐痰涎清水，胸脘痞闷，不思饮食，头晕心悸，舌苔白腻，脉滑。

【辨证分析】脾失健运，痰饮内停，胃气不降，饮邪上犯，则呕吐清水痰涎，胸脘满闷；清阳不展则头晕；水饮凌心则心悸；苔白腻、脉滑均为痰饮内停之征。

【护理诊断】

1. 营养失调：低于机体需要量　与痰饮内停、胃气不降致呕吐有关。

2. 活动无耐力：心悸　与脾失健运、水饮凌心有关。

【施护法则】温中化饮，和胃降逆。

【护理措施】

1. 保持病室清洁，及时清理被污染的被服及呕吐物，病情较重者卧床休息，避免由体位改变而诱发呕吐。

2. 观察呕吐物的性质、颜色、量、气味及呕吐发作的频率。

3. 饮食宜细软温热清淡，以素食为主，兼以健脾利湿之品，如山药、茯苓、薏苡仁等。

4. 中药汤剂应浓煎，少量多次分服。

5. 揉按、艾灸内关、中脘、丰隆等穴。

（四）肝气犯胃

【临床症状】呕吐吞酸，或干呕泛恶，嗳气频繁，胸胁闷痛，每遇情志失调而发作或加重，舌边尖红，苔薄腻或微黄，脉弦。

【辨证分析】肝郁气滞，横逆犯胃，胃失和降，嗳气频作；肝气不舒，胁肋胀痛；舌边红，脉弦，为气滞肝旺之征。

【护理诊断】

1. 营养失调：低于机体需要量　与肝郁气滞犯胃有关。

2. 疼痛：胁肋胀痛　与肝气不舒有关。

【施护法则】疏肝理气，和胃降逆。

【护理措施】

1. 病室温度宜稍低，光线柔和，安静。

2. 观察呕吐物的性质、颜色、量、气味；观察有无两胁胀满、遇情志不畅时发作或加重等伴随症状。

3. 饮食宜清淡疏利，如金橘、柑橘之类。

4. 患者应保持情绪稳定，防止因情绪激动加重病情。

5. 可揉按内关、中脘、肝俞、脾俞、阳陵泉等穴。

（五）脾胃虚寒

【临床症状】饮食稍有不慎，即易呕吐，食入难化，胸脘痞闷，面色苍白，倦怠乏力，口干而不欲饮，四肢不温，大便溏薄，舌淡，脉细弱。

【辨证分析】脾胃虚弱，中阳不振，水谷腐熟运化不及，故食入难化，饮食不慎则呕吐，面白少华，倦怠乏力；中焦虚寒，气不化津，故口干而不欲饮；脾虚则运化失常，故大便溏薄；舌质淡，苔薄白，脉濡弱，乃脾胃虚寒之象。

【护理诊断】

1. 营养失调：低于机体需要量　与脾虚失运致呕吐有关。

2. 腹泻　与脾虚运化失常有关。

【施护法则】温阳健脾，和胃降逆。

【护理措施】

1. 病室温度稍高，湿度适宜，患者注意保暖，可在胃脘部热敷。注意及时清理被污染的被服及呕吐物。

2. 观察呕吐变化情况及乏力、四肢厥冷、大便溏薄等症状的改善情况。

3. 多进食健脾益胃之品，可适当食用生姜、扁豆、山药等食物，可服生姜红糖水，以温胃止呕。

4. 中药汤剂温热服，少量缓进，多次频服。

（六）胃阴不足

【临床症状】呕吐反复发作，时作干呕，口燥咽干，似饥而不欲饮食，口干咽燥，舌红少津，苔少，脉细数。

【辨证分析】胃阴不足，胃有虚热，虚火上炎，胃失和降，呕吐反复发作；津液亏虚，胃失濡养，饥而不欲食；津液不能上承，故口燥咽干；舌质红少津，脉细数，为津液耗伤、虚中有热之象。

【护理诊断】

营养失调：低于机体需要量　与胃阴不足、胃失和降致呕吐有关。

【施护法则】滋阴和胃，降逆止呕。

【护理措施】

1. 病室温湿度适宜，不宜太干燥；患者应多休息以扶植正气，活动以不感到疲劳为宜，防止大汗淋漓以伤阴津。

2. 患者饮食宜清淡，细软多汁，少食多餐，可多进食滋阴养胃之品，如百合粉、藕粉、甘蔗汁、萝卜排骨汤、山药排骨汤等；忌食辛辣香燥之品，戒烟酒。

3. 中药汤剂温服，少量缓进，多次频服。

三、健康教育

1. 生活起居规律，避免风寒暑湿之邪或秽浊之气的侵袭。劳逸结合，可选择适合自己身体的健身运动，如散步、慢跑、练太极拳、八段锦、气功等以促进血脉流畅，增强体质。

2. 养成良好的生活习惯，根据自己的体质选择饮食，注意饮食宜忌，勿暴饮暴食，勿过食生冷，少食辛辣油腻食物，戒烟限酒，注意饮食卫生，不食变质腐秽食物。

3. 呕吐患者应饮食有节，定时定量或少食多餐，以清淡流质饮食为主，注意营养均衡，可常食健脾祛湿之品，如淮山药、芡实、扁豆、苡仁等。忌食肥甘厚腻、生冷、腥膻及辛辣刺激之品，必要时禁食。

4. 指导患者调节情志，释放不良情绪，培养愉悦心情，利于病情改善。

5. 呕吐后，应温水漱口，清洁口腔。重症、昏迷病人要侧卧，防止呕吐物进入气道。如呕吐加重，应及时就医，积极治疗原发病。

第九节　胃脘痛

胃脘痛，又称胃痛，是以上腹胃脘部近心窝处疼痛为主要临床表现的病证。往往兼有胃脘部痞满、胀闷、嗳气、腹胀等。发病以中青年居多，常反复发作，久治难愈。西医学的急性胃炎、慢性胃炎、消化性溃疡、胃痉挛、胃癌、胃下垂、胃神经官能症等疾病，以上腹胃脘部疼痛为主要表现时，均可参照本节辨证施护。

一、病因病机

胃痛的病因较为广泛复杂，主要有感受外邪（寒、热、湿邪）、内伤饮食、情志失调及劳倦过度，各种病因常相互影响。病机为胃气郁滞，胃失和降，不通则痛或胃失濡养，不荣则痛；病位主要在胃，与肝、脾有密切关系。病变早期多为邪实，由外邪、饮食、情志所伤；后期常见脾虚、肾虚，日久虚实夹杂。

二、辨证施护

（一）寒邪犯胃

【临床症状】胃痛暴作，甚则拘急作痛，恶寒喜暖，得温则痛减，遇寒痛增，口不渴，或渴喜热饮，多有感寒或食冷病史，舌淡，苔薄白，脉弦紧。

【辨证分析】寒性收引，寒邪客于胃，则阳气被遏不得舒展，导致胃气壅滞，失于通降，胃痛暴作。寒为阴邪，其性凝滞，得阳则散，遇阴则凝，故脘腹得温则痛减，遇寒则痛增。胃无热邪，故口不渴；热能胜寒，故渴喜热饮；舌淡，苔薄白属寒，脉弦紧主寒主痛。

【护理诊断】

1. 疼痛：胃痛暴作　与外感寒邪、胃失和降有关。

2. 焦虑　与寒主收引、气机阻滞致胃痛有关。

【施护法则】温胃散寒，理气止痛。

【护理措施】

1. 病室宜温暖，患者注意多加衣被，胃脘部保暖，避免感受风寒。

2. 观察疼痛的部位、性质、程度、时间及伴发症状，若见胃脘疼痛剧烈、痛彻胸背并有胸闷、心悸及濒死感则属于危重证候，应立即报告医生，配合抢救；若伴有恶寒、发热者，应卧床休息避风，盖被以利汗出，多喝热稀粥或饮生姜红糖茶。

3. 饮食宜温热、清淡易消化为原则，宜用姜、葱、芥末、胡椒等性温热食物作调料，忌食生冷和油腻之品，也可采用生姜红枣粥温胃散寒。

4. 中药汤剂宜热服，并在胃痛发作前服效果较好。

5. 胃脘痛时在局部用热水袋温熨以散寒通脉；可用温热疗法，如拔火罐、药熨等；或艾灸中脘、足三里等穴，以温中散寒止痛。

（二）食滞胃肠

【临床症状】胃脘疼痛，胀满拒按，嗳腐吞酸，或呕吐不消化食物，其味腐臭，吐后痛减，不思饮食，嗳气、矢气则舒，大便不爽，苔厚腻，脉滑。

【辨证分析】饮食不节，损伤胃气，胃中气机壅滞，失于通降，则胃脘胀满疼痛；脾健运失职，胃腐熟无权，谷浊之气不得下行而上逆，故嗳腐吞酸，或吐不消化食物；吐则宿食上泛，矢气则腐浊下排，故吐食或矢气后胃痛减；饮食停滞，肠道传导受阻，故大便不爽；苔厚腻，脉滑为宿食之象。

【护理诊断】

疼痛：胃脘胀痛　与饮食不节、胃失和降有关。

【施护法则】消食导滞，和胃止痛。

【护理措施】

1. 生活起居要有规律，适当活动，不要久坐或多躺，保持大便通畅。

2. 若伴有呕吐，注意观察呕吐物的颜色、性状、量、次数及气味等情况；若呕吐咖啡色液体，解柏油样黑便，多考虑呕血、便血的发生，应及时报告医生。

3. 食物以宽中和胃消食之品为主，如萝卜、山楂等；忌食肥甘厚味、辛辣食物，忌酒；根据食滞轻重，控制饮食，痛剧时暂禁食，病愈后要做到饮食有节制，不暴饮暴食；可采用食疗法，如山楂粥、萝卜粥及麦芽茶等。保持大便通畅，便秘者可用番泻叶泡水饮。

4. 中药汤剂应少量多次分服。

5. 胃脘胀满疼痛欲吐者，可用盐汤探吐以涌吐宿食，缓解疼痛。

（三）肝气犯胃

【临床症状】胃脘胀闷，攻撑作痛，脘痛连胁，嗳气频繁，喜叹息，大便不畅，嗳气、矢气则舒，每因情志因素而痛作或痛甚，苔薄白，脉弦。

【辨证分析】肝主疏泄而喜条达，若情志不舒，则肝气郁结，疏泄失司，则肝气横逆犯胃而作痛，喜长叹息；胁乃肝之分野，而气多走窜游移，故疼痛攻撑连胁；肝胃气逆，气机不利，则脘胀嗳气；肠道气滞，传导失常，故大便不畅。如情志不和，则肝郁更甚，故每因情志而痛作或痛甚；舌苔薄白、脉弦为肝胃不和之象。

【护理诊断】疼痛：胃痛连胁　与肝气郁结、肝胃气滞有关。

【施护法则】疏肝理气，和胃止痛。

【护理措施】

1. 病室宜安静整洁、通风凉爽、优雅舒适，饭后不宜立即平卧。

2. 观察疼痛的部位、性质、程度、时间及伴发症状。若嗳气频繁，则指导患者慎起居，适寒温，畅情志，避免恼怒、抑郁。

3. 饮食宜以清淡、温热易消化为原则，多食行气解郁之品，如萝卜、柑橘等，可用玫瑰花5克，佛手10克泡水代茶饮；郁怒悲伤时应注意避免进食；忌食南瓜、山芋、土豆等壅阻气机食物。

4. 注意调摄精神，疏导情绪，避免不良情绪刺激。

5. 中药汤剂宜少量多次温服。

6. 胃痛发作时宜取坐位，可饮用温开水；穴位按摩，取穴：足三里、合谷、天突、中脘、内关等；遵医嘱穴位注射，取穴：双侧足三里、内关。

（四）肝胃郁热

【临床症状】胃脘灼痛，痛势急迫或痞满胀痛，泛酸嘈杂，心烦易怒，口苦口干，舌红，苔黄，脉滑数。

【辨证分析】肝气郁结，日久化热，邪热犯胃，故胃脘灼痛，痛势急迫：肝胃郁热，逆而上冲，故心烦，泛酸嘈杂；肝胆互为表里，肝热夹胆火上乘，故口苦口干、渴喜凉饮；舌质红，苔黄，脉滑数，也为里热之象。

【护理诊断】

1. 疼痛：胃脘灼痛 与肝气郁结、化热犯胃有关。

2. 舒适的改变：泛酸嘈杂 与肝胃郁热、逆而上冲有关。

3. 焦虑 与肝气郁结、日久化热致胃痛反复发作有关。

【施护法则】清肝泄热，和胃止痛。

【护理措施】

1. 病室宜凉爽舒适、通风。

2. 观察疼痛的部位、性质、程度、时间、规律及伴发症状；观察诱发因素如饮食、情志与胃脘痛的关系。

3. 饮食应多予疏肝泄热之品，如绿豆汤、荷叶粥等；多食蔬菜和水果以清胃降火，如冬瓜、苦瓜、西瓜等；疼痛发作时，宜少食多餐；忌辛辣、烟、酒、烤熏甜腻之品。

4. 避免各种不良情绪刺激，注意食后不可发怒，怒后不可即食。

5. 中药汤剂宜凉服。

（五）瘀阻胃络

【临床症状】胃脘刺痛，痛有定处，拒按，按之痛甚，食后加剧，入夜尤甚，甚或大便色黑，呕血，舌质紫暗或有瘀斑，脉涩。

【辨证分析】胃乃多气多血之腑。气为血帅，血随气行，气滞则血瘀，瘀血停胃，胃失和降，故疼痛状如针刺如刀割，固定不移，拒按，食后加剧；瘀血伤及胃络，或瘀血日久停于肠胃，则见呕血黑便；舌质紫暗或有瘀斑，脉涩为血脉瘀阻之象。

【护理诊断】

1. 疼痛：胃脘刺痛 与瘀血停胃、胃失和降有关。

2. 焦虑 与胃脘疼痛反复发生有关。

3. 潜在并发症 呕血、便血。

【施护法则】活血化瘀，和胃止痛。

【护理措施】

1. 病室安静舒适，避免噪声，卧床休息，勿令过劳。

2. 观察疼痛的部位、性质、程度、时间、规律及伴发症状；严密观察出血征兆，若见面色苍白、汗出肢冷、血压下降、脉搏细数，为气随血脱，应及时报告医生；密切观察神志、血压、脉搏、面色、粪色等情况。若火热内盛、灼伤胃络见柏油样大便，考虑便血可能，应及时通知医生。

3. 饮食予行气活血之品，如山楂等，宜流质或半流质；忌粗糙硬固之品，戒烟酒；出现呕血、便血者应禁食。

4. 对因出血而情绪紧张者，及时做好解释，保持患者情绪稳定。

5. 痛剧者可按揉中脘、内关、合谷、足三里等穴止痛；痛如针刺者，口服三七粉5克，延胡索粉5克，有出血者加服白及粉5克，温开水或藕汁调服。

（六）脾胃虚寒

【临床症状】胃脘隐痛，绵绵不休，空腹痛甚，劳累或受寒后加重，得食则缓，喜温喜按，泛吐清水，神倦乏力，手足不温，大便溏薄，舌淡苔白，边有齿痕，脉沉细或虚缓无力。

【辨证分析】胃失温养，则胃痛绵绵，喜热喜按，空腹时疼痛加剧，进食后缓解；胃病日久，累及脾阳，脾阳不振，寒湿内生，饮邪上逆，则可泛吐清水；脾为气血生化之源，脾虚失运，机体失养而神倦乏力；脾主四肢，阳虚则不达四末而手足不温；舌淡苔白，边有齿痕，脉沉细无力亦为脾胃虚寒之象。

【护理诊断】

1. 疼痛：胃痛喜温喜按　与脾胃虚寒、胃失温养有关。

2. 疲乏　与脾胃虚弱、机体失养有关。

3. 腹泻　与脾阳不振、运化失健有关。

【施护法则】温中健脾，和胃止痛。

【护理措施】

1. 居室宜温暖，患者注意胃脘部保暖，避免风寒侵袭；宜多休息以培育正气，避免过度劳累而耗伤正气。

2. 观察胃痛的诱发和缓解因素、发作规律、疼痛部位、性质、持续时间、程度及伴随症状等。

3. 饮食宜温热、营养丰富、易消化、少量多餐为原则，多食温中健脾之品，如大枣、羊肉、桂圆、扁豆、生姜、桂圆糯米粥等。忌生冷、寒凉及肥腻、甜黏、炙烤之品。

4. 中药汤剂宜热服，最佳在胃痛前服，服后宜进热粥、热饮以助药力。

5. 胃痛患者发作时可在胃脘部热敷、药熨，或艾灸中脘、足三里、神阙等穴，以温中健脾，和胃止痛。

（七）胃阴亏虚

【临床症状】胃脘隐痛，灼热不适，或嘈杂似饥，饥不欲食，口干咽燥，大便干结，舌红少津，少苔或无苔，脉细数。

【辨证分析】胃属阳土，喜润恶燥。气郁化热，热伤胃津，阴津亏损而胃络失养，故见胃痛隐作；若阴虚火炽，则可见胃中灼热不适，胃津亏虚胃纳失司，故可见嘈杂似饥，知饥而不能受纳；阴虚津少，无以上承而口干咽燥；肠道失润而大便干结；舌红，少苔或无苔，脉细数，皆为胃阴不足而兼虚火之象。

【护理诊断】

1. 疼痛：胃脘隐痛　与胃阴不足、胃络失养有关。

2. 便秘　与肠道失润有关。

3. 焦虑　与胃脘疼痛反复发生有关。

【施护法则】养阴益胃，和中止痛。

【施护法则】

1. 居室宜湿润凉爽；患者适当休息，劳逸结合。

2. 观察胃脘痛的诱发和缓解因素、发作规律、疼痛部位、性质、持续时间、程度及伴随症状等。

3. 饮食以易消化、富有营养、少量多餐为原则，宜多食益胃养阴生津之品，如百合、银耳、梨、西瓜、藕等；忌食辛香温燥及浓茶、咖啡等食品；多饮水或以石斛、麦冬煎汤代茶饮；大便干结者可服蜂蜜、白木耳以养胃润肠通便。

4. 中药宜久煎，温服，服药后观察效果。

三、健康教育

1. 平时注意饮食有节，慎起居，适寒温，防劳倦，畅情志。

2. 胃脘痛期间注意饮食调摄，养成良好的饮食习惯，定时进餐，勿过饥过饱、过热，少食生冷、油腻、辛辣、煎炸之物，戒烟酒，并注意饮食卫生。适当休息，按时服药。

3. 病愈后需坚持合理饮食，查明胃痛原因，积极治疗原发疾病。胃痛反复发作者应及时查明原因，明确诊断，定期复诊，了解病情的发展变化。

4. 加强精神疏导，帮助患者克服不良情绪，保持良好精神状态。

第十节 泄 泻

泄泻是以大便次数增多，粪质稀薄或甚如水样为主要临床表现的病证。泄者，泄漏之意，大便稀溏，时作时止，病势较缓；泻者，倾泻之意，大便如水倾注而直下，病势较急。故前人以大便溏薄势缓者为泄，大便清稀如水而直下者为泻。临床难以将两者截然分开，一般合而论之。泄泻为常见的脾胃肠道病证，一年四季均可发生，但以夏秋两季为多见。泄泻易反复发作，中医药治疗有较好的疗效。现代医学的急、慢性肠炎及胃肠功能紊乱、肠结核等消化系统疾病，以腹泻为主要表现者，均可参照本节辨证施护。

一、病因病机

泄泻的病因是多方面的，主要包括外感六淫、内伤饮食情志及脏腑虚损、功能失调等。外邪之中以湿邪为主，内伤中脾虚为要。泄泻病位在肠，病变主脏腑在脾胃，主要病机是脾病湿盛，脾胃运化功能失调，肠道分清泌浊，传导功能失司。

二、辨证施护

（一）寒湿困脾

【临床症状】泻下清稀，甚如水样，腹痛肠鸣，脘闷食少，或兼有恶寒发热，鼻塞头痛，肢体酸痛，苔薄白或白腻，脉濡缓。

【辨证分析】外感寒湿或风寒之邪，侵袭胃肠，或内伤生冷，脾失健运，升降失调，水谷不化，清浊不分，肠腑传导失司，故大便稀溏，甚如水样；寒湿内盛，肠胃气机受阻，则腹痛肠鸣；寒湿困脾，故脘闷食少；风寒袭表，则见恶寒发热，鼻塞头痛，肢体酸痛；苔薄白或白腻，脉濡缓为寒湿内盛之征。

【护理诊断】

1. 腹泻 与寒湿侵袭、水谷不化，肠腑传导失司有关。

2. 疼痛：腹痛 与寒湿内盛、肠胃气机受阻有关。

3. 有体液不足的危险 与泄泻伤阴有关。

4. 潜在并发症 厥脱。

【施护法则】芳香化浊，解表散寒。

【护理措施】

1. 病室环境宜温暖，患者多加衣被，注意保暖，及时更换被污染的衣裤。

2. 密切观察泄泻发作的原因，大便的次数、性状、颜色、气味、有无腹痛等；患者暴泻不止，易耗阴亡阳，应密切观察亡阴、亡阳之变。若眼窝凹陷、口舌干燥、皮肤干燥、弹性消失为亡阴表现；若汗多肢冷、脉微弱为亡阳表现，见上述情况应立即报告医生处理。

3. 饮食宜温热、清淡，菜汤中可加入姜丝、小葱等以散表寒，忌食生冷瓜果。可用茯苓30克，粳米适量煮粥服用。

4. 中药汤剂宜热服，服后加盖被褥，静卧并使其微出汗，以解表散寒，并注意腹部保暖；若泄泻较重者，可饮服苏叶藿香水或藿香正气水。

5. 腹痛肠鸣者，可行热敷或艾灸脐部，也可做腹部逆时针方向按摩，以驱寒止痛，也可予拔火罐，以助疏散寒湿。

（二）肠道湿热

【临床症状】腹痛即泻，泻下急迫，或泻下不爽，粪色黄褐而臭，可伴有烦热口渴，小便短赤，肛门灼热，舌质红，苔黄腻，脉濡数或滑数。

【辨证分析】感受湿热或暑湿之邪，伤及肠胃，肠腑传导失常，故发生泄泻；湿性下趋，热性急迫，湿热下注，故腹痛而泻，泻下急迫；湿热下注，故粪色黄褐而臭，肛门灼热；烦热口渴，舌质红，苔黄腻，脉滑数或濡数，均为湿热内盛之象。

【护理诊断】

1. 腹泻　与湿热侵袭、肠腑传导失司有关。

2. 疼痛：腹痛　与湿热内盛、肠胃气机受阻有关。

3. 有体液不足的危险　与泄泻伤阴有关。

4. 潜在并发症　厥脱。

【施护法则】清热利湿。

【护理措施】

1. 嘱患者卧床休息，病室宜清爽干燥，通风良好；泄泻过频之体弱或老年病人，注意床褥平整，清洁干燥，保持臀部皮肤干燥，防止发生压疮；因泄泻伤津而致口腔溃疡者，应做好口腔护理，防止感染，可用银花甘草煎水漱口。

2. 密切观察大便的次数、性状、颜色、气味等。

3. 饮食宜温服，以清淡流质或无渣、少渣半流质为宜，鼓励患者多喝水，忌食辛辣厚腻等生热助湿之品；避免服用收涩食物，如乌梅、石榴等；夏季盛暑之时发生泄泻，可加用荷叶、扁豆衣、藿香等清暑化湿之品；重症者鼓励多饮淡盐水，以补充津液；液脱阴伤者可予西瓜汁、梨汁、藕汁以增补津液，清热利湿。

4. 中药汤剂宜凉服。肛门灼热是由于湿热下注所致，可用黄连、黄柏各 10 克水煎，熏洗肛门，做好肛周皮肤护理。

（三）食滞胃肠

【临床症状】腹痛肠鸣，泻后痛减，泻下粪便臭如败卵，夹有不消化之物，腹胀痞满，嗳腐酸臭，不思饮食，舌苔垢浊或厚腻，脉滑。

【辨证分析】饮食不节，宿食内停，阻滞肠胃，传化失常，故腹痛肠鸣、腹胀满；宿食不化，浊气上逆，故嗳腐酸臭；宿食下注，则泻下粪便臭如败卵；泻后腐浊之气外泄，故泻后痛减；胃失受纳，则不思饮食；舌苔垢浊或厚腻，脉滑，乃宿食内停之象。

【护理诊断】

1. 腹泻　与食滞胃肠、肠腑传导失司有关。

2. 疼痛：腹痛　与食滞胃肠、肠胃气机受阻有关。

【施护法则】消食导滞。

【护理措施】

1. 保持病室通风，空气新鲜，避免异味刺激。

2. 观察排便次数、性状、颜色、气味等。

3. 严重者控制饮食，甚则暂时禁食，待宿食泻净后才可进细软或半流质饮食，少食多餐；多食山楂、麦芽、萝卜等；忌食肥甘厚腻、生冷之品。

4. 若腹痛较剧可按揉脾俞、天枢、足三里等穴位，以健脾和胃，消积导滞。

（四）肝气郁滞

【临床症状】腹痛肠鸣即泻，每因情志不畅或情绪紧张而诱发，泻后痛缓，平素多有胸胁胀闷，嗳气食少，矢气频作，舌红，苔薄白或薄腻，脉弦。

【辨证分析】情志不畅，肝郁乘脾，脾失健运，故腹痛泄泻；肝失疏泄，气机不利，脾虚不运，故胸胁胀闷，嗳气食少；舌苔薄白或薄腻，脉弦，为肝旺脾虚夹湿之象。

【护理诊断】

1. 腹泻　与肝郁乘脾、脾失健运有关。

2. 营养失调：低于机体需要量　与肝失疏泄、脾虚不运有关。

【施护法则】抑肝扶脾。

【护理措施】

1. 营造和谐舒适环境。

2. 指导患者多进健脾益气之品，如扁豆、山药、红枣等，可服山药排骨汤、红枣莲子羹、党参粥、薏苡仁粥等；常食金橘饼、陈皮等，以疏肝利气。

3. 中药汤剂宜温服。

4. 加强情志护理，避免忧虑、抑郁、恼怒，保持心情舒畅。

（五）脾胃虚弱

【临床症状】大便时溏时泻，反复发作。稍有饮食不慎或劳累，大便次数即增多，甚则见水谷不化，伴有饮食减少，脘腹胀闷不舒，面色少华，肢倦乏力，舌质淡，苔白，脉细弱。

【辨证分析】脾胃虚弱，运化无权，水谷不化，清浊不分，则大便溏泄；脾阳不振，运化失常，故饮食减少，脘腹胀闷不舒，稍进油腻食物，则大便次数增多；久泻不止，脾胃虚弱，气血生化乏源，故面色萎黄，神疲倦怠；舌淡苔白，脉细弱，为脾胃虚弱之象。

【护理诊断】

1. 腹泻　与脾胃虚弱、运化无权有关。

2. 疲乏　与脾胃虚弱、气血生化乏源有关。

【施护法则】健脾益胃。

【护理措施】

1. 病室温暖，阳光充足，患者慎避风寒，注意腹部保暖；平时生活要有规律，避免劳累，动静结合，劳逸适度，增强体质。

2. 观察大便的次数、性状、颜色、气味等。

3. 饮食有节，定时定量，少食多餐，温热细软，多食健脾补中之品，如山药、桂圆、牛羊肉、鸡肉等，适当用胡椒、姜等调味，以增进食欲，并可温中散寒。

4. 中药汤剂宜空腹温热服。

5. 腹部热敷或药熨，或腹部按摩，以温中疏利气机。

（六）肾阳虚衰

【临床症状】黎明之前脐腹作痛，肠鸣即泻，完谷不化，泻后即安，形寒肢冷，腹部喜暖，腰膝酸软，舌质淡，苔白，脉沉细。

【辨证分析】泄泻日久，或久病大病之后，肾阳虚衰，不能温煦脾土，脾之运化失司，水谷下趋肠道而泻，黎明之前阳气未振而阴寒较盛，故脐腹作痛，肠鸣即泻，又称为"五更泻"；泻后腑气通利，故泻后则安，腹痛得止；阳虚不能腐熟水谷，故泻下完谷不化。肾阳虚衰，失于温煦，故形寒肢冷。腰为肾之外府，肾阳衰惫，故腰膝酸软。舌淡苔白，脉沉细，均为脾肾阳虚之象。

【护理诊断】

1. 腹泻 与肾阳虚衰、不能温煦脾土有关。

2. 疼痛：腹痛 与肾阳虚衰、肠胃气机不利有关。

3. 活动无耐力：腰膝酸软 与肾阳亏虚有关。

【施护法则】温肾健脾，固涩止泻。

【护理措施】

1. 病室温暖，阳光充足，患者注意保暖。

2. 观察大便的次数、性状、颜色、气味等；观察并记录腹痛的部位、性质、程度、规律、发作及持续时间。

3. 饮食以温补、细软食物为主，如羊肉、狗肉、山药、胡桃等。

4. 中药汤剂宜睡前热服。

5. 遵医嘱予肾俞、命门、关元等穴进行隔姜灸或隔附子灸。

三、健康教育

1. 注重饮食卫生。加强食品卫生及饮用水管理，不喝生水，禁食不洁及腐败食物。

2. 加强饮食调养。定时定量，少食多餐，不可过食生冷，或肥甘厚腻，或酒食无度。

3. 生活起居有节。顺应四时气候变化，防止外感风、寒、暑、湿之邪，加强体育锻炼，脾气健旺则不易受邪。讲究个人卫生，饭前便后洗手，防止病从口入。

4. 注意调畅情志。避免不良情绪刺激，保持情绪稳定，心情舒畅。

5. 重视健康知识的宣教。指导患者及家属了解疾病的相关知识，如患者腹泻时出现口渴，皮肤弹性下降，尿量减少、心悸、烦躁等症状，应立即就医。

第十一节 消 渴

消渴是以多饮、多食、多尿、形体消瘦，或尿有甜味为主要临床表现的一种病证，简称"三多一少"。该病多发于中年以后，病情初起多形体肥胖，日久则肌肉消瘦，疲乏无力，并可出现多种并发症，严重危害人体健康。现代医学的糖尿病、尿崩症属本病证的讨论范围，可参考本节辨证施护。

一、病因病机

消渴的病机主要以阴虚为本，燥热为标，两者互为因果。病位主要在肺、胃、肾，尤以肾为关键。肺为水之上源，肺受燥热所伤，则津液不能敷布而直趋下行，随小便排出体外，故小便频数量多。胃为水谷之海，主腐熟水谷，脾主运化，为胃行其津液，脾胃受燥热所伤，胃火炽盛，脾阴不足，则口渴多饮，多食善饥；水谷精微不能濡养肌肉，故形体日渐消瘦。肾主藏精，为先天之本。肾阴亏虚则虚火内生，上燔心肺则烦渴多饮，中灼脾胃则胃热消谷，肾开阖固摄失司则水谷精微随小便排出体外，故尿多甜味。

消渴病日久，易发生阴损及阳，阴阳俱虚和病久入络，血脉瘀滞之变证。如肺失滋养，并发肺痨；肾阴亏损，肝失濡养，肝肾精血不能上承于耳目，并发白内障、雀目、耳聋；燥热内结，脉络瘀阻，蕴毒成脓，则发为疮疖痈疽；阴虚燥热，炼液成痰，以及血脉瘀滞，痰瘀阻络，蒙蔽心窍，则发为中风偏瘫；阴损及阳，脾肾衰败，水湿潴留，泛溢肌肤，则发为水肿。

二、辨证施护

（一）肺热津伤（上消）

【临床症状】烦渴多饮，口干舌燥，尿频量多，舌边尖红，苔薄黄，脉洪数。

【辨证分析】肺热炽盛、耗液伤津，故口干舌燥，烦渴多饮；肺失疏布，肾关不固，津液不能敷布而直趋下行，随小便排出体外，故尿频量多；舌边尖红，苔薄黄，脉洪数，是内热炽盛之象。

【护理诊断】

1. 营养失调：低于或高于机体需要量　与肺热炽盛、耗液伤津有关。

2. 排尿异常：小便频多　与肺失疏布有关。

3. 有感染的危险　与肺热炽盛有关。

4. 焦虑　与肺热津伤致病情迁延有关。

【施护法则】清热润肺，生津止渴。

【护理措施】

1. 保持室内清洁，空气流通，温、湿度适宜，光线柔和；患者劳逸适度，轻症者可随意活动，或适当规律运动，以不感到疲劳为宜。

2. 观察患者的口渴程度、饮水量、进食量及尿的颜色和气味，详细记录小时出入量，观察体重变化。

3. 控制饮食，定时定量，饮食宜清淡，忌食辛辣食物，戒烟酒；多食清热生津之品，如苦瓜、冬瓜、萝卜；烦渴多饮者，可用鲜芦根、天花粉煎汤代茶饮。

4. 本病病程长，患者易产生急躁或悲观心理，情志过激可加重病情，既要消除患者紧张、担忧心情，又要引导患者消除轻视、麻痹、无所谓的思想。

5. 中药汤剂宜凉服，用药后注意观察药物疗效及不良反应。

（二）胃热炽盛（中消）

【临床症状】多食易饥，口渴，尿多，形体消瘦，大便干燥，苔黄，脉滑实有力。

【辨证分析】胃火内炽，胃热消谷，故多食易饥；肺胃津伤，燥热内生，故口渴喜饮；燥热伤肺，肺失疏布，津液不能输布，直趋于下，故尿多；胃火炽盛，中土不健，消谷而不化，水谷精微既乏源泉又失输布，机体失于充养，故形体消瘦；胃津不足，大肠失于濡润，故大便干燥；苔黄、脉滑实有力乃胃热炽盛所致。

【护理诊断】

1. 营养失调：低于或高于机体需要量　与胃火内炽、消耗水谷有关。

2. 便秘　与胃津不足、大肠失于濡润有关。

3. 有感染的危险　与胃热炽盛有关。

【施护法则】清胃泻火，养阴增液。

【护理措施】

1. 保持室内清洁，空气流通，温、湿度适宜，光线柔和；衣着宽松，根据季节及气候变化及时增减衣物，注意四肢末端保暖，发生疮疡时避免抓挠，局部保持清洁。

2. 观察"三多一少"的症状，注意体重、神志、气味、面色、舌苔、脉象等情况。

3. 多食杂粮，适量食用瘦肉、蛋类、乳类以补充营养；饥饿明显时予生花生米嚼食或予新鲜叶类蔬菜充饥，可多食有清热养阴生津作用的蔬菜，如苦瓜、菠菜、白菜、番茄、萝卜等；大便干结者可食用芹菜、萝卜等通便食物，必要时给予少量番泻叶开水泡后代茶饮，但切忌量大、久用，以免伤阴。

4. 帮助患者认识疾病的性质和防治方法，养成良好的个人行为习惯，逐步建立积极乐观的心态。

5. 中药汤剂宜凉服。

（三）肾阴亏虚（下消）

【临床症状】尿频量多，混浊如脂膏，或尿甜，腰膝酸软，乏力，头晕耳鸣，口干唇燥，皮肤干燥、瘙痒，舌红苔，脉细数。

【辨证分析】肾阴亏虚，肾失固摄，水谷精微下注，故尿频量多，混浊如脂膏，或尿甜；肾虚阴亏，清空失养，肾腑不济，故头晕耳鸣，腰膝酸软，乏力；阴精亏虚，肌肤失养，故皮肤干燥、瘙痒；口干唇燥，舌红苔少，脉细数，均为肾阴亏虚之象。

【护理诊断】

1. 排尿异常：小便频多　与肾阴亏虚、肾失固摄有关。

2. 疲乏　与肾虚阴亏、肾腑不济有关。

3. 有皮肤完整性受损的危险　与肾阴亏虚、肌肤失养致皮肤瘙痒有关。

【施护法则】滋阴补肾，润燥止痒。

【护理措施】

1. 注意休息，节制房事；指导患者注意皮肤和会阴部清洗，衣着宽松，勤换衣服；清洗皮肤时选用性质柔和的中性洗剂，以温水为宜，避免用力擦搓，避免烫伤；皮肤瘙痒者，勿用指甲搔抓，避免损伤皮肤；皮肤干燥时用润肤霜。

2. 注意观察患者视力、听力及全身状况，若见舌强语謇，半身麻木，口眼㖞斜等中风证候，及时协作医生救治。注意观察疗、疮、疖、痈以及甲沟炎、鸡眼、脚癣等，及时治疗避免继发感染。

3. 宜食滋阴补肾之品，如芡实、核桃、猪腰、黑豆，或桑葚粥、枸杞粥等。

4. 帮助患者正确对待自身疾病，提高自我管理照护能力，从而有效控制病情，减少并发症。

5. 中药宜煎汤温服。

6. 可按摩足少阴肾经、足厥阴肝经及任督二脉。

（四）阴阳两虚（下消）

【临床症状】小便频数，混浊如膏，甚则饮一溲一，面色黧黑，耳轮干枯，腰膝酸软，四肢欠温，畏寒肢冷，阳痿或月经不调，舌苔淡白而干，脉沉细无力。

【辨证分析】下元亏虚，肾失固藏，约束无权，精微随水液而下，故见小便频数，混浊如脂膏，甚则饮一溲一；命门火衰、阳虚内寒，则见四肢欠温，畏寒肢冷，阳痿或月经不调；肾主骨，开窍于耳，腰为肾之府，肾虚故宗筋弛缓，腰膝酸软；肾精匮乏，则无以熏肤充身，故面色黧黑，耳轮干枯；舌淡苔白，脉沉细无力，是阴阳俱虚之征象。

【护理诊断】

1. 排尿异常：尿频量多　与下元亏虚、约束无权有关。

2. 疲乏：腰膝酸软　与肾虚、肾府失养有关。

【施护法则】温阳滋阴，补肾固摄。

【护理措施】

1. 减少活动，不可过劳，节制房事；严重者卧床休息；注意保暖。

2. 定期监测体重，观察消瘦进展速度；注意观察眼睑、下肢、足趾等处，加强对水肿、脱疽的监测；检查双脚有无破损、烫伤、水疱等；每天用热水泡脚，以促进血液循环，在使用热水、热水袋、电热毯时，要注意温度，以避免烫伤。

3. 控制饮食，选取强壮补肾之品，可选用猪肾、黑豆、黑芝麻等补肾助阳，如猪肾 1 对、杜仲或核桃 30 克，炖熟食用；或猪胰一具，黄芪 100 克，水煎服用。

4. 言语体贴，态度诚恳，帮助患者减轻或消除负面情绪影响，树立治护信心。

5. 中药宜煎汤温服或热服。

三、健康教育

1. 起居规律，选择合理的运动方式和方法，以不感到疲劳为宜；注意个人卫生，保持皮肤清洁干燥，勤洗澡、理发、修剪指甲；内衣、鞋袜要柔软宽松；脚趾端要保暖。

2. 合理饮食，定时定量，科学安排每天膳食，食谱宜多样化，注意限制糖、淀粉类食物的摄入，戒烟酒。

3. 调养情志，心境平和、乐观，避免精神创伤和思想压力过大。

4. 掌握血糖仪和胰岛素笔的使用方法，不可随意换药、停药或减药。

5. 掌握低血糖表现和自救方法，掌握血糖及尿糖的自测方法。

6. 注重预防各种并发症，如雀盲、痈疽、中风、厥证、肺痨等。

⊕ 知识链接

古医籍关于消渴的论述

《素问·奇病论》首先提出消渴之名。根据病机及症状的不同，《内经》还有消瘅、肺消、膈消、消中等名称的记载，认为五脏虚弱、过食肥甘、情志失调是引起消渴的原因，而内热是其主要病机。汉·张仲景《金匮要略》对消渴有专篇讨论，并最早提出治疗方药。关于消渴的并发症，隋·巢元方《诸病源候论·消渴候》云："其病变多发痈疽。"元·刘河间《宣明论方·消渴总论》言"可变为雀目或内障。"元·张子和《儒门事亲·三端论）云："夫消渴者，多变聋盲、疮癣、痤痱之类。"明·王肯堂《证治准绳·消瘅》对三消作了进一步规范："渴而多饮为上消（经谓膈消），消谷善饥为中消（经谓消中），渴而便数有膏为下消（经谓肾消）。"

第十二节　黄　疸

黄疸是指因感受湿热疫毒，内伤饮食劳倦等，导致肝胆气机受阻，疏泄失常，胆汁泛溢，以目黄、身黄、小便黄为主要临床表现的一种病证。其中尤以目睛黄染为本病的重要特征。根据其病机特点和临床表现可分为阴黄和阳黄。急黄为阳黄重症，病情急骤，应及时救治。本病可出现于多种疾病之中，临证治疗时，以速退为顺，若久病不愈，气血瘀滞，伤及肝脾，则有酿成癥积和臌胀之可能。现代医学的肝硬化、病毒性肝炎、胆囊炎、胆石症、钩端螺旋体病、消化系统肿瘤等疾病引起的肝细胞性黄疸、阻塞性黄疸和溶血性黄疸，凡临床表现以黄疸为主症者，均可参照本节进行辨证施护。

一、病因病机

本病的发生多与感受湿热疫毒，内伤饮食，脾胃虚弱等因素有关。病位主要在脾胃肝胆，且往往是脾胃涉及肝胆。病理因素有湿邪、热邪、寒邪、疫毒、气滞、瘀血 6 种，但其中以湿邪为主，湿邪亦是黄疸形成的关键。主要病机是湿浊阻滞，胆液不循常道，外溢肌肤而发黄。黄疸的预后转归，一般说来，阳黄病程较短，消退较易，但阳黄湿重于热者，消退较缓，应防其迁延为阴黄。急黄为阳黄的重症，湿热疫毒炽盛，病情重笃，常危及生命。阴黄病程缠绵，预后较差，如湿浊瘀阻肝胆脉络，黄疸可迁延不愈，且易转成积聚、臌胀。

二、辨证施护

阳　黄

（一）热重于湿

【临床症状】身目俱黄，黄色鲜明，发热口渴，心烦欲呕，纳呆，脘腹胀满，小便黄赤，大便秘结，舌红，苔黄腻或黄糙，脉弦数。

【辨证分析】湿热蕴阻中焦，熏蒸肝胆，致胆汁外溢则身目发黄，小便黄赤；热为阳邪，故黄色鲜明；灼伤津液，阳明燥结，故发热口渴，大便秘结；胆火上扰，肝热犯胃，则心烦欲呕；腑气不通，则脘腹胀满；湿热上蒸，故舌质红，苔黄腻，热盛津伤则见苔黄糙，脉弦数。

【护理诊断】

1. 自我形象紊乱：身目俱黄　与湿热熏蒸肝胆、胆汁外溢有关。

2. 体温过高：发热　与外感湿热有关。

3. 便秘　与热结肠腑、腑气不通有关。

4. 潜在并发症　神昏、出血、厥脱。

【施护法则】清热通腑，利湿退黄。

【护理措施】

1. 病室环境宜清爽干燥，通风良好，保持空气新鲜；嘱患者卧床休息，保证充足睡眠，尽量避免活动；做好隔离工作，避免疫毒传播。

2. 观察黄疸的色泽、程度、消长情况以及尿色深浅；观察体温的变化，定时测量体温。

3. 饮食宜偏凉性，可食西瓜、李子、雪梨、莲藕、番茄、赤小豆等，宜少量多餐，不要勉强多食。

4. 中药汤剂宜温凉服，分数次服；若恶心、呕吐者，中药汤剂可加姜汁兑服；腹胀者，节制饮食。

（二）湿重于热

【临床症状】身目俱黄，其色不如热重者鲜明，头身困重，胸脘痞满，腹胀，食欲减退，纳呆呕恶，厌食油腻，小便不利，便溏垢不爽，舌苔厚腻微黄，脉濡缓或濡数。

【辨证分析】湿遏热壅，肝胆失泄，胆汁不循常道而泛溢肌肤，故身目俱黄；湿为阴邪，故其色不如热重者鲜明；湿性重浊，遏清阳，阻气机，故头身困重，胸脘痞满，腹胀，食欲减退，纳呆呕恶；湿性黏滞，故小便不利，便溏不爽；舌苔厚腻微黄，脉濡缓或濡数乃湿重于热之征。

【护理诊断】

1. 自我形象紊乱：身目俱黄　与湿热熏蒸肝胆、胆汁外溢有关。

2. 活动无耐力：头身困重　与湿遏清阳有关。

3. 腹泻　与湿热中阻、脾失健运有关。

4. 潜在并发症　神昏、出血、厥脱。

【施护法则】利湿化浊运脾，佐以清热。

【护理措施】

1. 病室阳光充足，通风良好。

2. 观察黄疸的部位、色泽、程度、消长情况以及尿色深浅。

3. 饮食偏温为佳，可予赤小豆等解表清热利湿之品煎水代茶饮；食疗可用芹菜煮汁饮服；桔梗、半夏、橘皮同煎服，对胀满者尤佳。

4. 中药汤剂宜温服，少量分数次服用。

5. 可用鲜茵陈蒿 1 把、生姜 1 块捣烂，于胸前四肢天天擦之。

（三）疫毒炽盛（急黄）

【临床症状】发病急骤，黄疸迅速加深，其色如金，高热烦渴，脘腹胀满，神昏谵语，烦躁抽搐，小便短少，便秘，或见衄血，便血，或肌肤瘀斑，舌红绛，苔黄而燥，脉弦滑数。

【辨证分析】湿热疫毒熏灼肝胆，胆汁泛溢，故黄疸急起，迅速加深，其色如金；热毒内炽，耗伤津液，故高热烦渴；毒结阳明，腑气不通，故脘腹胀满；上扰神明则神昏谵语，烦躁；深入营血，迫血妄行，可见衄血、便血或肌肤瘀斑；肝风内动则抽搐；舌红绛，苔黄而燥，脉弦滑数或细微乃湿热疫毒内盛之象。

【护理诊断】

1. 自我形象紊乱：黄疸急起   与湿热疫毒熏蒸肝胆、胆汁外溢有关。

2. 体温过高   与感受湿热疫毒有关。

3. 感知改变：神昏谵妄   与湿热疫毒上扰神明有关。

4. 焦虑   与热入营血、迫血妄行致衄血、便血有关。

【施护法则】清热解毒，凉血开窍。

【护理措施】

1. 急黄患者应卧床休息；有传染病者，按传染病护理管理进行隔离；对生活用具、注射器、手术器械、呕吐物、粪便等都应消毒处理。

2. 密切观察患者脉证变化，若出现黄疸加深，或出现斑疹吐衄，神昏痉厥，属病情恶化之兆；危重者应专人特护，烦躁者加防护栏，观察并记录神志、瞳孔以及生命体征变化情况，随时做好抢救的准备。

3. 饮食予以具有清热解毒功效的流质食物，如银花露、绿豆汤等，好转后再改为半流质饮食，宜缓慢、逐渐增量。呕吐频作者，应暂时禁食，并按医嘱给予补液。

4. 中药汤剂宜浓煎少量频服。

阴　黄

（一）寒湿阻遏

【临床症状】身目俱黄，其色晦暗，脘闷痞满，食欲减退，大便溏薄，神疲畏寒，口不渴，舌淡，苔白腻，脉濡缓或沉迟。

【辨证分析】寒湿内蕴，阻遏肝胆气机，胆汁不循常道而外溢肌肤，故身目俱黄；寒湿均为阴邪，性质重浊沉滞，故其色晦暗；寒湿阻遏脾胃，脾胃运化失司，故脘闷痞满，食欲减退；湿邪下趋，浸渍大肠，故大便溏薄；寒湿困遏脾阳，脾阳不振，故神疲畏寒；舌淡，苔白腻，脉濡缓或沉迟乃寒湿之征。

【护理诊断】

1. 自我形象紊乱：身目俱黄   与寒湿内阻、胆汁外溢有关。

2. 活动无耐力：神疲   与寒湿内阻、脾阳不振有关。

3. 腹泻   与湿邪浸渍肠腑有关。

4. 潜在并发症 神昏、出血、厥脱。

【施护法则】 健脾和胃，温化寒湿。

【护理措施】

1. 病室宜温暖向阳，患者注意防寒保暖，避免受凉或过度疲劳而加重病情。

2. 观察体温、神志变化，警惕急黄的出现。

3. 饮食以温热为佳，多食健脾化湿之品，如茯苓糕、红枣薏苡仁粥等，忌生冷、甜腻之品。

4. 中药汤剂宜温热服。

（二）脾虚湿滞

【临床症状】 面目及肌肤淡黄，甚或晦暗无光，伴心悸气短，肢软乏力，纳呆便溏，小便黄，舌淡，苔薄，脉濡细。

【辨证分析】 黄疸日久，脾虚失健，气血亏乏，湿浊滞留，故面目及肌肤发黄，其色浅淡，甚或晦暗无光，小便黄；气血亏虚，心脾失养，故心悸气短，肢软乏力；脾不健运，则纳呆便溏；舌淡，苔薄，脉濡细为体虚不足兼见湿邪之兆。

【护理诊断】

1. 自我形象紊乱：身目俱黄 与脾虚湿滞、气血衰败有关。

2. 活动无耐力：心悸气短 与气血不足、心脾亏虚有关。

3. 营养失调：低于机体需要量 与脾虚不健致纳呆便溏有关。

4. 潜在并发症 神昏、出血、厥脱。

【施护法则】 健脾养血，利湿退黄。

【护理措施】

1. 病室宜温暖向阳，患者避免受凉或过度疲劳而加重病情。若病情允许，可适当参加体育锻炼，如散步、打太极拳等。

2. 黄疸经久不退者，注意观察有无胁下积块，触痛，腹部有无胀大，甚至青筋暴露，面颈胸臂等部位有无赤丝红缕等表现，并及时记录，报告医生。

3. 饮食宜补养之品，需温热、细软、营养丰富、易消化；多食鱼、肉、禽、蛋等血肉有情之物，养护正气，以驱邪外出；可予甘草或人参煎水服；忌油煎、生冷、坚硬之品；若黄疸日久、气滞血瘀，可见胁下积块，可予海带、海藻、大枣鳖甲汤、桃仁粥等理气活血、祛瘀软坚散结之品。

4. 可配合灸法退黄，可取足三里、三阴交、关元、气海等穴。

三、健康教育

1. 起居规律，注意休息，劳逸结合，保持心平志和，情绪条畅，忌恼怒抑郁。

2. 饮食有节，宜清淡，勿嗜酒，忌辛热、肥甘食物。

3. 若为传染性疾病引起的黄疸，在未完全治愈前，仍需隔离。一般从发病开始，至少隔离40天，以免传染他人。

4. 黄疸消退后，不可骤然停药，以免复发，并应定期检查，定期门诊随访。

5. 积极治疗原发病和相关疾病。

6. 顺应时令，勿妄作劳；远房事，清心寡欲，勿纵欲过劳。

7. 肝炎病流行期间，可注射预防疫苗，或预防给药以防染疾，如茵陈、板蓝根等。

⊕ 知识链接

古医籍关于黄疸的论述

　　《内经》中即有关于黄疸病名和主要症状的记载，如《素问·平人气象论》说："溺黄赤，安卧者，黄疸，…目黄者曰黄疸。"汉·张仲景《伤寒杂病论》把黄疸分为黄疸、谷疸、酒疸、女劳疸、黑疸五种，并对各种黄疸的形成机制、症状特点进行了探讨，其创制的茵陈蒿汤成为历代治疗黄疸的重要方剂。《诸病源候论》《圣济总录》两书都记述了黄疸的危重证候"急黄"，并提到了"阴黄"一证。明·张景岳在《景岳全书·黄疸》提出了"胆黄"的病名，初步认识到黄疸的发生与胆液外泄有关。清·沈金鳌《沈氏尊生书》载有"天行疫疠，以致发黄者，俗称之瘟黄，杀人最急"，对黄疸可有传染性及严重的预后转归有所认识。

第十三节　胆　胀

　　胆胀是指由于胆腑气机通降失常所引起的以右胁胀痛为主要临床表现的病证。胆胀的发病率呈上升趋势，且以体型偏肥胖者为多见，与饮食结构变化有关。本病特点为病程长，易反复发作。其病势可缓可急，一般以慢性患病急性发作为多见。现代医学的慢性胆囊炎、慢性胆管炎、胆石症等，以右胁胀痛、反复发作为主要临床表现者，均可参照本节辨证施护。

一、病因病机

　　胆胀的病因主要有饮食所伤、情志失调、外邪侵袭、湿热内蕴等。病位在胆腑，与肝、胃关系最为密切，其病机主要为气滞、热郁、瘀血、结石、湿阻导致肝胆气郁，胆腑气机通降失常，不通则痛，形成胆胀。

二、辨证施护

（一）肝胆气郁

【临床症状】右胁胀满疼痛，连及右肩，遇怒加重，胸闷善叹息，嗳气频作，情绪抑郁，口苦，嗳腐吞酸，苔白腻，脉弦。

【辨证分析】肝喜条达恶抑郁，肝胆气滞，经脉不利，不通则痛，见右胁胀满疼痛，连及右肩；肝胆疏泄失司，气机不畅，情志抑郁，胸闷善叹息，嗳气频作；若胆气上逆，则口苦，吞酸嗳腐；苔白腻，脉弦为肝胆病之象。

【护理诊断】

1. 疼痛：胁痛　与肝胆气滞、气机不畅有关。

2. 焦虑　与肝胆气滞致胁痛有关。

【施护法则】疏肝利胆，理气通降。

【护理措施】

1. 病室温度适宜，定时通风换气；患者避免受凉，注意休息，如有右上腹胀痛或高热者应卧床休息，症状减轻后可适当活动。

2. 观察患者胁痛、胀满的部位、性质、程度、持续时间、诱发缓解因素及伴随症状；观察患者嗳气、恶心、呕吐的频率、程度与饮食的关系。

3. 宜食疏肝利胆的食品，如苦瓜、芹菜、白菜、丝瓜等；应少量多餐，忌食南瓜、土豆、山芋、豆类等壅滞气机的食物以及生冷、辛辣、酒、腥膻、油煎之品。

4. 疏导患者，保持心情舒畅，情绪稳定，切忌暴怒伤肝，让患者进行自我心理调节，以达到疏肝理气作用。

5. 中药宜温服，恶心呕吐者宜浓煎频服，服用含大黄成分的中药后要注意大便次数及性质。

6. 腹痛剧烈时可按揉合谷、足三里穴；恶心加内关、中脘穴；高热时加曲池穴。

（二）气滞血瘀

【临床症状】右胁部刺痛较剧，痛有定处而拒按，或有痞块，面色晦暗，口干口苦，舌质紫暗或舌边有瘀斑，脉弦涩。

【辨证分析】瘀血停于胁下，阻滞气机，气机不通则右胁部刺痛较剧，痛有定处而拒按；瘀阻日久，气血运行不畅，面失濡养，故面色晦暗；气机阻滞，不能蒸津上腾，又胆气上逆，则口干口苦；舌质紫暗或舌边有瘀斑，脉弦细涩为血瘀之象。

【护理诊断】

1. 疼痛：胁痛　与气滞血瘀、气机不通有关。

2. 焦虑　与气滞血瘀致右胁疼痛有关。

【施护法则】利胆通络，活血化瘀。

【护理措施】

1. 病室环境应清洁安静，温湿度适宜，定时通风，定期消毒；患者注意休息，疼痛、高热者应卧床休息。

2. 观察患者胁痛、胀满的部位、性质、程度、持续时间、诱发缓解因素及伴随症状。

3. 饮食宜清淡、易消化流质或半流质，宜食疏肝理气、活血祛瘀的食品，如山楂、大枣等。食疗可用山楂粥：山楂 20 克，粳米 60 克，加适量水煮成粥，红糖适量调味即可。

4. 加强情志调护，关心、体贴、安慰患者，使患者保持心情舒畅，戒恼怒，配合治疗。

5. 中药宜热服，用药期间需观察腹痛、腹胀情况，避免受凉，慎房事，勿过劳。

6. 若腹痛剧烈可按揉合谷、足三里穴；恶心用丁香、柿蒂煎水代茶服。

（三）胆腑郁热

【临床症状】右胁部灼热疼痛，口苦咽干，面红目赤，心烦，失眠，易怒，大便秘结，小便短赤，舌质红，苔黄厚而干，脉弦数。

【辨证分析】肝胆郁热，疏泄失常，故右胁部灼热疼痛；邪热郁蒸，胆气上逆则口苦咽干；郁热循肝经上攻头面，则面红目赤；郁热内扰，心神不安，则心烦失眠易怒；郁热耗津，则大便秘结，小便短赤；舌质红，苔黄厚而干，脉弦数均为有热之象。

【护理诊断】

1. 疼痛：胁痛　与郁热内阻、肝胆疏泄失常有关。

2. 便秘　与郁热耗津有关。

3. 焦虑　与郁热内扰、心神不安有关。

【施护法则】清肝泻胆，解郁止痛。

【护理措施】

1. 病室通风，温湿度适宜；注意口腔、皮肤清洁；绝对卧床休息，保持床单整洁、干燥。

2. 观察患者胁痛、胀满的部位、性质、程度、持续时间、诱发缓解因素及伴随症状；观察患者黄疸的变化及有无并发症发生。

3. 一般予禁食，少数症状轻者可给予清淡、易消化的流质饮食，忌食辛辣油腻之品；宜食清热泻火的食品，如冬瓜、苦瓜、菊花等；可取野菊花15克，沸水冲泡，加入冰糖适量代茶饮。

4. 中药汤剂宜凉服，并分次频服。服用含有大黄成分药物后，要注意观察大便的次数及性质，尤其应关注年老体弱的患者。

5. 多与患者沟通，了解其心理状态，指导其保持乐观情绪。

6. 若口苦咽干，应鼓励患者多饮水，加强口腔护理，用金银花液漱口；若便秘，指导患者自我按摩，或行中药灌肠术。

（四）肝胆湿热

【临床症状】右胁胀满疼痛，胸闷纳呆，身热，恶心呕吐，口苦心烦或见黄疸，大便黏滞，舌质红，苔黄腻，脉弦滑数。

【辨证分析】湿热内阻，致使肝胆疏泄失常，故右胁胀满疼痛；肝木侮土，脾胃运化失健，则脘闷纳呆、恶心、呕吐、大便黏滞；湿热郁蒸，胆气上逆，则口苦，胆汁不循常道而外溢肌肤则见黄疸；舌质红，苔黄腻，脉弦滑数为湿热之象。

【护理诊断】

1. 疼痛：胁痛　与湿热内阻肝胆有关。

2. 体温过高　与湿热内盛有关。

3. 营养失调：低于机体需要量　与湿热内阻、脾失健运有关。

4. 有皮肤完整性受损的危险　与湿热内阻致皮肤瘙痒有关。

【施护法则】清热利湿，疏肝利胆。

【护理措施】

1. 病室宜安静，室温不宜过高，光线柔和，空气清新；定期开窗通风，保持室内干燥；加强生活护理，保持床单位整洁干燥，注意口腔、皮肤的清洁。

2. 观察患者胁痛、胀满的部位、性质、程度、持续时间、诱发缓解因素及伴随症状；观察患者嗳气、恶心、呕吐的频率、程度与饮食的关系；观察患者黄疸的变化及有无并发症的发生，如穿孔、出血、急性胰腺炎等，若见高热寒战，上腹剧痛，腹肌紧张，呕吐，便秘等症，提示可能有胆囊化脓、穿孔等并发症，应及时报告医生。

3. 饮食宜清淡、易消化、营养丰富的流质或半流质为主，应少量多餐；宜食清热利湿的食品。如薏苡仁、黄瓜、芹菜、冬瓜等；忌甘甜、油腻、辛辣食物。

4. 针对病情耐心解释、劝导，态度和蔼、温柔，尽量满足患者的需要，使患者解除思想顾虑，保持情绪稳定，以积极配合治疗。

5. 中药汤剂宜温服，服后密切观察大便、小便、舌苔情况；呕吐患者汤药宜少量频服，服药前取生姜汁数滴滴于舌面或将姜片含于舌下，以减轻呕吐。

6. 如出现皮肤瘙痒时，可用三黄洗剂外涂或用冰硼散水调，外涂以减轻瘙痒症状，并劝导患者勿用手搔抓，剪短指甲，以防抓伤皮肤引起感染。

（五）阴虚郁滞

【临床症状】右胁隐隐作痛，或略有灼热感，口燥咽干，急躁易怒，胸中烦热，头晕目眩，午后低热，大便不畅，舌红少苔，脉弦细。

【辨证分析】阴虚络脉失养，虚火内灼，则右胁隐隐作痛，或略有灼热感，且肝失条达柔顺之性，则急躁易怒；阴亏津不上承，则口燥咽干；虚热内蒸，则胸中烦热，午后低热；虚火循经上攻头目，则头晕目眩；舌红少苔，脉细数为阴虚生热之象。

【护理诊断】

1. 疼痛：胁痛　与阴虚络脉失养、虚火内灼有关。

2. 体温过高　与虚火内灼有关。

【施护法则】滋阴清热，疏肝利胆。

【护理措施】

1. 病室宜凉爽清静，温湿度适宜。

2. 观察患者胁痛、胀满的部位、性质、程度、持续时间、诱发缓解因素及伴随症状。

3. 饮食宜清淡，多吃新鲜蔬菜及水果，如绿豆汤、莲子汤、梨汁，或用鲜芦根、麦冬泡水代茶饮等，忌食辛辣、烧烤之品。

4. 保持情绪稳定，鼓励患者间多沟通，交流疾病防治经验，提高认识，增强治疗信心。

（六）阳虚郁滞

【临床症状】右胁隐隐胀痛，时作时止，脘腹胀满，呕吐清涎，畏寒肢凉，神疲气短，倦怠乏力，舌淡苔白腻，脉弦弱无力。

【辨证分析】阳虚则阴寒内生，寒性收引凝滞，不通则痛，故右胁隐隐胀痛，时作时止；中阳虚衰，运化失职，水饮内停，则脘腹胀满，呕吐清涎；阳虚不能温煦肌肤，则畏寒肢凉；舌淡苔白腻，脉弦弱无力为阳虚之象。

【护理诊断】

1. 疼痛：胁痛　与阳虚生寒、凝滞不通有关。

2. 疲乏　与中阳虚衰、气血生化不足有关。

【施护法则】温阳益气，疏肝利胆。

【护理措施】

1. 病室宜向阳，保持室内温暖；患者避免受寒，注意保暖。

2. 观察患者胁痛、胀满的部位、性质、程度、持续时间、诱发缓解因素及伴随症状。

3. 饮食宜清淡，易消化，忌暴饮暴食，贪凉饮冷；脘腹胀满者可适当吃山楂糕、山楂片等，以利胆汁疏泄；呕吐者，可服少许姜汁止呕，并及时清除呕吐物，用金银花水漱口。

4. 给予患者心理支持，针对患者焦虑或抑郁的情绪变化，可采用暗示疗法或顺情从欲法；指导患者和家属了解本病的相关知识，鼓励患者间多沟通，交流疾病防治经验，提升治疗信心。

三、健康教育

1. 养成良好的生活习惯，注重劳逸结合，动静适宜。

2. 饮食有节制，切忌暴饮暴食及过食膏粱厚味，勿酗酒，勿贪凉饮冷等。

3. 注意情志调节，保持乐观的情绪，以利气机条达，避免抑郁恼怒及精神高度紧张。

4. 定期进行回访，定期门诊复查筛查危险因素，进行针对性干预。积极治疗胁痛、黄疸、气郁等病证。早期诊断，早期治疗，防止复发。

第十四节　积　聚

积聚是指因正气亏虚，脏腑失和，气滞、血瘀、痰浊蕴结于腹，以腹内结块，或痛或胀为主要表现的病证。积属有形，结块固定不移，痛有定处，病在血分，是为脏病；聚属无形，包块聚散无常，痛无定处，病在气分，是为腑病。因积与聚关系密切，故两者往往一并论述。现代医学中凡各种原因引起的肝脾肿大、增生性肠结核、腹腔及盆腔肿瘤、多囊肾等，多属于"积证"范畴；胃肠功能紊乱、不完全性肠梗阻、肠痉挛、肠扭转、肠套叠、幽门梗阻等疾病，多与"聚证"关系密切。总之，凡以腹内结块，或胀或痛为主要临床表现的疾病，可参考本节辨证施护。

一、病因病机

积聚的发生，乃多种致病因素协同作用的结果。凡外感邪毒，日久不去，或情志抑郁，久而不解，或饮食伤脾，酿生痰浊，以及黄疸、疟疾等病缠绵不愈，均可导致气滞血瘀，而成结聚于腹。病位主要在肝脾，病理因素有寒邪、痰浊、食滞、虫积、湿热等，其主要病机是气机阻滞，瘀血内结。病理性质有虚实之分，本病初起，气滞血瘀，邪气壅塞，正气未虚，以实证为主；积聚日久，耗伤正气，多见虚实错杂；病至晚期，气血衰少，体质羸弱，则以正虚为主。

二、辨证施护

聚 证

（一）肝气郁滞

【临床症状】腹中结块柔软，时聚时散，攻窜胀痛，常随情绪波动而起伏，脘胁胀闷不适，舌淡红，苔薄，脉弦。

【辨证分析】肝失疏泄，气机壅塞，故腹中气聚成块，结块柔软；气机逆乱则攻窜胀痛；气属无形，气结则聚，气顺则散，故而时聚时散，常随情绪波动而起伏；肝脉布于胁肋，气逆每易犯胃，故脘胁胀闷不适；气之聚散俱属无形，于舌质、舌苔或无显现；脉弦，为肝气不舒之象。

【护理诊断】疼痛：腹胀痛 与肝失疏泄、气机阻滞有关。

【施护法则】疏肝解郁，行气散结。

【护理措施】

1. 病室温暖舒适、安静；畅情志，戒郁怒，避免不良精神刺激。

2. 密切观察腹胀、腹痛的部位、性质、程度、有无包块和伴随症状。

3. 饮食宜多食清淡疏导之品，如薤白粥、佛手姜汤，或橘叶煎汁服以宽胸顺气，菊花泡水代茶饮以清解疏肝，也可用川楝子或佛手、陈皮泡水代茶。忌油腻、生冷、辛辣、粗糙、坚硬难消化之物以及壅滞气机之品，忌烟酒。

4. 郁怒伤肝，应避免精神紧张及情绪不稳定。心情烦躁、焦虑不安者，可选择节奏徐缓的乐曲，使患者心悦神宁，气机舒畅。

5. 中药汤剂宜浓煎，并分次少量进服，以饭前、饭后1小时温服为宜。

6. 胁腹痛者，可行耳穴按压，取肝、胆、脾等穴，或掌摩腹部，指揉足三里、中府穴、肩井穴，具有消胀止痛功效。

（二）食滞痰阻

【临床症状】腹胀或痛，腹部时有条索状物聚起，按之胀痛更甚，纳呆，便秘，脘闷不舒，舌苔腻，脉弦滑。

【辨证分析】食滞肠道，脾失健运，痰湿内生，痰食交阻，气机不畅，故腹胀满或痛；气聚不散，攻冲于外，故腹部时有条索状物聚起，按之胀痛更甚；腑气不通，则纳呆，便秘，脘闷不舒；苔腻、脉弦滑均为痰食阻滞之象。

【护理诊断】

1. 疼痛：腹胀痛　与痰食交阻、气机不畅有关。

2. 营养失调：低于机体需要量　与脾失健运致纳呆有关。

3. 便秘　与气机不畅、腑气不通有关。

【施护法则】行气化痰，导滞散结。

【护理措施】

1. 病室温暖舒适、安静、通风，观察患者腹痛及条索状物的变化情况。

2. 观察患者疼痛、腹胀的部位、性质、程度、时间及与寒热、饮食、劳倦的关系，避免疼痛、腹胀发作的诱发因素，如饮食过饱、过食肥甘等。

3. 饮食宜进理气、消食、通便、清热、清淡、易消化的流质或半流质食物，如山楂、韭菜、白萝卜、柑橘、陈皮水等，忌土豆、红薯等产气之物。

4. 中药宜空腹服用，服药后休息，观察药后病情变化，有无矢气、排便，若服药后有轻微腹痛，是正常现象，待通便后，腹痛即会消失；若服药后腹中肠鸣、排便转稀，应报告医生；若痰湿较重，兼有食滞，腑所虽通，苔腻不化者，可予山楂、神曲、鸡内金粉等煎水代茶饮以健脾消导、燥湿化痰或服用保和丸，以消食导滞。

5. 可配合按揉内关、足三里、中脘、天枢、合谷、公孙、阳陵泉等穴，以消食导滞。

积　证

（一）气滞血阻

【临床症状】腹部积块质软而不坚，固定不移，或胀或痛，舌青紫，苔薄，脉弦。

【辨证分析】气滞血阻，脉络失和，积而成块，故胀痛不适，固定不移；因病属初起，血瘀尚轻，故质软而不坚；舌青紫，苔薄，脉弦均为气滞血阻之象。

【护理诊断】

1. 疼痛：腹胀痛　与气机阻滞、瘀血内结有关。

2. 焦虑　与气滞血阻，迁延不愈有关。

【施护法则】理气消积，活血散瘀。

【护理措施】

1. 病室温暖舒适、安静、通风。

2. 观察患者疼痛的性质、时间、规律及伴随症状。

3. 饮食宜高热量、易消化的少渣、半流质饮食，细嚼慢咽，少食多餐，避免过饱；可予海带、海藻、大枣鳖甲汤、桃仁粥等理气活血、祛瘀软坚散结之品；忌食辛辣、粗纤维食物及烟酒。

4. 加强情志调护，关心、体贴、安慰患者，使患者保持心情舒畅，戒恼怒，配合治疗。

5. 中药汤剂宜浓煎，在饭后温服；用药期间适寒温、慎房事、勿过劳。

6. 疼痛者可服用延胡索、三七粉或金铃子散，以助理气活血、消除疼痛。

（二）瘀血内结

【临床症状】腹部积块明显，质地较硬，固定不移，隐痛或刺痛，纳减乏力，形体消瘦，面色晦暗鳌黑，面颈胸臂或有血痣赤缕，女子月事不下，男子阳痿，舌质紫暗或有瘀斑瘀点，苔薄白，脉弦细涩。

【辨证分析】瘀血凝结，脉络阻塞，血瘀日甚，故腹部积块明显，质地较硬，固定不移，刺痛；血瘀不能濡养肌肤，则面色晦暗鳌黑、消瘦、面颈胸臂或有血痣赤缕；肝失疏泄，血败精伤，则女子月事不下，男子阳痿；舌紫暗或有瘀斑瘀点，脉涩，均示病在血分，瘀血内结之象。

【护理诊断】

1. 疼痛：腹胀痛　与瘀血内结有关。

2. 焦虑　与瘀血内结、迁延不愈有关。

【施护法则】活血祛瘀，软坚散结。

【护理措施】

1. 病室温暖舒适；患者注意卧床休息，宜侧卧位，避免剧烈活动或劳累。

2. 注意观察包块的部位、大小、性质、硬度、活动度及其发展趋向，有无压痛，边缘是否光滑等；女性瘀血内结者，应注意观察其月经情况，包括色、质、量、周期、有无闭经等；患者出现呕血或黑便时，应立即报告医生，配合抢救，备好各种抢救药品。

3. 重视患者心理调护，保持情志舒畅。

4. 饮食宜高热量、易消化的少渣、半流质饮食，细嚼慢咽，少食多餐，避免过饱，宜食理气活血化瘀的食品，如金橘、柚子、橙子、扁豆、萝卜、山楂等。

5. 中药汤剂宜浓煎，在饭后温服。

6. 若腹痛、经行不畅者，可配合按揉中极、三阴交、血海等穴，有通经止痛功效。

（三）正虚瘀结

【临床症状】久病体弱，积块坚硬，疼痛逐渐加剧，饮食大减，肌肉瘦削，神疲乏力，面色萎黄或黧黑，甚则面肢浮肿，舌质淡紫或光剥无苔，脉细数或弦细。

【辨证分析】积块日久，血络瘀结日甚，故积块坚硬，疼痛加剧；中虚失运，气血衰少，血衰不华于色，则面色萎黄或黧黑；气血大衰不荣肌肉，故肌肉瘦削；中气大虚，运化无权，故饮食大减，神疲乏力，面肢浮肿；舌质淡紫或光剥无苔，脉细数或弦细均为气血不足、血瘀气滞之象。

【护理诊断】

1. 疼痛：腹胀痛　与积块日久、血络瘀结有关。

2. 疲乏　与脾胃虚弱、气血生化乏源有关。

3. 有皮肤破损的危险　与长期卧床有关。

4. 焦虑　与积聚日久、迁延不愈有关。

5. 潜在并发症　呕血、便血、衄血、血脱。

【施护法则】补益气血，化瘀散结。

【护理措施】

1. 病室温暖舒适、安静；患者避免剧烈活动或劳累，定时翻身，注意皮肤的清洁、干燥。

2. 观察包块的变化情况。

3. 饮食以稀、软、温、熟为宜，忌生冷、硬固、煎炸炙烤之品；宜食益气养血、活血化瘀之品，如大枣粥、黄芪粥、鳖、龟、鲫鱼等。

4. 畅情志，保持心情舒畅。

5. 中药汤剂宜浓煎，并分次少量进服，以饭前、饭后 1 小时温服为宜。

三、健康教育

1. 做好防护工作，避免感受虫毒。

2. 饮食有节，富营养、易消化，避免暴饮暴食，忌食生冷、油腻、辛辣、醇酒之品。

3. 保持情绪乐观，避免情志刺激。起居有常，注意冷暖，防止外感。

4. 劳逸适度，加强锻炼，增强体质。

5. 坚持服药，定期复查。积极治疗胁痛、黄疸、泄泻、疟疾等原发病。

第十五节　水　肿

水肿是指体内水液潴留，泛溢肌肤，引起眼睑、头面、四肢、腹背甚至全身浮肿为临床特征的一类病证。水肿有阳水、阴水之分，阳水易消，阴水难治。现代医学的急、慢性肾小球肾炎，肾病综合征，继发性肾小球疾病等，以眼睑、头面、四肢、腹背甚至全身浮肿为主要表现者，均属本病证的讨论范围，可参考本节辨证施护。

一、病因病机

本病病位在肺、脾、肾，主要病机为肺失通调，脾失转输，肾失开阖，三焦气化不利，水液潴留，泛溢肌肤。由于致病因素及体质的差异，水肿有阴水、阳水之分，并可相互转换或夹杂。阳水属实，由外感风邪、疮毒、水湿而成，病位在肺、脾；阴水属虚或虚实夹杂，多由饮食、劳倦、禀赋不足、久病体虚所致，病位在脾、肾。

一般而言，阳水易消，阴水难治。阳水患者若属初发年少，体质尚好，脏气未损，护治及时，则病可向愈；阴水患者若先天禀赋不足，或他病久病，或得病之后拖延失治，可致正气大亏，肺、脾、肾三脏严重受损，后期能影响心、肝，则病难向愈。若水邪内壅或阴水日久，脾肾衰微，水气上犯，则可见水饮凌心犯肺之重症；若久病之后，肾阳衰败，气化不行，浊毒内闭，则由水肿发展为关格；若肺、脾、肾三脏功能失调，致膀胱气化无权，可见小便点滴或闭塞不通，则由水肿转为癃闭；若阳损及阴，导致肝肾阴虚，肝阳上亢，则可兼见眩晕之证。

二、辨证施护

阳　水

（一）风水泛滥

【临床症状】眼睑及颜面浮肿，继则四肢及全身浮肿，来势迅速，多伴有恶风发热，肢节酸楚，小便不利等证。偏于风热者，兼咽喉红肿疼痛，舌红，脉浮滑数；偏于风寒者，兼恶寒，咳喘，舌苔薄白，脉浮滑或浮紧。

【辨证分析】风为阳邪，其性轻扬，风水相搏，故水肿起于面目，迅及全身，来势迅疾；风邪袭表，肺失宣降，不能通调水道，下输膀胱，故见恶风发热，肢节酸楚，小便不利，全身浮肿等证；若风邪兼热则咽喉红肿热痛，舌红，脉浮滑数；若风邪兼寒，邪在肌表，卫阳被遏，肺气不宣，故见恶寒、咳喘，舌苔薄白，脉浮滑或浮紧。

【护理诊断】体液过多：浮肿　与风邪袭表、肺失通调有关。

【施护法则】疏风解表，宣肺利水。

【护理措施】

1. 保持室内空气流通，阳光充足，冷暖适宜；患者注意防寒保暖，预防外邪侵袭；卧床休息。

2. 观察皮肤水肿情况，记录 24 小时出入量，应辨别阳水和阴水。

3. 饮食宜低盐、易消化、营养丰富，忌辛辣、生冷之品，如辣椒、火锅、生冷瓜果等，摄水量应遵循量出为入的原则。予半流饮食，多食马齿苋粥以清热解毒，或鲜芹菜水煎代茶，以清热利水。或食用茅根赤豆粥，取鲜白茅根 100 克，加水适量煎煮，取汁去渣，入赤小豆、粳米各适量煮粥，每天服食数次，以清热解毒，利水消肿；亦可用白茅根 30 克或玉米须 15 克，泡水代茶饮，以达到清热利尿消肿的功效。

4. 中药汤剂不宜久煎，宜武火快煎，热服，服后盖被安卧，以助发汗，取微汗，忌大汗，汗出后应及时擦干汗液或更换衣服，防止受凉使病情反复。

5. 咽喉红肿疼痛者，可用金喉健喷雾剂喷于患处，每次适量，一天数次。可行耳穴压豆法，取脾、胃、肾等穴。

（二）湿毒浸淫

【临床症状】眼睑浮肿，延及全身，尿少色赤，身患疮痍，甚者溃烂，恶风发热，舌质红，苔薄黄，脉浮数或滑数。

【辨证分析】肌肤为肺脾所主之域，湿毒浸淫，疮毒外遏，故肌肤疮痍；湿毒未能及时清解消散，内归脏腑，使肺脾肾功能失调，而见浮肿、小便不利；风为百病之长，故病之初起，多兼风邪，是以肿起眼睑，迅及全身，有恶风发热之象；舌红苔薄黄，脉浮数或滑数，是湿毒夹风邪所致。

【护理诊断】

1. 体液过多：浮肿　与湿毒浸淫有关。

2. 皮肤完整性受损：身患疮痍　与疮毒外遏有关。

【施护法则】宣肺解毒，利湿消肿。

【护理措施】

1. 室内通风，保持整洁；定期消毒，避免交叉感染。

2. 有皮肤损害者，注意观察其皮损情况。

3. 饮食宜清淡，忌食肥甘厚味、辛辣、醇酒等物，如白酒、油炸食品等。可予豆类、瓜类、菠菜、菠萝、香蕉等；食疗方可用赤豆方，以解毒利水；高热者予素流质或半流质饮食。

4. 有溃疡者，可外敷拔毒膏，或行中药熏洗。

（三）水湿浸淫

【临床症状】起病缓慢，病程较长，全身浮肿，下肢明显，按之没指，小便短少，身重体倦，胸闷，纳呆，泛恶，苔白腻，脉沉缓或濡。

【辨证分析】水湿之邪，浸渍肌肤，壅滞不行，以致全身浮肿；水湿内聚，三焦决渎失司，膀胱气化失常，故小便短少；水湿日增而无出路，横溢肌肤，故肿势日甚，按之没指；脾为湿困，湿性重着，故见身重疲乏，胸闷，纳呆，泛恶等症；湿为黏腻之邪，不易骤化，故病程较长；苔白腻，脉沉缓或濡，为湿邪之象。

【护理诊断】

1. 体液过多：浮肿　与脾失健运、水液潴留有关。

2. 疲乏：四肢倦怠　与脾虚失运有关。

【施护法则】温阳健脾，利水去湿。

【护理措施】

1. 病室宜通风、干燥；胸闷腹胀者宜卧床休息，可取半卧位，适当抬高下肢。

2. 饮食应营养丰富，低盐，水肿严重者可短期内给予无盐饮食，宜食健脾利水渗湿之品，如鲫鱼、茯苓、藕汁、薏苡仁等，并适当限制水的摄入量，可用薏苡仁粥，取薏苡仁 100 克，水煮成粥食用，以达到健脾利水之功效，忌食生冷瓜果。

3. 中药汤剂宜少量分次温热服。

4. 若脘腹胀满，可用艾条灸中脘、足三里等穴，以局部潮红为度，每天 3 ~ 5 次。

（四）湿热壅盛

【临床症状】全身浮肿，肿势多剧，皮肤紧绷光亮，胸脘痞闷，小便短赤，大便干结，舌红，苔黄腻，脉沉数或濡数。

【辨证分析】水湿之邪，郁而化热，或湿热之邪壅塞于肌肤经隧之间，故遍身浮肿而皮肤紧绷光亮；湿热壅滞三焦，气机升降失常，气滞水停，故胸脘痞闷；邪热偏重者，津液被耗，故烦热口渴，小便短赤，大便干结；舌红，苔黄腻，脉沉数或濡数，均为湿热之征。

【护理诊断】

1. **体液过多**：浮肿　与湿热壅盛有关。

2. **便秘**　与热盛伤津有关。

【施护法则】清热利湿，疏理气机。

【护理措施】

1. 病室宜通风、安静；伴有胸腔积液、腹水者，可取半卧位。

2. 定期测量体重，伴有腹水者需测量腹围。

3. 饮食宜清淡，富营养，宜食清热解毒、利水消肿之品，如冬瓜、西瓜等，忌食辛辣烟酒等助热之品，可用冬瓜粥，取冬瓜 60 克，粳米适量，煮粥服食；烦渴者可用鲜芦根 30 克，冬瓜皮 30 克，煎水代茶以清热生津；大便干结时可用番泻叶 5 ~ 15 克泡水代茶饮以清热通便。

4. 汤剂宜浓煎，分次温服或凉服，可行中药保留灌肠。

5. 局部水肿部位可用芒硝外敷，以利水消肿。

阴　水

（一）脾阳虚衰

【临床症状】全身浮肿，腰以下为甚，按之凹陷不易恢复，脘腹闷胀，纳差便溏，面色不华，神倦乏力，四肢倦怠，小便短少，舌质淡，苔白腻或白滑，脉沉缓或沉迟。

【辨证分析】中阳不振，健运失司，气不化水，以致下焦水邪泛滥，故全身浮肿，腰以下为甚；水聚皮下肌肉则按之凹陷不起；脾虚运化无力，故脘腹胀闷，纳差便溏；脾虚生化无权，阳不温煦，故面色不华，神倦乏力，四肢倦怠；阳不化气，则水湿不行，而见小便短少；舌淡，苔白腻或白滑，脉沉缓或沉迟是脾阳虚衰、水湿内聚之征。

【护理诊断】

1. **体液过多**：浮肿　与脾失健运、水液潴留有关。

2. **疲乏**：四肢倦怠　与脾虚失运有关。

【施护法则】温阳健脾，利水去湿。

【护理措施】

1. 病室宜通风、干燥；患者注意保暖，预防湿邪侵袭，注意休息，勿过劳。

2. 定期测量腹围。

3. 饮食宜温热、低盐或无盐，忌生冷瓜果；少食产气食物，如牛奶、豆类、红薯等；可用茯苓 30 克、山药 30 克，粳米适量，煮粥食用以健脾利水；或取花生米、薏苡仁、赤小豆、红枣各适量，同煮，每天早、晚各服 1 碗，以温阳利水。

4. 中药汤剂宜在饭前温热服。

5. 纳呆乏力可以按摩内关、足三里等穴；脘腹胀闷、泛恶欲吐可指压内关、合谷等穴降逆止呕。

（二）肾阳衰微

【临床症状】水肿迁延，腰以下肿甚，按之凹陷不起，尿量减少或反而增多，腰酸冷痛，四肢厥冷，怯寒神疲，甚至心悸喘促难卧，面色晦暗，舌淡胖，苔白，脉沉细弱或沉迟无力。

【辨证分析】肾阳虚衰，气不化水，水湿下聚，故见腰以下肿甚，按之凹陷不起；肾与膀胱相表里，肾阳不足，膀胱气化不利，故尿量减少，或因不固而多尿；腰为肾之府，肾虚而水湿内盛，故腰酸冷痛；肾阳亏虚，命门火衰，不能温养，故四肢厥冷，怯寒神疲，面色晦暗；水气上凌心肺，故见心悸喘促难卧；舌淡胖，苔白，脉沉细弱或沉迟无力，均为阳气虚衰之候。

【护理诊断】

1. 体液过多：腰以下肿甚　与肾阳虚衰、气不化水有关。

2. 焦虑　与肾阳虚致病情反复有关。

3. 潜在并发症　水气上凌心肺。

【施护法则】温肾助阳，化气行水。

【护理措施】

1. 注意保暖，多加衣被，卧床静养；喘促者予以半卧位，必要时遵医嘱氧气吸入。

2. 注意观察病情变化，定期测量体重、腹围，服药后注意观察尿量变化。

3. 饮食宜温热，低盐或无盐，宜食补肾利水之品，如鲤鱼、乳类、黑芝麻等；可用黑豆鲫鱼汤，以温肾利水，取黑豆 200 克，鲤鱼 1 条取肉，同煮，饮汤食鱼及豆，1 天两次，连食 5~7 天。

4. 安慰患者，使其树立康复的信心，避免紧张恐惧。

5. 汤剂宜浓煎分次热服。

6. 可按摩涌泉、公孙、至阴、内庭等穴，每次各穴按摩 3 分钟，用力程度以患者能耐受为宜，按摩结束后以温热水浸泡双足 15 分钟，每天 1 次，以起到补脾益肾、通调水道的作用。若腰痛酸重者还可用附子 20 克、干姜 20 克、大葱 1 根，共捣为泥，热敷肾俞穴。

（三）瘀水互结

【临床症状】水肿延久不退，肿势轻重不一，四肢或全身浮肿，以下肢为主，皮肤瘀斑，腰部刺痛，或伴血尿，舌紫暗，苔白，脉沉细涩。

【辨证分析】水停湿阻，四肢或全身浮肿，水湿趋下，故以下肢为主；气滞血瘀，三焦气化不利，故见皮肤瘀斑及腰部刺痛；舌紫暗，苔白，脉沉细涩为有瘀之征。

【护理诊断】

1. 体液过多：浮肿　与水停湿阻有关。

2. 疼痛：腰部刺痛　与瘀水互结有关。

【施护法则】活血祛瘀，化气行水。

【护理措施】

1. 衣裤、鞋袜宜穿棉质类，宜宽松，保持皮肤清洁，注意保暖。

2. 观察尿量、水肿进退情况，遵医嘱记录 24 小时出入量；浮肿明显者应定期测量体重。

3. 饮食宜清淡、少油，适当增加蛋白摄入，可食冬瓜汤、红枣赤豆汤等。

4. 汤剂宜浓煎热服。

三、健康教育

1. 调适生活起居，注意保暖，少去公共场所，防止外邪侵袭。平时应避免冒雨涉水，或湿衣久穿不脱，以免湿邪外侵。保持皮肤清洁，防止疖肿、疮痍，一旦发现，及时治疗。

2. 病中应加强饮食调摄，低盐或无盐饮食，饮食宜清淡，忌食海鱼、虾、蟹、辛辣刺激食物。水肿重者应在短期内给予无盐饮食，轻者应予低盐饮食，若因营养障碍而致水肿者，不必过于忌盐。严格遵医嘱用药，每天记录尿量、血压和体重。节欲保精，勿妊娠。休息勿劳，动静相宜。

3. 恢复期应注意定期复查肾功能、电解质，并锻炼身体，增强体质。

第十六节　癃　闭

癃闭是以小便量少，排尿困难，甚则闭塞不通为主症的病证。小便不利，点滴而短少，病势较缓者为癃；小便闭塞，点滴不通，病势较急者为闭。癃和闭虽有区别，但均指排尿困难，只是程度上有所不同，因此多称为癃闭。现代医学的尿潴留等疾病可参考本节辨证施护。

一、病因病机

癃闭的主要病机为膀胱气化功能失调。水液的代谢，以三焦为通道，依赖于肺的通调，脾的转输，肾的气化以及肝的疏泄。因此本病病位虽在膀胱与肾，但与三焦、肺、脾、肝、肾关系密切。膀胱湿热，肺热气壅，肝郁气滞，尿路阻塞，致膀胱气化不利者为实证；脾气不升，肾阳衰惫，致膀胱气化无权者为虚证。

癃闭的预后及转归取决于病情的轻重和是否得到及时有效的治疗和护理。若病情轻浅，且救治及时者，则可见尿量逐渐增多，此为好转的标志，可痊愈。若病情深重，邪气壅盛者，则可由"癃"至"闭"，变证迭生。随着病情的发展亦可并发喘证、心悸、水肿、呕吐，还可导致关格，预后不良。

二、辨证施护

（一）膀胱湿热

【临床症状】小便点滴不通，或量极少而短赤灼热，小腹胀满，口苦口黏，或口渴不欲饮，或大便不畅，舌质红，苔黄腻，脉数。

【辨证分析】湿热壅积于膀胱，膀胱气化不利，故小便不利而热赤，甚则闭而不通；湿热互结，气滞不畅，故小腹胀满；湿热内盛，故口苦口黏；津液不布，故口渴而不欲饮，或大便不畅；舌红，苔黄腻，脉数皆为湿热之象。

【护理诊断】

1. 排尿异常：小便点滴不通　与湿热互结、膀胱气化不利有关。

2. 焦虑　与膀胱湿热致小便不通有关。

【施护法则】清热利湿，通利小便。

【护理措施】

1. 病室宜安静，温湿度适宜，通风良好；必要时应为患者提供排尿环境，使患者在放松的环境下排尿。

2. 观察小便的性状及颜色等，记录24小时排尿次数及尿量，如24小时尿量少于100毫升且伴有全身严重症状者为危险征象，应当及时救护。

3. 饮食宜选偏凉润、滑利、渗湿的食物，如菠菜、空心菜、黄瓜、苦瓜等，忌辛辣肥甘助火生湿之物；可用赤小豆粥，取赤小豆50克，粳米100克，煮粥服食，以渗湿健脾利水；亦可用竹叶、芦根、车前草煎汤代茶饮以清热利尿。

4. 安慰患者，并告知相关知识，使其情绪平和，配合护治。

5. 若小腹胀满，可用独头蒜 1 个、栀子仁 3 枚，盐少许，捣烂和匀，摊纸贴脐部，以利于小便通泄。为防止蒜头刺激皮肤后起水疱，可先用凡士林涂皮肤后再敷。

（二）肺热壅盛

【临床症状】小便涓滴不通，或点滴不爽，咽干、烦渴欲饮，呼吸短促，或有咳嗽，舌红，苔薄黄，脉数。

【辨证分析】肺热壅盛，失于肃降，不能通调水道，下输膀胱，故小便涓滴不通或点滴不爽；肺热上壅，气逆不降，故呼吸短促或伴有咳嗽；咽干、烦渴、舌红、苔黄、脉数，均为里热内蕴之征。

【护理诊断】

1. 排尿异常：小便涓滴不通　与肺热上壅有关。

2. 焦虑　与肺热壅盛致小便不通有关。

【施护法则】清泄肺热，通利水道。

【护理措施】

1. 居室宜安静，通风良好，患者保证休息。

2. 观察患者尿量及排尿情况，并予以记录。

3. 饮食清淡凉润，宜给予清凉饮料，如西瓜汁、绿豆汤、梨汁、白藕汁，亦可食用梨、琵琶、萝卜、柑橘等，以利于清泄肺热，通利水道。

4. 安慰患者，并告知相关知识，使其情绪平和，配合护治。

（三）肝郁气滞

【临床症状】情志抑郁，或多烦善怒，小便不通或通而不畅，胁腹胀满，舌红，苔薄或薄黄，脉弦。

【辨证分析】七情内伤，气机郁滞。肝气失于疏泄，水液排出受阻，故小便不通或通而不畅或多烦善怒；胁腹胀满，为肝气横逆之故；舌红，苔薄或苔黄，脉弦均为肝郁气滞之象。

【护理诊断】

1. 排尿异常：小便不通　与肝郁气滞有关。

2. 焦虑　与肝郁气滞致小便不通有关。

【施护法则】疏利气机，通利小便。

【护理措施】

1. 居室整洁安静，利于患者休养；卧床者，应协助患者改变体位，利于排尿。

2. 观察患者尿液的色、质、量。

3. 饮食宜清淡，有节制，宜选用疏肝解郁，理气宽中之品，如佛手汤、橘叶煎、香橼浆，取鲜香橼 1~2 个，麦芽糖适量，蒸熟，早晚各一匙，以利于疏肝解郁、理气宽中，忌辛辣刺激性食物及过量饮酒。

4. 向患者做好解释工作，使其认识到情志对本病的发生及预后转归的影响，保持情绪平和，配合护治，以利于缓解癃闭症状。

5. 可针刺太冲、行间、阴陵泉等穴；诱导排尿，让患者听流水声或用温水冲洗会阴部、热敷会阴部及按摩膀胱，按摩膀胱时用手掌平贴于患者少腹部，轻轻从上向下挤压膀胱底部，以助排尿，但切忌用力过猛，以免发生膀胱破裂。

（四）浊瘀阻塞

【临床症状】小便点滴而下，或尿如细线，甚则阻塞不通，小腹胀满疼痛，舌质紫暗，或有瘀点，脉涩。

【辨证分析】瘀血败精阻塞于内，或瘀结成块，阻塞于膀胱尿道之间，故小便点滴而下，或尿如细线，甚则阻塞不通，小腹胀满疼痛，舌质紫暗，或有瘀点，脉涩，均为瘀阻气滞之征象。

【护理诊断】

1. 排尿异常：小便点滴而下　与瘀血败精阻塞有关。

2. 焦虑　与浊瘀阻塞致小便不通有关。

【施护法则】行瘀散结，通利水道。

【护理措施】

1. 保持外阴部清洁，每天用温水清洗会阴部，术后、产后者可用具有清热解毒功效的中草药进行冲洗，预防感染。

2. 观察伴随症状，如小腹是否膨隆胀满疼痛，有无排尿感，尿道有无涩痛；观察患者的神志、食欲及恶心、呕吐等情况。

3. 饮食宜清淡、富营养，应保证充足水分，少食肥甘厚腻之品；可用金钱草煎水代茶饮，配合核桃仁粥，取核桃仁 50 克、粳米 100 克，煮粥服食，也可用鸡内金赤小豆粥以利水排石。

4. 安慰患者，并告知相关知识，使其情绪平和，配合护治。

5. 可按摩、艾灸三阴交、阴陵泉、血海、足三里等穴。

（五）中气不足

【临床症状】小腹坠胀，时欲小便而不得出，或量少而不畅，精神疲乏，食欲不振，气短而语声低细，舌质淡，苔薄，脉细弱。

【辨证分析】清气不升则浊阴不降，故小便不利；中气不足，故气短而语低；中气下陷，升提无力，故小腹坠胀；脾气虚弱，运化无力，故精神疲乏，食欲不振；舌质淡，苔薄，脉细均为气虚之征。

【护理诊断】

1. 排尿异常：小便不得出　与中气不足有关。

2. 疲乏　与脾虚不运有关。

【施护法则】升清降浊，化气利水。

【护理措施】

1. 病室宜温暖向阳，御避风寒。

2. 观察尿量及排尿情况，并予以记录。

3. 饮食宜富营养、易消化，宜食温通、淡渗、健脾益气之品，如山药、茯苓、大枣、莲子等，忌辛辣肥甘之物；可选用黄芪粥，取黄芪 30 克、粳米 50 克、白糖 90 克，胡椒粉适量，做粥食用，以益气健脾；或参枣米饭益气养血，山药汤圆益气健脾。

4. 可按摩足三里、中极、三阴交、阴陵泉等穴，虚者可灸关元、气海等穴，并可采取少腹、膀胱区按摩法，或每晚睡前热水泡脚以达温通之目的。

（六）肾阳衰惫

【临床症状】小便不通或点滴不爽，排出无力，面色㿠白，神气怯弱，畏寒，腰膝冷而酸软无力，舌淡苔白，脉沉细弱。

【辨证分析】命门火衰，气化不及州都，故小便不通或点滴不爽；元气衰惫则排尿无力，面色㿠白，神气怯弱；畏寒肢冷，腰膝冷而酸软无力，脉沉细尺弱，舌淡苔白，均为肾阳不足之象。

【护理诊断】

1. 排尿异常：小便不通　与肾阳不足、气化不及有关。

2. 活动无耐力：酸软无力　与肾阳不足有关。

【施护法则】温补肾阳，益气通窍。

【护理措施】

1. 居室宜温暖向阳，温湿度适宜，安静利于患者调养；过于虚弱者当卧床休息。

2. 观察小便量、色、质。

3. 饮食宜温补，宜食温肾健脾、扶阳益精之品，如莲子、山药、龙眼肉、枸杞子等，忌食生冷之物；可选用桂心粥，取白米60克，煮粥，半熟时加桂心末，以补火助阳，散寒通经；也可用杜仲腰花，取杜仲15克，羊腰或猪腰2个，炖熟，取腰花食用，以补肝肾、强筋骨；或温肾健脾，扶阳益精之粟米饭（粟米即北方小米）等。

4. 酌情选用外敷法，如食盐250克炒热，布包敷熨脐腹，待冷即可；或白矾30克研末，醋调包脚心，以通为度。

三、健康教育

1. 起居应顺应季节变化，冬居温密，保暖防寒，预防感冒。夏居虚敞，远避温热燥邪侵袭，消除诱因。改变忍尿不解、冷暖失宜、纵欲过劳等不良的生活习惯。积极治疗水肿、结石、淋证等疾患，以防癃闭的发生。

2. 病中应适当休息，劳逸结合。饮食有节，勿过饥饱，宜清淡、富营养、易消化，忌辛辣肥甘助火生湿之物。保持个人卫生，防止感染。保持乐观情绪，避免由于情绪忧郁而加重病情。

3. 恢复期应注意锻炼身体，生活起居规律，戒除烟酒，减少复发。

第十七节　淋　证

淋证是以小便频数短涩、淋沥刺痛、小腹拘急引痛为主要临床表现的病证。凡急、慢性尿路感染，泌尿道结核，尿路结石，急、慢性前列腺炎，乳糜尿及尿道综合征等，以小便频数短涩、淋沥刺痛、小腹拘急引痛为主要临床表现者，均属本病证的讨论范围，可参考本节辨证施护。

一、病因病机

淋证的主要病机为湿热蕴结下焦，肾与膀胱气化不利。其病位在膀胱与肾，亦与肝脾有关。肾主水，维持机体水液的代谢；膀胱乃州都之官，有贮尿和排尿功能。当湿热蕴结膀胱，或久病脏腑功能失调，均可导致肾和膀胱气化不利而致淋证。其病理因素主要为湿热之邪。

由于湿热所致病理变化不同，且累及脏腑存在差异，故淋证又有六淋之分。若热结膀胱，小便灼热刺痛是热淋；热熬尿液，日积月累，尿中有砂石排出，尿液变细或中断则成石淋；若湿热蕴久，阻滞经脉，脂液不循常道，小便浑浊不清，则为膏淋；若肝气失于疏泄，气火郁于膀胱，少腹坠胀，尿出不畅为气淋；若久淋不愈，湿热留恋膀胱，由腑及脏，继则由肾及脾，脾肾受损，正虚邪弱，遂成劳淋；热盛伤络，小便涩痛有血则是血淋。淋证初起多属实证，湿热日久伤正，导致脾肾两虚，膀胱气化无权，则由实转虚，若邪气未尽，正气渐伤，则为虚实夹杂之证。

二、辨证施护

（一）热淋

【临床症状】小便频数短涩，灼热刺痛，尿色黄赤，少腹拘急胀痛，或有寒热，口苦，呕恶，或有腰痛拒按，或有大便秘结，苔黄腻，脉滑数。

【辨证分析】湿热蕴结下焦，膀胱气化失司，故见小便短数，灼热刺痛，尿色黄赤；腰为肾之府，若湿热之邪侵犯于肾，则腰痛拒按；若湿热内蕴，邪正相争，可见寒热起伏、口苦、呕恶；热甚波及大肠，则大便秘结；苔黄腻，脉濡数，均系湿热之象。

【护理诊断】

1. 排尿异常：尿频、尿痛、尿急　与湿热蕴结下焦、膀胱气化不利有关。

2. 体温过高　与湿热壅结、正邪交争有关。

3. 疼痛：腰痛拒按　与湿热犯肾有关。

【施护法则】清热利湿通淋。

【护理措施】

1. 病室宜凉爽，避免对流风；急性期有发热者应卧床休息，按发热证护理，直至体温、小便正常；小儿急性发病期应保证休息与睡眠，防止过度劳累和兴奋；保持会阴部清洁，每天用温水或外用洗剂清洗会阴部，或用具有清热解毒功效的中草药进行熏洗；月经期、妊娠期和产后妇女，应穿棉质内裤，并经常更换内衣裤，及时治疗妇科疾病；尽量避免不必要的泌尿道及妇科器械操作，如导尿等，以防感染。

2. 饮食宜清淡，多饮水，宜食清淡滑利之品，如白菜、芹菜、黄瓜等，亦可多食西瓜、梨等以清热利湿，忌辛辣刺激和温补性食物，如烟酒、羊肉、狗肉等；多饮绿茶或白开水，亦可用赤小豆 30 克、绿豆 30 克，煮汤代茶饮以清热利湿；还可用小麦汤，取小麦 50 克、通草 9 克，同煮，去渣饮汁，每天数次，以清热利湿。

3. 中药汤剂宜温服或凉服。

4. 腰痛甚者，可针刺或按压止痛，取穴三阴交、阴陵泉、肾俞、膀胱俞等，或耳穴埋籽，取交感、神门、肾等。

（二）石淋

【临床症状】尿中夹砂石，排尿涩痛，或排尿时突然中断，尿道窘迫疼痛，少腹拘急，往往突发，一侧腰腹绞痛难忍，甚则牵及外阴，尿中带血，舌红，苔薄黄，脉弦或带数。

【辨证分析】湿热下注，煎熬尿液，结为砂石。砂石不能随尿排出，则小便艰涩，尿时疼痛；若砂石较大，阻塞尿路，则尿时突然中断且疼痛难忍，结石损伤经络，则见尿中带血；病久则阴血亏耗，伤及正气，或为阴虚，或为气虚，则表现为虚实夹杂之证。

【护理诊断】

1. 排尿异常：排尿涩痛　与湿热蕴结、结石内停有关。

2. 疼痛：腰腹绞痛　与砂石阻塞有关。

【施护法则】清热利湿，通淋排石。

【护理措施】

1. 适当休息，多饮水；膀胱结石应大量饮水，至膀胱充盈时，鼓励患者用力排尿，以便砂石排出；根据砂石存在的部位指导患者做适当运动，如输尿管结石多做跳跃运动以利石排出；肾下盏结石可倒立、翻跟头；绞痛急性发作时应安静卧床，腰下垫软枕。

2. 观察排尿有无中断，肾绞痛的性质，应用排石药后，尿中有无砂石排出。

3. 针对结石成分不同给予相应饮食护理，含钙盐结石患者，应避免进食高钙食物，如乳类和豆制品；尿酸盐结石者，避免过多摄入高嘌呤类食物，如肉类、鱼类、动物内脏、咖啡等；草酸盐结石者，应避免摄入草酸含量高的食物，如菠菜、竹笋、芥菜等；可用金钱草 60 克、鸡内金 15 克、大枣 5 枚水煎代茶饮以排石化石；或用鸡内金 20 克、赤小豆 50 克、粳米 50 克同煮熬粥食用，以消食健脾、通淋化石。

4. 汤剂宜温服。

（三）血淋

【临床症状】小便热涩赤痛，尿色深红，或夹有血块，疼痛加剧，或见心烦，舌尖红，苔黄，脉滑数。病延日久，尿色淡红，尿痛涩滞不显著，腰膝酸软，神疲乏力，舌淡红，脉细数。

【辨证分析】湿热下注膀胱，热盛伤络，迫血妄行，以致小便涩痛有血；血块阻塞尿路，故疼痛加剧；若心火亢盛，则可见心烦，苔黄、脉数，为湿热之象；病延日久，肾阴不足，虚火灼络，络伤血溢，则可见尿色淡红，涩痛不明显，腰膝酸软；舌淡红，脉细数为肾阴虚之征象。

【护理诊断】

1. 排尿异常：小便热涩赤痛　　与湿热下注膀胱有关。

2. 焦虑　　与病延日久、反复发作有关。

【施护法则】清热通淋，凉血止血；或滋阴清热，补虚止血。

【护理措施】

1. 病室宜安静、整洁、干燥，保持室内空气流通；调适寒温，避免外感，尤其夏秋之际防止病情反复发作。

2. 观察血尿的性质、量、小便通畅程度，防止血块阻塞尿路。

3. 饮食宜清淡，富营养，多食用凉血止血的食物，如藕粉、银耳汤等，同时应食富含维生素 C 的食物，如橙汁、柠檬汁等，忌辛辣、烟酒、动火之品；可用鲜藕、侧柏叶捣汁服，或白茅根煎水代茶饮，以清热凉血通淋。

4. 安慰患者，解释病情，保持情绪稳定，树立治疗疾病的信心。

5. 急性发作期多为实证，中药汤剂宜温服或凉服。

（四）气淋

【临床症状】郁怒之后，小便涩滞，淋沥不畅，少腹胀满疼痛，苔薄白，脉弦。或少腹坠胀，尿有余沥，面色苍白，舌质淡，脉虚细无力。

【辨证分析】少腹乃足厥阴肝经循行之处，情志抑郁，肝失条达，气机郁结，膀胱气化不利，故见小便涩滞，淋沥不畅，少腹满痛；肝气郁结则脉沉弦；病久不愈，或过用苦寒疏利之品，耗伤中气，气虚下陷，故见少腹坠胀；气虚不能摄纳，故尿有余沥；面色苍白，舌淡，脉虚细为气血亏虚之象。

【护理诊断】

1. 排尿异常：小便涩滞　　与气机郁结、膀胱气化不利有关。

2. 疼痛：少腹胀痛　　与肝失条达、气机郁结有关。

3. 焦虑　　与病延日久有关。

【施护法则】理气疏导或补中益气，通淋利尿。

【护理措施】

1. 居室环境整洁舒适，注意通风，避免吵闹，光线适宜，利于患者静心调护。

2. 注意观察疼痛的部位、程度、性质、发作特点、持续时间及伴发症状，协助患者取舒适体位，腰下垫软垫。

3. 饮食宜富含营养，易消化，多食理气之品，如柑橘、丝瓜、荔枝等，忌产气食物，如土豆、南瓜、红薯等；可用佛手粥，取佛手 15 克、粳米 50 克、冰糖少许，煮粥食用，以理气疏肝；虚证可用山茱萸粥，取山茱萸 15 克、粳米适量煮粥服食，以达到补中益气的功效；木通、甘草适量，煎水送服以达疏导通淋之目的。

4. 指导患者保持情绪稳定，心情舒畅，避免忧思劳倦，勿抑郁伤脾、暴怒伤肝，勿多言伤神，使其树立信心，配合治疗和护理。

5. 汤剂宜温服。

（五）膏淋

【临床症状】小便浑浊，乳白或如米泔水，上有浮油，置之沉淀，或伴有絮状凝块物，或混有血液、血块，尿道热涩疼痛，尿时阻塞不畅，口干，苔黄腻，舌质红，脉濡数。病久反复发作，淋出如脂，涩痛反见减轻，形体消瘦，头昏无力，腰膝酸软，舌淡，苔腻，脉细弱无力。

【辨证分析】湿热下注，气化不利，脂液失于约束，故见小便混浊如米泔水；湿热蕴结，灼伤血络，故见尿道热涩疼痛，或混有血液；舌红，苔黄腻，脉濡数为湿热之象；若日久反复不愈，肾虚下元不固，不能制约脂液，故见淋出如脂；肾元亏虚则形瘦，头昏无力，腰膝酸软；肾虚湿热留恋故见舌淡，苔腻，脉细弱无力。

【护理诊断】

1. 排尿异常：小便乳白　与湿热下注、脂液失于约束有关。

2. 疼痛：尿道热涩疼痛　与湿热蕴结下焦有关。

【施护法则】清热利湿，分清泄浊，或补虚固涩。

【护理措施】

1. 观察尿液混浊程度、成分的变化；观察患者用药后尿色、排尿情况的变化；若有乳糜凝块阻塞尿道，造成排尿困难者，嘱患者用腹部呼吸，增加腹内压，使膏脂物随尿排出。

2. 饮食宜清淡素食为佳，宜食低脂、低蛋白饮食，忌食高蛋白、油脂类及辛辣刺激之品，如动物内脏、油炸食品等；随时嚼服南瓜子以补脾利水；实证可用荠菜花、玉米须 30 克，水煎代茶饮以清热利湿；虚证可用芡实茯苓粥以补虚固涩，取芡实、茯苓各 15 克，粳米适量，煮粥服食。

3. 汤剂宜温服。

4. 疼痛不甚者可配合放松疗法，或听轻音乐、下棋等分散注意力。

（六）劳淋

【临床症状】小便不甚赤涩，尿痛不甚，但淋沥不已，时作时止，遇劳即发，腰膝酸软，神疲乏力，病程缠绵，舌质淡，脉细弱。

【辨证分析】诸淋日久，或过服寒凉，或久病体虚，或劳伤过度，以致脾肾两虚，湿浊留恋不去，故见小便不甚赤涩，但淋沥不已，遇劳即发；舌淡，脉细弱为气血不足之征。

【护理诊断】

1. 排尿异常：小便淋沥不已　与湿浊留恋不去有关。

2. 疲乏　与脾肾两虚有关。

3. 有反复发作的危险　与脾肾两虚致反复发作有关。

【施护法则】健脾益肾。

【护理措施】

1. 病室宜温暖向阳；患者应适当休息，避免劳累过度或复感外邪；节制房事；及时治疗妇科疾病，以免反复发作；选择适当的锻炼方式，循序渐进，增强体质。

2. 观察小便的色、质、量变化；观察排尿时有无疼痛，是否通畅等伴随症状；观察有无导致淋证反复发作的诱因等；如伴有消瘦、乏力，且年龄在 40 岁以上者，应当警惕泌尿系统肿瘤的可能，须及时进行膀胱镜检查。

3. 饮食宜富含营养，宜食健脾益肾之品，如牛奶、枸杞子粥、核桃粥、人参大枣粥，或莲子、山药、核桃、大枣、鲫鱼、鸡肉等，以增强体质，减少发作，忌食辛辣、刺激之品，如烧烤、烟酒等。

4. 汤剂宜空腹温服。

5. 久病者可通过按摩以达益肾通淋之功，如单掌横擦腰骶部，以透热为度；或以双手拇指点按八髎穴；或以掌搓擦涌泉穴；或掌根紧贴于丹田处，做顺时针方向旋转。肾虚腰痛者可局部毛巾热敷、热熨或拔火罐等方法以解除症状。

三、健康教育

1. 劳逸结合，避免过劳，加强锻炼，以提高抗病能力。积极参加有益的文娱活动，保持心情愉快，切忌忧思恼怒。保持个人卫生，尤其小儿及经期、产后妇女注意外阴清洁。改变嗜酒肥甘的饮食习惯，鼓励多饮水。积极治疗消渴、腹泻等原发病，及时治疗妇科病，防止淋证的发生。

2. 病中应适当休息，饮食宜清淡、富营养、易消化，忌肥腻、辛辣、煎炸、动火之品。注意个人卫生，保持会阴部清洁。

3. 恢复期应注意劳逸结合及饮食营养，以防复发。

（阳伟红）

目标检测

答案解析

一、单选题

1. 感冒的病位在（　　）

　　A. 咽喉　　　　　B. 肺卫　　　　　C. 五脏　　　　　D. 六腑　　　　　E. 肺脏

2. 因情志所伤引起的胃痛，和情绪关系密切的可能是（　　）

　　A. 刺痛　　　　　B. 胀痛　　　　　C. 灼痛　　　　　D. 隐痛　　　　　E. 冷痛

3. 下列不属于胆胀范畴的是（　　）

　　A. 慢性胆囊炎　　　　　　　　　　　　　B. 慢性胆管炎

　　C. 胆石症　　　　　　　　　　　　　　　D. 慢性胃炎

　　E. 胆道蛔虫症

4. 泄泻的外感六淫病因中最重要的是（　　）

　　A. 寒　　　　　　B. 暑　　　　　　C. 湿　　　　　　D. 热　　　　　　E. 燥

5. 因湿热引起泄泻的主要表现是（　　）

　　A. 泄泻清稀，甚则如水样

　　B. 泄泻腹痛，泻下急迫，或泻而不爽

　　C. 腹痛肠鸣，泻下粪便臭如败卵，泻后痛减

　　D. 大便时溏时泻，迁延反复，稍进油腻食物则发

　　E. 久泻，泄泻多在黎明前后

6. 下列不是黄疸的致病因素的是（　　）

　　A. 湿邪　　　　　B. 热邪　　　　　C. 寒邪　　　　　D. 疫毒　　　　　E. 暑邪

7. 患者，男，34 岁。近日腹胀或痛，时有如条状物聚起在腹部，按之则胀痛更甚，纳食减退，大

便秘结，舌苔腻，脉弦滑，证属（　　）

    A. 气滞血阻型积证   B. 气滞血瘀型积证

    C. 肝郁气滞型聚证   D. 食滞痰阻型聚证

    E. 肝气夹痰型聚证

8. 以眼睑、头面、四肢、腹背甚至全身浮肿为临床特征的病证是（　　）

    A. 水肿   B. 黄胖   C. 臌胀   D. 消渴   E. 痫疾

9. 淋证的主要病机是（　　）

    A. 小便频数   B. 气机不利

    C. 气滞血瘀   D. 每天小便排出总量减少

    E. 湿热蕴结下焦，膀胱气化不利

10. 下列除哪项外，均为癃闭的临床特征（　　）

    A. 小便频数   B. 小便点滴而出

    C. 小便闭塞不通   D. 每天小便排出总量减少

    E. 排尿困难

11. 日常生活中，因血压突然升高引起的眩晕可用什么快速的方式帮助降压（　　）

    A. 按压人中穴   B. 饮用大量开水

    C. 采用捏脊疗法   D. 双手搓揉耳廓降压沟

    E. 保持心情舒畅

12. 哮喘发病的潜在"夙根"是（　　）

    A. 外邪侵袭   B. 饮食不当

    C. 体虚病后   D. 宿痰伏肺

    E. 气道受阻

13. 心血瘀阻型胸痹的施护法则是（　　）

    A. 益气温阳，活血通络   B. 益气养阴，活血通脉

    C. 滋阴养肾，养心安神   D. 活血化瘀，通脉止痛

    E. 通阳泄浊，豁痰开结

14. 中风患者肢体强痉拘挛的护理措施是（　　）

    A. 强劲拉伸，把肢体拉直

    B. 压迫不受控制的肢体

    C. 轻揉按摩强直肢体，保持患侧肢体的功能位置

    D. 在患肢上输液

    E. 用热水浸泡僵硬的肢体

15. 下列选项不是治疗心虚胆怯型心悸常用的穴位的是（　　）

    A. 心俞   B. 内关   C. 神门   D. 胆俞   E. 丰隆

二、多选题

1. 中风根据神志改变与否可分为（　　）

    A. 闭证   B. 中经络   C. 脱证   D. 热闭   E. 中脏腑

2. 感冒中风寒束表患者应采取的护理措施有（　　）

    A. 避风寒

    B. 饮食宜热食、清淡易消化、富营养，忌生冷、油腻

C. 汤药宜热服，服药后再进热粥或热饮

D. 卧床休息避风、盖被以利汗出，注意防过汗和汗出当风

E. 若咳嗽痰稠、痰多者，可行超声雾化护理

3. 消渴的并发症有（　　）

A. 肺痨　　　　　　B. 雀目　　　　　　C. 耳聋　　　　　　D. 痈疽　　　　　　E. 水肿

4. 呕吐患者应采取的护理措施有（　　）

A. 取侧卧位，及时清理呕吐物，做好口腔护理

B. 呕吐后及时用温开水或盐水漱口

C. 呕吐严重者，可暂禁食，通过静脉补充机体所需

D. 用冷毛巾或冰袋外敷额头

E. 呕吐缓解后可给予半流质饮食

5. 下列是胸痹的病因的是（　　）

A. 年迈体虚　　　B. 寒邪入侵　　　C. 饮食不当　　　D. 情志失调　　　E. 跌仆外伤

6. 眩晕发作时应（　　）

A. 卧床休息　　　　　　　　　　　　　B. 改变体位时应动作缓慢

C. 避免深低头、旋转　　　　　　　　　D. 环境宜清静，避免声光刺激

E. 减少头部晃动

7. 与咳嗽发病有关的脏腑有（　　）

A. 心　　　　　　　B. 肺　　　　　　　C. 肝　　　　　　　D. 脾　　　　　　　E. 肾

三、思考题

1. 简述心血瘀阻型胸痹的护理措施。

2. 简述胆腑郁热型胆胀的护理措施。

3. 简述感冒的健康教育内容。

4. 对水肿患者进行健康教育时，有哪些是需要患者注意的？

书网融合……

本章小结　　　　　　　题库

第三章　外科病证护理

PPT

学习目标

知识要求：

1. **掌握**　外科常见病证的概念、辨证施护要点、健康教育内容。
2. **熟悉**　外科常见病证的病因病机。
3. **了解**　外科常见病证的辨证分析。

技能要求：

1. 熟练掌握外科常见病证的中医护理操作技术。
2. 学会运用中医护理基本知识解决临床外科常见病证的护理问题。

素质要求：

1. 需要充分了解并尊重患者，体恤关爱患者。
2. 注重保护患者的隐私。

　　外科病证护理是以中医学基础理论为指导，运用中医思维的方法，对临床外科常见病证的病因病机、临床表现、辨证分析、辨证施护及健康教育等内容进行阐述。外科疾病主要包括疮疡、乳腺疾病、肛门直肠疾病、皮肤疾病等，其致病因素主要包括外感六淫、外来伤害、情志内伤、饮食不节、劳伤虚损等，且往往内伤和外感因素相合而成，从而引起正邪斗争，破坏了人体的阴阳平衡，形成了营气不从、经络阻塞、气血凝滞、脏腑失和等病理变化。基本的护治原则是内外并重，局部与整体并重。本章选择 8 种常见病证，分别就其基本概念、病因病机、辨证施护、健康教育等内容进行阐述。

案例引导

　　案例　患者，女，72 岁。因腰骶部皮肤溃烂反复发作 6 个月，加重 10 天入院。入院症见：腰骶部皮肤溃烂，范围约 10cm×8cm，有渗液，色清质稀，有臭味。伴发热，汗出，面色及口唇色淡无华，神疲无力，大便干，小便正常，舌淡，苔白，脉细。

　　讨论　1. 病人目前的主要中医护理诊断有哪些？
　　　　　　2. 针对病人的护理诊断，护士应采取哪些护理措施？

第一节　痈

　　痈是指发生于体表皮肉之间的急性化脓性疾病。在中医文献中痈有"内痈""外痈"之分，内痈生于脏腑，外痈生于体表。本节只阐述外痈。其特点是局部红肿热痛（少数初起皮色不变），结块范围多在 6～9cm，发病迅速，易肿、易脓、易溃、易敛，或伴有恶寒、发热、口渴等全身症状，一般不会损伤筋骨，也不易造成内陷。外痈因发病的部位不同又有不同的名称，如生于颈部称颈痈，生于腋下称腋痈，生于脐部称脐痈，生于胯腹部称胯腹痈，生于委中穴称委中痈等。现代医学的皮肤浅表脓肿、急性化脓性淋巴结炎等可参照本节辨证施护。

一、病因病机

由于皮肤外伤感染邪毒，或外感六淫邪毒，或过食膏粱厚味，聚湿生浊，邪毒湿浊留阻肌肤，郁结不散。本病病位在皮肉之间。主要病机为营卫不和，气血凝滞，经络阻塞，化火为毒，发为痈肿。

二、辨证施护

（一）痰热凝结

【临床症状】局部肿胀疼痛，光软无头，迅速结块，皮肤焮红，灼热疼痛，日后逐渐扩大，变成高肿发硬；重者可伴有恶寒发热、头痛、泛恶、口渴；舌苔黄腻，脉弦滑或洪数。

【辨证分析】痰热互结，阻滞经络，气血瘀滞，聚而成块；邪毒蕴结皮肉间则红肿热痛；痰火内蕴，故发热、泛恶、口渴；舌红、苔黄腻、脉弦滑数均为痰火之象。

【护理诊断】

1. 体温过高　与痰火内蕴有关。

2. 疼痛　与痰热阻滞脉络有关。

【施护法则】清热化痰，行瘀散结。

【护理措施】

1. 病室内保持清洁、安静，温湿度不宜太高，注意通风，使室内空气清新凉爽，避免对流风；光线柔和，避免一切不良刺激。病情较轻者可适当活动；全身症状明显者，应卧床休息，减少外出及患部活动。

2. 注意观察疮形、肿势、色泽、疼痛的变化；观察患者恶寒发热、头痛、泛恶、口渴等症状及舌象、脉象的变化情况，并做好记录。

3. 饮食宜清淡，多食新鲜蔬菜及水果，忌食辛辣、海腥发物及肥腻之品，不宜过食苦寒之品，以免肿块凝结僵硬，难以消退。

4. 中药宜凉服，早晚一次；外敷膏药宜紧贴患部，敷药范围要大，固定稳妥，避免脱落；箍围药宜注意干湿度，掺药粉宜散布均匀。

5. 高热者宜多饮温开水，及时给予物理降温或根据医嘱予以药物降温；也可选用大椎、曲池、合谷等穴按摩。

（二）热毒炽盛

【临床症状】局部肿块肿势高突，红热明显，疼痛剧烈，痛如鸡啄，肿块渐变软，按之有波动感，溃后脓出则肿痛消退；伴发热、口干口渴、舌红，苔黄，脉数。

【辨证分析】热毒壅盛，经络阻滞，气血不畅，故红热明显，疼痛剧烈；热盛肉腐，则肿块渐变软，按之有波动感；溃后脓出，局部阻滞消除，故肿痛消退；里热炽盛，故发热、口干口渴、舌红、苔黄、脉数。

【护理诊断】

1. 体温过高　与里热壅盛有关。

2. 疼痛　与热盛阻滞络脉有关。

3. 皮肤完整性受损：肿块破溃　与热盛肉腐有关。

【施护法则】和营清热，透脓托毒。

【护理措施】

1. 病室整洁、安静，空气清新凉爽，光线柔和，温湿度适宜。保持局部皮肤的清洁干燥，勤剪指甲，勤换衣服，减少局部刺激，防止碰撞挤压。

2. 注意体温、舌苔、脉象等情况；观察疮形、肿势、色泽、疼痛的变化及脓液的色、质、量，并做好记录。

3. 饮食宜清淡，多食新鲜蔬菜及水果，脓溃前，忌食辛辣、鱼腥及肥腻之品；脓溃后，不宜进食过冷之食物，以防伤及脾胃，影响食欲，使生化乏源，延误疮口愈合。

4. 关心体贴患者，舒畅情志，使其保持情绪稳定，能积极配合治疗及护理。

5. 疼痛甚者，取舒适的体位，勿压迫患处，充分暴露，以减轻疼痛。成脓初期可用金黄散、四黄散等外敷。成脓切开后，应充分保持引流通畅，敷料浸湿时，应及时给予更换，保持疮口周围皮肤清洁干燥，以免并发湿疮。

（三）气血两虚

【临床症状】脓水稀薄，疮面新肉不生，色淡红而不鲜或暗红，愈合缓慢。伴面色无华，神疲乏力，纳少；舌质淡胖，苔少，脉沉细无力。

【辨证分析】素体禀赋不足或病久，致脾气虚弱，气血亏虚，故疮口脓水稀薄，久不愈合；面色无华，神疲乏力，纳少；舌质淡胖，苔少，脉沉细无力为气血两虚之征。

【护理诊断】

1. 皮肤完整性受损：疮面愈合缓慢　与气血亏虚有关。

2. 活动无耐力：神疲乏力　与气血不足有关。

【施护法则】益气养血，托毒生肌。

【护理措施】

1. 病室内清洁、安静，温湿度适宜。病情较轻者可适当活动，避免剧烈活动，行动不便者，协助其做好生活护理。

2. 观察局部疮口愈合情况，收口期易出现紧缩和瘢痕，影响功能，协助并指导其及早进行功能锻炼。

3. 饮食宜清淡、易消化，多食益气健脾生肌的食材，如黄芪、山药、红枣、粳米等；忌苦寒之品，损伤脾胃，如绿豆、苦瓜等。

4. 外敷膏药宜紧贴患部，敷料浸湿时，应及时给予更换，保持疮口周围皮肤清洁干燥。

三、健康教育

1. 加强锻炼，增强体质，提高机体的抵抗力。

2. 指导患者养成良好的生活和卫生习惯，保持皮肤清洁，勤洗澡、换衣、勤剪指甲，注意皮肤卫生，避免搔抓及皮肤摩擦等刺激。

3. 应积极治疗原发病，如毛囊炎，疖肿，湿疹等。注意安全生产，避免外伤，防止蚊虫叮咬及一些皮肤毛囊的感染。若有小的皮脂腺或毛囊感染，应及时处理，以免贻误病情。

4. 饮食宜清淡，易消化，少食辛辣刺激之品，以防辛辣之品致肠胃积湿生热而诱发本病或加重病情，应多食新鲜蔬菜、水果，保持大便通畅。

5. 指导患者注意休息，严格遵医嘱用药。恢复期加强营养，促进伤口愈合。

第二节　丹　毒

丹毒是以患部皮肤突然发红成片，色如涂丹，灼热肿胀，迅速蔓延为主要表现的急性感染性疾病。

其特点是病起突然，恶寒发热，局部皮肤忽然变赤，色如丹涂脂染，焮热肿胀，边界清楚，迅速扩大，数天内可逐渐痊愈，但容易复发。本病发无定处，以下肢和面部多见。根据其发病部位的不同又有不同的病名，如生于躯干部者，称内发丹毒；发于头面部者，称抱头火丹；发于小腿足部者，称流火；新生儿多发生于臀部，称赤游丹毒。西医学的急性网状淋巴管炎可参照本节辨证施护。

一、病因病机

丹毒多因素体血分有热，加之皮肤黏膜破损（如鼻腔黏膜、耳道皮肤或头皮破伤，脚湿气糜烂，毒虫咬伤等），热毒之邪巡经侵络，郁阻肌肤而发。病机特点为火毒炽盛，气血壅滞。因所发部位、经络不同，其火热稍有差异。如发于头面部者，多挟风热；发于躯干部者，多挟肝火；发于下肢者，多挟湿热；发于新生儿者，多由胎热火毒所致。病理性质属实证、热证，因感邪不同，临床有热毒，湿热，胎火之证。发于下肢者易复发；新生儿及年老体弱者、四肢流向胸腹或头面攻向胸腹者可引起某些并发症或继发病，甚至可危及生命。

二、辨证施护

（一）风热毒蕴

【临床症状】发于头面部，皮肤焮红灼热，甚至发生水疱，局部肿胀疼痛，严重者眼睑肿胀难睁；伴头痛，恶寒，发热；舌质红，苔薄黄，脉浮数。

【辨证分析】患者素体血热，加之风热之邪上犯头面，风火相搏，热邪蕴结，郁阻皮肤，致头面皮肤焮红灼热，甚至发生水疱；热毒炽盛，阻遏经络，气血运行不畅，不通则痛，故见局部肿胀疼痛，甚则眼睑肿胀难睁，或伴头痛；风热之邪犯表，卫表失和，故见恶寒、发热；舌红、苔薄黄、脉浮数为风热之征。

【护理诊断】

1. 体温过高　与风热犯表、卫表失和有关。

2. 疼痛　与风热毒蕴经络有关。

3. 有皮肤完整性受损的危险　与热毒郁阻皮肤有关。

4. 自我形象紊乱　与热毒郁阻皮肤致外观改变有关。

【施护法则】疏风清热解毒。

【护理措施】

1. 保持病室内空气新鲜，通风良好，温湿度适宜，光线宜稍暗，切忌吹风、日晒。患者头部应适当抬高，病位在眼眶周围者，做好眼部护理，每天生理盐水冲洗患侧眼1~2次，外涂药物时，妥善包扎、固定，嘱患者勿用手擦拭眼睛；发于唇颊部者，应少说话，少咀嚼，保持口腔清洁，并做好口腔护理。

2. 观察患者生命体征变化，有无恶寒、发热、汗出等全身情况；观察头面部皮肤的色泽，水肿的部位，疼痛的部位、性质、范围、程度、持续时间。

3. 饮食以清淡为主，进食清热解毒之品，多食蔬菜水果，禁辛辣刺激、海鲜发物等，多饮水及清凉饮料，如葛根汤、菊花桑叶露等。

4. 遵医嘱选用清热解毒中药煎汤代茶频频饮服，如菊花、金银花等；中药汤剂宜凉服。遵医嘱使用清热解毒的中药外敷、湿敷或熏洗，如复方黄芩洗液、金黄散、消丹饮或鲜蒲公英、鲜马齿苋、鲜仙人掌、鲜马鞭草等捣烂湿敷。

5. 头面部皮肤受损，患者担心影响美观，表现出焦虑及担忧，应做好解释和安慰，指导患者了解疾病的发生、发展及预后，使其积极配合治疗与护理。

6. 发热患者可穴位按摩，取大椎、合谷、曲池等穴；疼痛患者按摩合谷、太阳、百会等穴，或耳穴贴压，取神门、脑、交感、肾上腺等穴。

（二）肝经火毒

【临床症状】发于胸腹腰胯部，皮肤红肿蔓延，摸之灼手，肿胀疼痛；伴口干且苦；舌红，苔黄腻，脉弦滑数。

【辨证分析】肝经郁热，脾失健运，湿热内蕴，泛溢肌肤，故见胸腹腰胯皮肤红赤；湿热毒盛，阻遏经络，气血运行不畅，故见局部肿胀、疼痛；肝经湿热，熏蒸胆腑，上犯口窍，故见口干且苦；舌红，苔黄腻，脉弦滑数均为肝经郁热之象。

【护理诊断】

1. 体温过高　与肝经郁热，湿热内蕴有关。

2. 疼痛　与湿热火毒阻遏经络有关。

3. 有皮肤完整性受损的危险　与湿热火毒致皮肤红肿起疱有关。

4. 焦虑　与湿热火毒致肿胀疼痛有关。

【施护法则】清肝泻火利湿。

【护理措施】

1. 病室内保持安静整洁，空气新鲜，经常通风；急性期患者卧床休息，肿胀部分尽可能暴露，保持皮肤的完整性，安置舒适的体位，避免翻身时擦伤、脱落，嘱患者穿宽松柔软的衣物，并保持局部清洁，瘙痒时避免抓破，防止感染。

2. 观察患者全身情况，注意有无寒战、壮热、头晕、头痛、脉搏及心率加快，呼吸急促，神昏谵语等脓毒症症状，若发现异常及时报告医生，配合抢救；观察局部皮肤色泽、肿痛部位、性质、范围、程度、持续时间。

3. 饮食宜为清淡疏利降火之品，如菊花、陈皮、莲藕等，忌辛辣、荤腥、油腻油炸食品；若口干口苦，可用草决明 10 克、菊花 10 克沸水冲泡代茶饮或其他清凉饮料。

4. 中药汤剂宜凉服。遵医嘱使用清热解毒的中药进行外敷、熏洗，如金银花、紫花地丁、车前草、生大黄等。

5. 引导和转移注意力，如放松疗法、音乐良性刺激法、抒情解郁法等，疏泄患者的情绪，增强其战胜疾病的信心。

6. 疼痛患者可穴位按摩，取合谷、太阳、百会等穴，或耳穴贴压，取神门、脑、交感、肾上腺等穴。

（三）湿热毒蕴

【临床症状】发于下肢，局部红赤肿胀、灼热疼痛，或见水疱、紫斑，甚至化脓或皮肤坏死，或反复发作，可形成大脚风；伴发热，胃纳不香；舌红，苔黄腻，脉滑数。

【辨证分析】患者素体血热，复因湿热下注，蕴蒸肌肤，经络阻滞，故见下肢红赤肿胀、灼热疼痛；湿热毒盛，蕴于局部，故见水疱、紫斑；或热盛肉腐，故见皮肤化脓、坏死；湿邪中阻，故见胃纳不香；舌红，苔黄腻，脉滑数均为湿热毒蕴之征。

【护理诊断】

1. 体温过高　与湿热火盛有关。

2. 疼痛：下肢灼痛　与湿热毒盛、阻遏经络有关。

3. 皮肤完整性受损：皮肤坏死　与热盛肉腐有关。

4. 焦虑 与湿热毒蕴致病情反复有关。

5. 潜在并发症 脓毒症、血栓性静脉炎。

【施护法则】清热利湿解毒。

【护理措施】

1. 病室保持干净整洁，空气新鲜，床单位平整；急性期患者卧床休息，抬高患肢30°~40°，适当活动关节，避免劳累，以预防血栓性静脉炎；鼓励患者逐步完成病情允许下的活动，协助患者洗漱、更衣、饮食、如厕等生活护理，必要时协助患者使用拐杖、轮椅，使其能进行力所能及的自理活动；穿着合适的鞋袜和棉质衣物，避免穿着化纤毛织品，减少摩擦、搔抓，避免强烈阳光直射患部皮肤；因脚湿气导致下肢复发性丹毒患者，应彻底治愈脚湿气，可减少复发。

2. 观察全身情况，如神志、生命体征、脉象、舌苔，面色、汗出等情况，若红肿斑片由四肢趋向胸腹蔓延时多为逆证，若出现壮热烦躁、神昏谵语甚至惊厥者立即报告医师，配合抢救；观察局部皮肤色泽，疼痛的部位、性质，肿胀的范围、程度，每天定时、定位用软尺测量患肢肿胀部位的周径，以了解肿胀变化情况；严禁患肢静脉输液。

3. 饮食宜食清热利湿，富含维生素、高蛋白和烟酸的食品，如扁豆、冬瓜、猕猴桃、鲜油菜叶、蛋、奶、花生等，忌食辛辣刺激、肥甘厚味的食品，告知患者戒烟酒。

4. 中药汤剂宜凉服。遵医嘱使用清热解毒中药进行中药熏洗（未溃期）或进行中药外敷。中药外敷、湿敷时注意范围稍大于病变面积，敷药厚薄均匀，如局部出现红疹、瘙痒时，为过敏现象，应暂停使用。

5. 关心体贴患者，耐心向患者讲解疾病的相关知识及治疗的注意事项，消除患者的顾虑，树立战胜疾病的信心。

6. 砭镰法，将患处消毒后用七星针或三棱针扣刺患部皮肤，放血泄毒，或再配合拔火罐，令出恶血，任其自流，待血止后，覆玉露散。此法只适用于下肢丹毒，常能减少复发，禁用于抱头火丹、赤游丹或伴血液病病人。

三、健康教育

1. 起居有常，注意劳逸结合，勿久坐、久站。适当参加体育锻炼，增强体质，避免毒邪入侵，提高机体对外界的适应能力。

2. 饮食宜清淡、易消化，忌食辛辣刺激、肥甘厚味之品，保持大便通畅，戒烟酒。

3. 患病期间取舒适的体位，卧床休息，避免患处皮肤受压、摩擦，防止皮肤破损，引起感染，加重病情。

4. 积极治疗原发病灶及皮肤黏膜的破损，以免感染毒邪而发病或引起疾病复发。

（1）注意个人卫生，保持局部皮肤清洁，多洗澡，忌用强刺激性沐浴品及热水烫洗皮肤，擦洗动作轻柔，避免摩擦、搔抓及强烈阳光直接照射皮肤。

（2）预防足癣、鼻前庭炎、外耳道炎及其他皮肤感染性疾病。

5. 保持心情舒畅，避免情志内伤，而诱发本病。

第三节 压 疮

压疮又称作"褥疮""席疮"，是以长期卧床，躯体重压或长期摩擦，导致局部皮肤开始发红，继而皮肤破溃，疮口经久不愈为特征的疾病。本病好发于尾骶部、肩胛部、坐骨结节、股骨大粗隆、脚踝部、背脊及足跟等易受压和摩擦的部位。多见于昏迷、半身不遂、下肢瘫痪等长时间卧床不起的患者，尤其伴有消渴病者。

一、病因病机

压疮多发生于久病或素体虚弱者，长期卧床不起，久卧伤气，气血亏虚，血行不畅，复因局部皮肤组织长期受压迫或摩擦，经脉气血失于流通，气血瘀滞，不能荣养肌肤，溃腐成疮。

二、辨证施护

（一）气滞血瘀

【临床症状】多见于压疮早期，局部皮肤出现褐色红斑，继而紫暗红肿或有破损，伴刺痛拒按或肌肤甲错等现象，舌紫暗或有瘀点瘀斑，脉弦涩或结代，或苔脉随原发疾病而异。

【辨证分析】气为血之帅，血为气之母，气血互根互用。长期卧床或素体虚弱，导致机体气血运行不畅，气滞则血瘀，表现为局部皮肤出现褐色红斑，继而紫暗红肿或有破损，并伴肌肤甲错；不通则痛，故病位出现刺痛拒按的征象，舌紫暗或有瘀点瘀斑，脉弦涩或结代皆为气滞血瘀征象。因该病属于继发性疾病，故舌苔脉象亦可随原发疾病而异。

【护理诊断】

1. 皮肤完整性受损：皮肤破损 与气血瘀滞，肌肤失养有关。

2. 自理缺陷：卧床不起 与原发病有关。

3. 疼痛：局部刺痛 与气滞血瘀有关。

【施护法则】益气通络，养血润肤，佐以清热解毒。

【护理措施】

1. 注意床单的整洁、松软、干燥无皱折；保持患者皮肤干燥清洁，避免局部长时间受压；长期卧床患者或失去自主活动能力者，协助其 2 ~ 4 小时一次翻身；小便失禁的患者，应及时更换尿垫，便后温水洗会阴部，以爽身粉或六一散外敷，保持局部清洁干燥。

2. 增加患者营养，增强全身抵抗力，在病情允许的情况下，给予高营养、高热量、富含蛋白质的饮食，如乌鸡、牛奶、鸡蛋、瘦肉、水果蔬菜，禁食辛辣刺激之品，不能进食的患者应考虑静脉补充营养。

3. 对于局部红肿或似溃非溃者可给予隔姜灸，每次 20 分钟；或用如意金黄散 30 克、化毒散 15 克、鲜马齿苋捣烂调成糊状外敷，大小须超出病变处 1 ~ 2 厘米为度，并在药物上面加一大小相等的棉纸或纱布，用胶布或绷带固定，一般 1 ~ 2 天后更换一次；如有未破水疱，小水疱让其自行吸收，大水疱不除疱壁，用无菌注射器抽出水疱内液体，表面涂以黄柏液，保持创面干燥。

（二）蕴毒腐溃

【临床症状】患处皮肤溃烂，腐肉及脓水较多，或有恶臭，重者溃烂可深及筋骨，四周漫肿；伴有发热或低热，口苦且干，形神萎靡，不思饮食等，舌质红苔少，脉细数。

【辨证分析】久卧久病，致气机郁滞，郁久化热成毒，向内腐蚀筋骨，向外腐蚀肌肤，加之躯体局部连续长期受到压迫及摩擦，破溃染毒，致皮肉溃腐成疮，深至筋骨；热毒内蕴，耗气伤阴，故可见发热或低热，口苦且干等症状；舌质红苔少，脉细数为阴津耗伤之象。

【护理诊断】

1. 皮肤完整性受损：皮肤溃烂 与久蕴成毒、毒盛肉腐有关。

2. 自理缺陷：卧床不起 与原发病有关。

3. 体温过高　与毒邪内蕴有关。

【施护法则】托里排毒，扶正活血。

【护理措施】

1. 注意床单的整洁、松软、干燥无皱折、无碎屑。

2. 压疮溃破继发感染，引起全身症状者，应密切观察患者体温、脉搏、血压、意识状态的变化，如体温超过38.5℃，且烦躁不安时，应及时报告医生。

3. 换药时注意观察脓液，如有绿脓应及时报告医生，并做脓液细菌培养，如证实为铜绿假单胞菌感染时，每次换下的敷料应焚烧，器械进行专门处理消毒，并进行病房隔离，以防止交叉感染。

4. 缓解患者紧张情绪，耐心安慰，积极疏导，增强患者信心。

5. 解除局部压迫，清洁创面，用生理盐水冲洗，局部用湿敷，保持伤口湿润，但周围皮肤要保持干燥；疮面深、腐肉多、脓性分泌物多者用京红粉纱条引流，外敷化毒散软膏，或用温热的1∶1000高锰酸钾溶液清洗创面；若有坏死组织，则用红油膏掺九一丹外敷，每天2次换药。

（三）气血两虚

【临床症状】疮口腐肉难脱，或腐肉虽脱，但新肉不生，或新肌色淡不红，愈合迟缓；伴面色无华，精神萎靡，神疲乏力，气短懒言，纳差食少，舌质淡苔少，脉沉细无力。

【辨证分析】气血不足，肌肤失养，则腐肉难脱，或腐肉虽脱，但新肉不生，或新肌色淡不红；气虚不荣于面，可见面色淡白无华；心主血藏神，血虚则心失所养，神明失守，故见精神萎靡；气血亏虚则形神失养，故神疲乏力，气短懒言，食少纳呆；舌淡苔少，脉沉细无力为气血两虚之象。

【护理诊断】

1. 皮肤完整性受损：疮口新肉不生　与气血不足、肌肤失养有关。

2. 自理缺陷　与原发病致久病久卧有关。

3. 焦虑　与气血不足致疮口日久不愈有关。

【施护法则】调补气血，托毒生肌。

【护理措施】

1. 保持创面清洁卫生；避免局部再次受压，帮助患者勤翻身、勤擦洗、勤更换内衣。

2. 增加患者营养，在病情允许的情况下，给予高热量、高蛋白、高维生素饮食，少食多餐，鼓励患者多饮水，不能进食的患者应考虑静脉补充营养，以增强患者全身的抵抗能力。

3. 向患者讲解发病的原因及注意事项，消除其忧虑。

4. 疮面深、腐肉多者的皮肤护理同上；疮面暗淡、塌陷、腐肉不脱者外用紫色疽疮膏；疮面清洗干净后，以艾条温和灸疮面及四周，以促进新肉生长；亦可外敷具有祛腐生肌，活血化瘀，收敛止痛之功的生肌膏，方法是：清洁创面，去除坏死组织，露出新鲜创面，将药膏薄薄地涂在无菌纱布上，紧贴创面敷上，如果溃疡较深应用无菌棉球填压，使药膏与创面充分接触，再敷上纱布并用胶布固定。若创面分泌物多时，应每天更换1次，待分泌物减少，创面缩小，隔天换药1次，第2次换药，不再行清创术，直接敷上生肌膏即可。肉芽鲜红者，外用珍珠散或生肌散。

三、健康教育

1. 早发现、早预防。告知患者或家属压疮相关知识，经常自行检查皮肤，发现受压皮肤颜色变暗，及早处理，积极治疗全身性疾病。

2. 避免皮肤受刺激。做各种治疗、护理操作时，避免损伤皮肤；衣物、被单要保持柔软、干燥、平整无折，无渣屑；不可使用掉瓷的便盆，使用便盆时应协助患者抬高臀部，防止臀部皮肤擦伤。

3. 避免长期局部受压。长期卧床者，应定时更换体位，使骨骼突出部位轮流承受身体重量，鼓励和帮助患者经常翻身。一般情况下，每 2～3 小时翻身 1 次，不得超过 4 小时，必要时每小时翻身 1 次。翻身时应避免推、拉、拖等动作，避免擦伤皮肤；对使用夹板或其他矫形器械的患者，应随时观察，适当调节夹板或器械的松紧度，并加上松软的衬垫。

4. 促进血液循环，保持皮肤干燥。用热湿毛巾擦洗，每天 2 次，扑滑石粉，使皮肤保持干燥，如皮肤过于干燥，且有脱屑者，可改涂少量润滑剂，以免干裂出血；患者有大小便失禁、呕吐及汗出等情况，应及时以温水清洗，涂油，更换尿垫，经常保持皮肤清洁、干燥。

5. 增加患者营养，增强全身抵抗力。在病情允许的情况下，给予高热量、高营养饮食，并增加血肉有情之品如鸡蛋、瘦肉、牛奶等，以及新鲜的水果蔬菜。忌食辛辣刺激之品和各种海产品。不能进食的患者应考虑静脉补充营养。

6. 增加活动协助患者进行患肢锻炼，鼓励患者进行自主活动。

7. 重视心情调护，患者保持稳定、轻松、愉快的心情，配合治疗，安心养病，尽快恢复健康。

第四节　湿　疮

湿疮是一种由多种内外因素引起的过敏性炎症皮肤病。以皮损对称分布，多形损害，剧烈瘙痒，有渗出倾向，反复发作，易成慢性等为特点。本病男女老幼皆可罹患，而以先天禀赋不耐者为多，无明显季节性，但冬季常常复发或加重。根据病程可分为急性、亚急性、慢性三类。中医文献中的"浸淫疮""旋耳疮""脐疮""肾囊风"等，均属于湿疮范畴，现代医学的湿疹可参照本节辨证施护。

一、病因病机

1. 饮食不节。过食辛辣之品、鱼腥发物，或嗜酒，伤及脾胃，脾失健运，湿热内生；又兼外受风邪，内外两相搏结，风湿热邪浸淫肌肤而发病。

2. 禀赋不耐。素体脾胃虚弱，水液代谢失常，湿邪内生，蕴久化热，内外合邪而发病；或湿热内蕴，耗气伤血，或脾失健运，气血生化不足，血虚风燥，肌肤失养而发病。

本病基本病机为禀赋不耐，风湿热邪浸淫肌肤所致。急性者以湿热为主；亚急性者多与脾虚湿恋有关；慢性者与久病耗伤阴血，血虚风燥有关。

ⓖ 知识链接

古医籍对湿疮的认识

《医宗金鉴·血风疮》指出："此证由肝、脾二经湿热，外受风邪，袭于皮肤，郁于肺经，致遍身生疮。形如粟米，瘙痒无度，抓破时，津脂水浸淫成片，令人烦躁、口渴、瘙痒，日轻夜甚。"指出本病的发生与心、肺、肝、脾四经有密切的关系。

二、辨证施护

（一）湿热蕴肤（急性湿疮或慢性湿疮急性发作）

【临床症状】发病急，皮肤潮红，有丘疱疹，灼热瘙痒无休，抓破渗液流滋；伴心烦口渴，身热不扬，大便干，小溲短赤，舌红，苔薄白或黄，脉滑或数。

【辨证分析】湿热内蕴，浸淫肌肤，故发病急，皮损潮红灼热，瘙痒无休，渗液流滋；湿热内扰，故身热，心烦口渴；湿热下迫大肠，则大便干；湿热下注膀胱，则小溲短赤；舌红，苔薄白或黄，脉滑或数为湿热内蕴之象。

【护理诊断】

1. 皮肤完整性受损：皮疹　与湿热浸淫肌肤有关。

2. 有皮肤感染的危险　与湿热蕴肤致瘙痒有关。

3. 睡眠形态紊乱　与湿热蕴肤致瘙痒有关。

【施护法则】清热利湿，祛风止痒。

【护理措施】

1. 居处应通风干燥；衣服、床单要勤换洗，并在阳光下暴晒消毒；内衣应柔软，以棉制品为宜；注意皮肤的清洁，勿用肥皂，避免热水烫洗、烈性药物刺激，禁止用手搔抓。

2. 注意皮疹、渗出、糜烂程度，皮肤是否滋水并记录。

3. 饮食偏凉，宜清淡，多食蔬菜、水果、蜂蜜，保持大便通畅，忌辛辣、肥甘、刺激及虾、鱼、牛、羊、鸡等发物。

4. 中药汤剂宜凉服，服用期间若出现食欲减退、恶心、呕吐、腹痛、便溏者应停服；遵医嘱使用清热止痒的中药，如苦参、黄柏、地肤子等煎汤外洗，或马齿苋、黄柏等溶液湿敷，或三黄洗剂外搽，也可使用硝矾散冷敷皮肤，或使用湿疹散香油调外涂。若滋水较多时，以收敛止痒为主，可遵医嘱选用黄柏、生地榆、马齿苋、野菊花等煎汤，或10%黄柏溶液外搽或湿敷。后期滋水减少时，宜保护皮损，可选用黄连膏、青黛膏外搽。

5. 因湿疹瘙痒无休，指导患者避免烦躁，剧痒难以入寐时遵医嘱口服止痒药；可在睡前按摩太白穴以镇静安神止痒。

（二）脾虚湿蕴（亚急性湿疮）

【临床症状】多见于亚急性湿疮。发病较缓，皮损潮红，有丘疹，瘙痒，抓后糜烂渗出，可见鳞屑，缠绵难愈；伴纳少，腹胀便溏，易疲乏；舌淡胖，苔白或腻，脉濡缓。

【辨证分析】饮食不节，日久伤脾，脾虚生湿，蕴积肌肤，故发病较缓，皮损潮红，瘙痒，抓后糜烂渗出；脾虚，湿阻中焦，则纳少，神疲，腹胀便溏；舌淡胖，苔白或腻，脉弦缓为脾虚湿蕴之象。

【护理诊断】

1. 皮肤完整性受损：糜烂渗出　与脾虚湿蕴肌肤有关。

2. 有皮肤感染的危险　与肌肤湿蕴致瘙痒有关。

3. 焦虑　与脾虚湿蕴肌肤有关。

【施护法则】健脾益气，利湿止痒。

【护理措施】

1. 保持居住环境整洁、安静、舒适；保持皮肤清洁干燥，督促患者修剪指甲；皮疹处应防止搔抓、摩擦、压迫、风吹、光照。

2 观察皮损的色泽、形态、大小、范围、糜烂、渗液、渗脓等情况。寻找并去除任何可疑的病因，避免不良因素刺激。

3 饮食宜偏温，清淡、易消化，宜食山药、薏苡仁、芡实等健脾利湿之品，忌食辛辣、发物等；注意发现能加重或诱发本病的食物，禁止再食。

4. 中药汤剂宜温服。遵医嘱给予中药熏洗或三黄洗剂外洗，可以使用青黛散、祛湿散、新三妙散等油调外敷或黄柏霜外搽。

7. 加强宣教，让患者了解有关本病的知识，稳定患者的情绪，增强患者战胜疾病的信心。

（三）血虚风燥（慢性湿疮）

【临床症状】病程久，反复难愈，皮损色暗或色素沉着，或皮损粗糙肥厚，剧痒难忍，遇热或肥皂水洗后瘙痒加重；伴有口干不欲饮，纳差，腹胀；舌淡，苔白，脉弦细。

【辨证分析】素体脾胃虚弱，气血生化不足，或久病耗伤阴血，致血虚生风化燥，肌肤失养，故病情反复，皮损色暗或色素沉着，或皮损粗糙肥厚，剧痒；阴血不足，则口干不欲饮，脾虚则纳差腹胀；舌淡，苔白，脉细弦为气血亏虚之象。

【护理诊断】

1. 皮肤完整性受损：皮疹　与血虚风燥有关。

2. 有皮肤感染的危险　与血虚风燥致剧痒有关。

3. 焦虑　与血虚风燥致剧痒有关。

【施护法则】养血润肤，祛风止痒。

【护理措施】

1. 保持室内温湿度适宜、清洁，以防外邪入侵；减少局部刺激，阻止搔抓，防止感染；指导患者锻炼身体，增强体质。

2. 观察皮损的色泽、形态、大小、范围、糜烂、渗液、渗脓等。

3. 饮食宜清淡、易消化，多食蔬菜、水果及补益气血之品，忌食辛辣及发物等。

4. 中药滋补汤剂宜空腹或饭前 1 小时温服。

5. 本病反复，剧痒难忍，耐心向患者解释本病的发生、发展及转归，稳定患者情绪，树立康复信心。

6. 可选用各种软膏剂、乳剂外擦，如冰黄肤乐软膏、羌月软膏、消炎癣湿药膏、除湿止痒膏、青鹏软膏等；也可选用艾灸、穴位注射、穴位贴敷、穴位埋线等中医护理技术。

三、健康教育

1. 向患者讲解本病的预防知识，尽可能寻找原因，隔绝致敏源，避免再刺激。尽可能避免感冒、扁桃体炎、咽炎的发生。一旦发生应积极治疗，以免加重病情。

2. 急性湿疮或慢性湿疮急性发作期间，应暂缓预防注射。

3. 饮食应以易消化素食为主，保持大便通畅，忌食辛辣刺激、腥发动风之品，如鱼、虾、牛奶、鸡蛋等。常用一些健脾祛湿的药膳，如冬瓜莲子汤、绿豆赤小豆汤等。

4. 减少对皮肤的刺激，积极治疗，合理调护，尽可能地阻断急性湿疮向慢性演变。

5. 恢复期加强体育锻炼，增强体质，提高机体对外界的适应能力。

第五节　瘾　疹

瘾疹是皮肤出现鲜红色或苍白色风团，时隐时现，发无定处的瘙痒性、过敏性皮肤病。其临床特征是瘙痒性风团，骤起骤退，消退后不留痕迹。本病一年四季均可发病，老幼都可罹患。该病名首见于《素问·四时刺逆从论》"少阴有余，病皮痹瘾疹"，此后历代文献中又称其为风疹块、风疹、赤白游风、风丹等。现代医学的荨麻疹可参照本病辨证施护。

一、病因病机

1. 禀赋不耐　此为本病较为重要的病因，一旦受到过敏物的刺激则发病。

2. 外邪入侵　卫表不固，风寒或风热之邪侵袭肌肤，相搏于腠理，营卫失和而发。

3. 饮食不慎　过食鱼腥海味、辛辣肥厚等，致湿热内生，化热动风；或饮食不洁，湿热生虫，致肠胃不和，湿热熏蒸肌肤而发。

4. 情志所伤　精神紧张、焦虑等不良情绪，致脏腑功能失调，阴阳失衡，营卫失和而发。

5. 气血亏虚　平素体虚，气血不足；或久病、大病之后，耗伤气血；或冲任失调，肝肾不足，虚风内生，肌肤失养而发。

本病总由禀赋不耐，复因饮食、情志、外邪等因素诱发。

二、辨证施护

（一）风寒束表

【临床症状】突然发病，风团色白，散布或堆累，风吹、着凉后加重，得暖则减，自觉瘙痒，兼恶寒恶风，口不渴；舌质淡，苔白，脉浮紧。

【辨证分析】白色主寒，风性善行，风寒之邪外袭，营卫不和，故突然发病，风团色白，皮肤瘙痒，恶寒恶风；寒为阴邪，喜暖恶寒，故皮损遇寒加重，得热则减；寒邪外袭，未伤阴津，故口不渴；舌质淡、苔白、脉浮紧为风寒束表之象。

【护理诊断】

皮肤完整性受损：白色风团　与风寒束表有关。

【施护法则】疏风散寒。

【护理措施】

1. 生活起居有规律，积极锻炼身体，增强体质以增加御寒能力；注意气候变化，避风寒，少接触冷水，外出时注意保暖防寒；保持室内温度适宜，空气新鲜，减少飞尘；保持床铺整洁、平整，衣被宜柔软，毛织品、化纤衣物不要贴身穿；督促患者定期修剪指甲，避免抓破皮肤。

2. 饮食以清淡热食为宜，忌食生冷，可多喝热水或姜糖水以驱风寒。

3. 汤药宜武火快煎，不可过煮，宜热服，服药后注意卧床休息避风寒，盖被以微微出汗为佳，或喝热粥或热米汤以培汗源，以利驱邪外达。

（二）风热犯表

【临床症状】发病急，风团鲜红，搔之相互融合成大斑片，触之有热感，瘙痒剧烈，以上半身为甚，遇热则加重，得冷则减，伴发热，恶寒，咽喉肿痛，舌质红，苔薄白或薄黄，脉浮数。

【辨证分析】风热之邪客于肌肤，外不得透达，内不得疏泄，故发病急，风团鲜红、触之热感，遇热则症状加重，遇冷则减。风性善行，故风盛则剧痒；风袭阳位，故皮损以上半身为甚。营卫不和则发热恶寒，风热壅肺则咽喉肿痛。舌红、苔薄黄或薄白、脉浮数为风热犯表之象。

【护理诊断】

1. 皮肤完整性受损：红色风团　与风热犯表有关。

2. 体温过高　与外感风邪、营卫不和有关。

【施护法则】疏风清热。

【护理措施】

1. 注意气候变化，夏季炎热，外出时应注意防护。

2. 注意观察汗出、皮肤的变化。

3. 饮食以清淡易消化为宜，不宜过饱，多食清凉之品，如西瓜、苦瓜、冬瓜等，可多饮清凉饮料，或频服金银花水、薄荷水以散风清热。

4. 高热者，可给予物理降温，以及遵医嘱配合刺络拔罐法降温；高热汗出者，多喝温开水；皮疹剧痒者，局部可擦止痒药水等。

（三）胃肠湿热

【临床症状】风团片大、色红、瘙痒剧烈；伴有脘腹疼痛，纳呆，大便秘结或泄泻；舌质红，苔黄腻，脉弦滑数。

【辨证分析】饮食不节，脾胃不和，运化失常，湿热内生，郁而化热生风，内不得疏泄，外不得透达，郁结于皮毛腠理而发，皮肤出现风团片大、色红、瘙痒剧烈；湿浊内生，中焦斡旋失司，脾气不升，胃气不降，故脘腹疼痛，纳呆，大便秘结或泄泻；舌质红，苔黄腻，脉弦滑数为胃肠湿热之象。

【护理诊断】

1. 皮肤完整性受损：大片风团　与湿热郁结皮毛腠理有关。

2. 疼痛：脘腹疼痛　与湿热阻滞气机有关。

【施护法则】清热，利湿，止痒。

【护理措施】

1. 保持室内温湿度适宜；督促患者定期修剪指甲，避免抓破皮肤。

2. 观察腹痛发生的时间、部位、持续时间及有无压痛、腹痛与发疹的关系；观察患者大便的色、质、量、气味和次数，及时准确留取标本送检。

3. 多食新鲜的蔬菜水果，宜多喝绿豆汤、赤小豆汤，忌食鱼腥海味，禁食可能导致过敏的食物或药物。

4. 予清热利湿的汤药口服。腹痛伴泄泻者，以鲜藿香、佩兰煎汤代水送服延胡索粉，根据腹痛的轻重及时报告医师给予处理。

（四）血虚风燥

【临床症状】风团反复发作，瘙痒，迁延日久，午后或夜间加剧；伴心烦难寐，口干，手足心热；舌红少津，脉沉细。

【辨证分析】久病则精气内耗，营血暗亏，肌肤失养，阴虚内热，化燥生风，风气搏于肌肤，故风团、瘙痒反复，迁延日久；津血同源，血虚亦致阴血不足，虚火内生，故伴心烦难寐，口干，手足心热；虚热内扰阴分，则午后或夜间症状加剧；舌红少津、脉沉细为血虚津伤、虚热内生之象。

【护理诊断】

1. 皮肤完整性受损：风团反复　与血虚肌肤失养有关。

2. 睡眠型态紊乱：不寐　与血虚生风致夜间瘙痒加剧有关。

【施护法则】养血祛风润燥。

【护理措施】

1. 保持室内温度适宜，安静，空气新鲜，减少飞尘；毛织品、化纤衣物不要贴身穿；平时加强身体素质锻炼，适当增加活动量，少卧床以保证睡眠质量。

2. 加强饮食调护，多食大枣、核桃、桂圆、梨等滋阴养血之品。

3. 中药宜温服，少量多次。

4. 因风团反复发作，患者容易烦躁、抑郁，故应该注意患者情志调护，耐心开导，使之保持心情舒畅，同时可指导患者练习"六字诀"中的"嘘"字功，以涵养肝气，平和烦躁易怒状态。

三、健康教育

1. 病室温湿度适宜，尽可能减少飞尘，室内不要放置花草，不点卫生香，不喷洒空气清新剂等化学物品。

2. 做好健康宣教，让患者及其家属了解本病的性质，结合病史积极寻找致敏源，并尽量避免再次接触。

3. 注重心理情绪调节，保持情绪稳定，瘙痒难当时，可以通过看书、聊天、听音乐等分散其注意力。

4. 保证充足的休息与睡眠，指导患者放松技术，如缓慢的深呼吸、全身肌肉放松等；注意气温变化，指导患者加强锻炼，自我调摄寒温。

5. 清淡饮食，忌食辛辣刺激、鱼腥发物，如烟酒、辣椒、鱼、虾、牛羊肉等。

6. 可给予香樟木、蚕沙各 30 ~ 60 克，煎水外洗，或百部泡酒外擦或用椿树叶浸浴，或荆芥穗适量炒热后装入袋内外敷以止痒；或配合耳穴埋豆，取肺、风溪、神门、内分泌穴，以止痒安神。

第六节 药 毒

药毒，又称药疹，是药物通过多种途径（口服、注射、吸入或皮肤黏膜直接用药）进入人体后，引起皮肤或黏膜发疹、水疱、瘙痒等为主症的急性过敏性皮肤病。男女老幼均可发病，尤以禀赋不耐者为多见。其临床特点是发病前有用药史，具有一定的潜伏期，常突然发病，自觉灼热瘙痒，皮损颜色鲜红，分布多呈对称性、多形性，可泛发或仅限于局部。本病随着药物的广泛应用，正日趋增多。现代医学的药物性皮炎可参照本节辨证施护。

一、病因病机

1. **禀赋不耐** 本为血热之体，受药毒内侵，血热妄行，外发于皮肤；或为湿热之体，受药毒内侵，湿热蕴蒸，郁于肌肤而成；或因风热之邪侵袭腠理，内外因相合而发。

2. **脏腑失和** 火毒炽盛，燔灼营血，耗气伤精，内攻脏腑；或病久，阴液耗竭，阳无所附，浮越于外，病重而危殆。

本病基本病机为禀赋不耐，风湿热毒浸淫肌肤。体质因素是发病的主要原因。轻症一般在除去病因后即可痊愈，重症可导致多个系统损害，预后较差。

二、辨证施护

（一）风热外袭

【临床症状】皮损以丘疹、红斑、风团为主，病来势快，多在上半身，焮热作痒，伴恶寒发热，头痛，鼻塞，咳嗽，舌红苔薄黄，脉浮数。

【辨证分析】风为阳邪，善行易袭上位，故病来势快，多在上半身；风热之邪，郁于肌肤，故皮肤出现丘疹、红斑、风团，焮热作痒；风热侵袭，卫气被遏，营卫失和，邪正相争故有恶寒发热，头痛；风热犯肺，肺失宣降，则出现鼻塞、咳嗽；舌红苔薄黄，脉浮数均为风热侵袭之象。

【护理诊断】

1. **皮肤完整性受损：皮疹** 与风热郁于肌肤有关。

2. **体温过高** 与感受风热之邪有关。

【施护法则】祛风解表，清热解毒。

【护理措施】

1. 询问病史，已明确的致敏药应在病历上用红笔记录，并在床头卡上进行明显标记；做好个人卫生，衣物勤换，勤洗手，剪指甲；洗澡水温不宜过热，不可因瘙痒而热水擦浴。

2. 注意观察皮疹及斑块的颜色、形状、大小、范围；注意观察用药后反应，如有汗出，应及时擦干；身热者注意观察体温，每天测体温4次。

3. 嘱患者多饮水，多进清凉饮料，如西瓜汁、梨汁、鲜藕汁、绿豆汤等。饮食禁忌辛辣刺激及发物。

4. 外涂药膏时不宜过厚。

5. 瘙痒者可给予三黄洗剂外擦。

（二）湿毒蕴肤

【临床症状】皮肤潮红，散见鲜红斑或丘疹、风团、水疱，甚则糜烂渗液，表皮剥脱；伴剧痒，烦躁，夜难入寐，口干，大便燥结，小便黄赤，或有发热；舌红，苔薄白或黄，脉滑或数。

【辨证分析】湿热毒邪蕴蒸肌肤，故皮肤上出现红斑、丘疹、风团、水疱，甚则糜烂渗液，表皮剥脱，剧痒；湿热毒邪内扰则烦躁，夜难入寐，或有发热；热毒之邪灼伤津液则口干，大便燥结，小便黄赤；舌红、苔薄白或黄、脉滑或数，为湿毒蕴肤之象。

【护理诊断】

1. 皮肤完整性受损：红斑、丘疹甚至糜烂渗液　与湿热毒邪蕴蒸肌肤有关。

2. 睡眠型态紊乱：夜难入寐　与湿毒蕴肤致瘙痒有关。

3. 便秘　与热盛伤津有关。

【施护法则】清热利湿解毒。

【护理措施】

1. 询问病史，已明确的致敏药应在病历上用红笔记录，并在床头卡上进行明显标记；病室内避免强光刺激，病室温度适宜、干燥、安静。

2. 观察记录瘙痒性质、程度、时间、发作规律及皮损的面积、性质、程度，伴随症状及诱发因素。

3. 饮食宜清淡，禁忌辛辣刺激及发物。

4. 皮疹遍布全身，患者易心烦，应给予情志照顾，开导患者，鼓励其倾诉，充分宣泄内心的痛苦，并指导患者放松技术，如缓慢地深呼吸、全身肌肉放松等。

5. 涂药时不要有遗漏，不可用刺激性油膏；如有水疱不可去掉疱壁，可局部消毒后用消毒注射器将水吸出或用消毒的三棱针刺破，再上外用药轻轻按压，注意继发感染；糜烂渗液多者，可先予以黄柏、地榆各15克煎汤湿敷，待渗出减少后，用青黛散外扑；对于局部皮肤或黏膜破损糜烂者，给予局部消毒，皮损处禁用手挠抓，宜用中性肥皂清洗，清洗时水温控制在40℃左右，避免用力搓、擦。全身大面积皮损时，应用防护架支撑盖被，以达到保持创面干燥的目的。

6. 皮疹痒甚者，可按摩涌泉穴；因瘙痒而不能寐者，遵医嘱给予氯苯那敏或小剂量镇静药，以保持充足的睡眠。

（三）热毒入营

【临床症状】皮损鲜红或紫红，甚则紫斑、血疱，瘙痒难耐；伴高热，神昏谵妄或烦躁不安，口唇干燥，口渴不欲饮，大便干，小便短赤；舌绛，苔少或镜面舌，脉洪数。

【辨证分析】热毒炽盛，内入营血，外伤肌肤，故皮损鲜红或紫红，甚则出现紫斑血疱；邪热内盛，气血两燔，阳气被遏，郁闭于内，不能外透，故见高热；热毒上扰心神，可见神昏谵妄或烦躁不安；热毒之邪伤阴耗血，则有口渴不欲饮，大便干，小便短赤；舌绛、苔少或镜面舌、脉洪数，均为热毒入营之象。

【护理诊断】

1. 皮肤完整性受损：紫斑、血疱 与毒入营血、外伤肌肤有关。

2. 体温过高 与气血两燔有关。

3. 意识模糊 与热毒上扰心神有关。

【施护法则】 清营解毒。

【护理措施】

1. 询问病史，已明确的致敏药应在病历上用红笔记录，并在床头卡上进行明显标记；病室温度适宜、干燥、安静，避免强光刺激；保持皮肤清洁、干燥，勤换内衣。

2. 观察记录瘙痒性质、程度、时间、发作规律及皮损的面积、性质、程度，伴随症状及诱发因素。

3. 饮食宜清淡、易消化的高热量、高蛋白、维生素丰富的流质或半流质饮食，如牛奶、豆浆等。进食困难者，可给予鼻饲或静脉营养。

4. 高热者，卧床休息，嘱其多饮水，给予物理降温，可点刺十宣穴放血，各3～5滴，以清营凉血泻热；便秘时可遵医嘱给予缓泻药，如麻子润肠丸或予通腑泄热、清营凉血汤剂保留灌肠。

（四）气阴两虚

【临床症状】 严重药疹后期皮损消退，大片脱屑，或黏膜剥脱；伴低热，口干欲饮，神疲乏力，气短，纳呆便溏或便干，尿黄；舌红，少苔，脉细数。

【辨证分析】 重症后期，耗伤阴液，阴不化气而气失化源，气无所生，肌肤失养，故大片脱屑，或黏膜剥脱；气阴两伤，脏腑功能失和，脾胃运化无力，故口干渴，神疲乏力，气短，纳呆便溏；阴虚生内热，故见低热、尿黄、便干等症状；舌红、少苔、脉细数为气阴两虚之象。

【护理诊断】

1. 皮肤完整性受损：脱屑 与气阴两虚、肌肤失养有关。

2. 活动无耐力：乏力气短 与气阴两虚有关。

【施护法则】 益气养阴清热。

【护理措施】

1. 询问病史，已明确的致敏药应在病历上用红笔记录，并在床头卡上进行明显标记；保持皮肤清洁、干燥，勤换内衣；可做适量的户外运动，以增强体质。运动以比较柔缓的传统健身功法为主，比如太极拳、八段锦等，少量多次，循序渐进。

2. 观察体温、脱屑及精神状态等情况。

3. 宜进食补气滋阴的食物，如红枣、桂圆、赤小豆、牛奶、蛋类等。

4. 做好患者的心理疏导工作，给予精神上的安慰和鼓励，引导患者保持乐观情绪。

5. 干燥脱屑者，给予消毒麻油滋润皮肤；结有厚痂时，用干棉球蘸麻油轻轻拭去，切忌用手撕拉，皮肤结痂后让其自行脱落，不要强行撕脱，翘起的痂皮可用消毒剪刀剪去；如有大面积黏膜剥脱者，应严格执行消毒隔离制度，预防感染。

三、健康教育

1. 预防本病的关键是合理用药。用药前必须询问患者有无药物过敏史，应用青霉素及抗毒血清制剂，用前要做过敏试验；做好宣教工作，让患者及其家属了解致敏的药物及其预防措施，主动配合治疗及预防，并嘱勿滥用药。

2. 做好情志疏导工作。因该病治疗时间长，发病面积大，常被误认为传染病，患者与家属均会出现焦虑、恐惧，甚至绝望等低落情绪。因此，护理人员应与患者及家属加强沟通，讲解疾病相关知识，预防再次过敏。

3. 饮食宜清淡，忌食生冷、油腻、辛辣、腥膻之品及发物，例如烟酒、鱼、虾、羊肉、狗肉、鹅肉、花椒等。

4. 局部瘙痒和烦躁会使患者的睡眠型态紊乱，此时需保持周围环境安静，避免大声喧哗。

5. 保持皮肤清洁，冬季衣服不宜过暖，着装以质地柔软、式样宽松舒适为宜，最好是天然织品。

6. 中药汤剂宜温服，服后注意观察；已经确诊为药疹者，应停用一切可疑药物。嘱患者多饮水，以利药物代谢。

7. 保持眼部、口腔、鼻腔、外阴及肛门的清洁和干燥。

第七节　乳　癖

乳癖是以乳房出现肿块，并且肿块和疼痛与月经周期及情绪有关为主要临床表现的一种病症。本病好发于25～50岁妇女，约占全部乳腺疾病的75%，是临床上最常见的乳房疾病。其特点是单侧或双侧乳房肿块，大小不等，形态不一，边界清晰，质地不硬，推之活动，压痛或胀痛，每随喜怒而消长，常在月经前加重，月经后缓解。现代医学的乳腺囊性增生可参照本节辨证施护。《外科真诠·乳癖》指出，此病有岩变可能，谓之："宜节饮食，息恼怒，庶免乳岩之变。"现代研究资料亦显示，本病有一定的癌变危险，有乳癌家族史者更应该引起足够的重视。

一、病因病机

1. 情志内伤。情志不遂，或受到精神刺激，导致怒郁伤肝，肝郁气滞，气血不畅，郁结乳络，郁久化热，炼液成痰；思虑伤脾，脾失健运，痰湿内结，气滞痰凝，阻于乳络而发。

2. 冲任失调。冲任二脉起于胞宫，气血上行为乳，下行为月水。肝肾不足，冲任失调，使气血瘀滞，或阳虚而痰湿内结。

本病病位在乳房，与胃、肝、脾及冲任二脉密切相关。病机特点为气滞痰凝，冲任失调。

二、辨证施护

（一）肝郁痰凝

【临床症状】多见于青壮年妇女，乳房胀痛或刺痛，乳房肿块质韧不坚，随喜怒消长；伴胸闷胁胀，善郁易怒，心烦口苦，失眠多梦；舌淡苔薄白或黄，脉弦滑。

【辨证分析】情志不畅，肝郁气滞，肝木克脾土，脾失健运，痰浊内生，气血痰浊瘀阻于乳络，故致乳房肿块；肝主疏泄，气滞而致疏泄失司，肝经之气闭阻，不通则痛，故可见乳房胀痛、胸闷胁胀、善郁易怒；痰浊郁而化热，上扰心神，可见心烦口苦，失眠多梦；舌淡苔薄白或黄，脉弦滑为肝郁痰凝之象。

【护理诊断】

1. 疼痛：乳房胀痛　与肝郁痰凝有关。

2. 睡眠型态紊乱：失眠多梦　与痰浊郁而化热、上扰心神有关。

【施护法则】疏肝解郁，化痰散结。

【护理措施】

1. 居室保持清静、优雅，光线柔和。

2. 密切观察肿块的大小、质地、活动度、疼痛的性质。

3. 清淡饮食，忌食辛辣刺激荤腥发物，多食蔬菜、水果，例如：大枣、核桃、苹果、苦瓜等补益脾气、清热之品，勿过饱。

4. 耐心安抚，舒缓患者情绪，鼓励其倾诉，宣泄内心的痛苦，使患者心情保持舒畅；鼓励户外活动和参加社交活动，以放松心情。

5. 汤剂宜在饭后服用。遵医嘱将桂麝散掺入阳和解凝膏中，揉匀，再敷于乳房肿块处，外用敷料覆盖，固定牢固，7 天换 1 次，期间注意观察，如出现服药后皮肤稍起细瘰发痒，乃药性作用；若有潮红又有渗液，乃过敏现象，应立即停止使用。

6. 失眠多梦者可加用酸枣仁研粉冲服以养心安神，配合揉按膻中、内关、神门、三阴交等穴。

（二）冲任失调

【临床症状】多见于中年妇女，乳房肿块在月经前加重，经后减缓；乳房微痛，尤以经前明显；伴有腰酸乏力，神疲倦怠，头晕耳鸣，月经失调，量少色淡，或闭经；舌淡，苔白，脉沉细。

【辨证分析】冲脉具有调节十二经气血及女子月经的作用，任脉具有调节月经，促进女子生殖功能的作用，冲任隶属于肝肾，肝肾不足，冲任失调，经脉阻塞，故见乳房肿块，经前加重，经水一行，气机得舒，故经后缓减；肝肾亏虚，气血虚弱，故腰酸乏力，神疲倦怠，头晕耳鸣；阻滞经脉，不通则痛，上则乳房气血凝结而发病，下则经水逆乱而月经失调，甚则闭经；舌淡，苔白，脉沉细为气血不足之象。

【护理诊断】

1. 疼痛：乳房疼痛　与冲任失调、肝气不舒有关。

2. 疲乏：神疲倦怠　与冲任失调、气血虚弱有关。

【施护法则】调摄冲任。

【护理措施】

1. 起居之处注意防寒保暖，防止外邪入侵。

2. 密切观察肿块的大小、质地、活动度、疼痛的性质、与月经周期变化的关系。

3. 清淡饮食，忌食生冷、肥甘厚腻、辛辣刺激的食物，多食蔬菜、水果，适当可以服用调理气血的食物，例如：大枣、红糖等。

4. 稳定患者心态，鼓励患者进行柔缓的传统健身运动，例如：太极拳、八段锦等以强身健体，促进气血运行。

5. 腰酸、神倦者可按摩足三里、气海、涌泉穴以补脾肾；乳房胀痛，配合推拿按摩，取乳根、天溪、食窦，膻中穴，用揉法、摩法；按揉风池、天宗、肝俞、肾俞、脾俞；提拿肩井穴，或按揉行间至太冲，或自乳头向下直按推至第 7~8 肋间的期门穴 36 次，并于期门穴上轻揉 72 次。

三、健康教育

1. 定期做自我检查乳房，注意有无迅速增长或质地变硬的单个肿块出现，一旦出现这类肿块，应高度怀疑恶变的可能。对于有乳癌家族史等危险因素的妇女，更应定期体检（3 个月复查 1 次，特别是未排除乳癌可能的患者，应进行多次短期随诊，并做耐心细致的解释工作）。

2. 劳逸结合，保持良好的心情及睡眠习惯，适当控制脂肪类的摄入，可适当补充维生素。

3. 平时可用胸罩托起患乳，以缓解胀痛；如有溢液者，保持局部清洁干燥，勤换内衣，以免外邪入侵。

4. 积极治疗月经失调等妇科疾患和其他内分泌疾病。

第八节 痔

痔，是直肠末端黏膜下和肛管皮下的静脉丛发生扩大、曲张所形成的柔软静脉团，又称痔疮，以便血、脱出、肿痛为主要临床表现。男女老幼皆可发病，以 20~40 岁成人为多发。根据其发病部位不同，临床上可分为内痔、外痔、混合痔。现代医学的痔可参照本节辨证施护。

一、病因病机

痔是由于外感、情志内伤、劳倦过度、饮食不节、长期便秘、泻痢日久、妇女妊娠等原因，导致脏腑阴阳失调，气血运行不畅，经络受阻，燥热内生，热与血相搏，瘀血浊气结滞不散，筋脉懈纵而成。本病病位在肛门直肠，病机为脏腑功能失调，气血湿热瘀滞于下。

二、辨证施护

内　痔

内痔是指发生于肛门齿线以上，直肠末端黏膜下的静脉丛扩大、曲张所形成的柔软静脉团。内痔是肛门直肠最常见的疾病，好发于截石位的 3、7、11 点处，通常又称为母痔，其余部位发生的内痔则称为子痔。其主要临床表现是便血、痔核脱出及肛门不适感。初起常以无痛性便血为主要症状，血液与大便不相混合，多在排便时出现手纸带血、滴血或射血。出血呈间歇性，饮酒、过劳、便秘、腹泻等诱因常使症状加重，出血严重者可出现继发性贫血。随着痔核增大，在排便时可脱出，若不及时回纳可形成内痔嵌顿。患者常伴有大便秘结，内痔持续脱出时，有分泌物溢出，并可有肛门坠胀感。由于病程和病情的不同，可分为 4 期。

Ⅰ期：痔核较小，不脱出，以便血为主。

Ⅱ期：痔核较大，大便时可脱出肛外，便后自行回纳，便血或多或少。

Ⅲ期：痔核更大，大便时痔核脱出肛外，甚者行走、咳嗽、喷嚏、站立时也会脱出，不能自行回纳，须用手推回，或平卧、热敷后才能回纳；便血不多或不出血。

Ⅳ期：痔核脱出，不能及时回纳，嵌顿于外，因充血、水肿和血栓形成，以致肿痛、糜烂和坏死，即嵌顿性内痔。

（一）风伤肠络

【临床症状】大便带血、滴血或喷射状出血，血色鲜红，大便秘结或有肛门瘙痒，舌红、苔薄白或薄黄，脉浮数。

【辨证分析】外感六淫，化热生风，或肝郁化热生风，风热下迫，灼伤肠络，出现便血，血色鲜红；风性善行，则下血或暴急呈喷射状；风热下冲，肠燥津亏，则大便秘结；风邪致病，则肛门瘙痒；舌红，苔薄白或薄黄，脉浮数为风热之象。

【护理诊断】

1. 焦虑　与风热伤于肠络致便血有关。

2. 便秘　与热伤津亏、肠腑传导失司有关。

【施护法则】清热凉血，祛风润燥。

【护理措施】

1. 病室温湿度适宜，宜通风、凉爽；保持肛门及会阴部清洁。

2. 密切观察患者排便情况，有无排便困难，便血时是大便带血还是便后滴血、喷血，出血的色、质、量及伴随症状。

3. 饮食宜稀、软、烂、少渣，选用米粥、藕粉、蛋羹、细挂面等高热量、高维生素的清淡饮食，少食多餐，忌辛辣、刺激、炙烤之物，可用绿豆、苦瓜、芹菜、马蹄等清热凉血之品。

4. 便血者，遵医嘱可给鲜生地黄、地榆炭等中药煎水代茶冷饮。可选用清热凉血的中药，如牡丹皮、生地黄等进行局部熏洗，温度控制在43~46℃，每天2次，每次15~20分钟。

5. 穴位按摩取天枢、胃俞、足三里、中脘、支沟等穴；耳穴贴压取直肠、大肠、脾、胃、皮质下等穴；刮痧则刮背脊部膀胱经腰骶段，大肠俞刮至出痧，刮督脉腰阳关到长强至潮红或至出痧，刮肚脐两侧天枢、大横穴至出痧。

6. 便秘者养成定时排便的习惯，以坐便为好，如蹲厕，不宜过久，遵医嘱进行中药保留灌肠；肛周瘙痒者，遵医嘱中药熏洗、中药外敷。

（二）湿热下注

【临床症状】便血，色鲜红，量较多，肛内肿物外脱，可自行回纳，肛门灼热，重坠不适，舌红，苔黄腻，脉弦数。

【辨证分析】湿邪外侵，日久化热，或久食肥甘，湿热内生，下迫大肠，灼伤血络，则便血量多，色红；湿性重浊，湿热互结，肠道气机不畅，瘀血浊气结滞不散，则肛内有块物脱出，肛门灼热，重坠不适；舌红，苔黄腻，脉弦数为湿热之象。

【护理诊断】焦虑　与湿热下注，迫血妄行致便血有关。

【施护法则】清热利湿止血。

【护理措施】

1. 病室宜凉爽，避免湿热环境。急性发作期宜采取侧卧位休息。

2. 观察出血的色、质、量及伴随症状；观察脱出物的大小、颜色，脱出的痔核表面有无糜烂、分泌物、坏死；指导患者便后及时清洗，保持局部清洁舒适。

3. 宜食清热利湿、收敛、止血之品，如菜花、赤小豆、绿豆、薏苡仁、小米等。

4. 便血量较多者，会出现焦虑、恐惧的心理，应做好安慰和解释，帮助患者了解疾病的发生、发展与转归，增强治愈的信心。

5. 可用清热利湿止血的中药坐浴，如：地榆、槐花、侧柏叶，温度控制在43~46℃，每天2次，每次15~20分钟，以缓解症状，防止并发症的发生。

6. 出血甚者绝对卧床休息，减少活动，改变体位时宜缓慢。遵医嘱给予止血药，及时观察药物的作用及副作用。

（三）气滞血瘀

【临床症状】肛内肿物脱出，甚或嵌顿，肛管紧缩，坠胀疼痛，甚或肛缘水肿、血栓形成，触痛明显；舌质红或暗红，苔白或黄，脉弦细涩。

【辨证分析】气机郁滞日久，气滞则血凝，血脉瘀阻于肛门，出现肛内块物脱出，坠胀疼痛，甚者血栓形成，触痛明显；舌质红或暗红，苔白或黄，脉弦细涩为气滞血瘀之征。

【护理诊断】

1. 疼痛：肛门坠痛　与气机阻滞，脉络瘀阻有关。

2. 恐惧　与气滞血瘀致剧痛有关。

【施护法则】行气活血。

【护理措施】

1. 病室宜偏温，空气新鲜流通；宜穿干净、柔暖、宽松、透气性好的纯棉内裤，平素使用柔软手纸，指导患者便后及时清洗肛周，保持局部清洁舒适。

2. 观察患者肛门疼痛的性质、强度、伴随症状和持续时间；询问患者排便后有无肿块脱出，能否自行回纳，是否需要手推回，有无肿物嵌顿；观察脱出物的大小、颜色，脱出的痔核表面有无糜烂、分泌物、坏死。

3. 宜食行气活血的食品，如山楂、木耳、桃仁、番茄、黑米等。

4. 患者因剧烈疼痛，易产生恐惧心理，护理人员应耐心解释，使其增加对疾病的了解，指导患者采用放松疗法，如缓慢呼吸、全身肌肉放松、听舒缓的音乐。

5. 可用清热利湿，行气活血的中药坐浴或熏洗，如：三七、茜草、蒲黄等，温度控制在43~46℃，每天2次，每次15~20分钟。

6. 如发生嵌顿或突发血栓外痔，应及时报告医生，协助处理。协助疼痛的患者取舒适体位，遵医嘱给予止痛药；也可予以穴位按摩：取足三里、承山等穴；耳穴贴压取肛门、直肠、神门等穴；中药熏洗等。

（四）脾虚气陷

【临床症状】肛门松弛，痔核脱出无法自行回纳，须手法复位，便血色鲜或淡；伴面色少华，神疲乏力，少气懒言，纳少便溏；舌质淡，边有齿痕，苔薄白，脉弱。

【辨证分析】劳倦过度，或妇人多产，或久泻久痢，或饮食不节等，导致脾气虚弱，中气不足，故肛门松弛，痔核脱出无法自行回纳；气虚，气不摄血，故便血，色淡；面色少华，神疲乏力，少气懒言，纳少便溏均为脾虚气陷之象；舌质淡，边有齿痕，苔薄白，脉弱为脾气亏虚之象。

【护理诊断】

1. 焦虑　与气不摄血致便血有关。

2. 活动无耐力：少气懒言　与气虚有关。

【施护法则】补中益气，升阳举陷。

【护理措施】

1. 注意保暖，室温可稍高，避免劳累，多休息。

2. 观察出血的色、质、量及伴随症状；脱出物的大小、颜色，脱出的痔核表面有无糜烂、分泌物、坏死。

3. 饮食宜补益气血的食物，如山药、红枣、桂圆、党参粥、黄芪粥等，宜少食多餐。

4. 做好患者的情志护理，减轻心理压力。

5. 出现痔核轻微脱出时，指导患者手指涂抹润滑油，轻轻将其回纳，回纳后平卧休息20分钟；如发生嵌顿，及时报告医生，协助处理。对肛内肿物反复脱者，先选用手法回纳，避免嵌顿，配合艾灸长强穴，同时教会患者康复后进行肛门功能锻炼。

6. 可用温经止血的中药坐浴或熏洗，如艾叶、炮姜等，温度控制在43~46℃，每天2次，每次15~20分钟。

外　痔

外痔发生于肛管齿线之下，多由肛缘皮肤感染，或痔外静脉丛破裂出血，或反复感染、结缔组织增生，或痔外静脉丛扩大曲张而成。其特点是自觉肛门坠胀、疼痛，有异物感。由于临床症状、病理特点不同，可分4种。

炎性外痔：因肛缘皮肤破损或感染，使其局部产生红肿、疼痛，伴肛门异物感。

血栓性外痔：痔外静脉破裂出血，血液凝结于皮下，血栓形成而致的圆形肿物。其特点是肛门部突然剧烈疼痛，并有暗紫色肿块。

静脉曲张性外痔：痔外静脉丛发生扩大、曲张，在肛缘形成圆形或椭圆形的柔软团块。以坠胀不适感为主要表现。

结缔组织性外痔：因急慢性炎症反复刺激，使肛缘皮肤增生、肥大而成。痔内无曲张静脉丛，不出血。以肛门异物感为其主要症状。

（一）湿热蕴结

【临床症状】肛缘肿物坠胀、疼痛；便干，溲赤；舌红、苔黄，脉滑或数。

【辨证分析】饮食不节，过食辛辣，致湿热蕴结于肛门，气血凝聚不散，出现肛缘肿物，坠胀、疼痛；舌质红，苔黄，脉滑或数为湿热下注之象。

【护理诊断】疼痛：肛门坠痛　与湿热蕴结，气血凝聚有关。

【施护法则】清热利湿，散结止痛。

【护理措施】同内痔。

（二）血热瘀阻

【临床症状】肛缘肿物突起，其色暗紫，疼痛剧烈难忍，肛门坠胀；伴口渴，便秘；舌紫、苔薄黄，脉弦涩。

【辨证分析】血热互结，凝结成块，瘀阻于肛门，故见肛缘肿物突起，其色暗紫；血热瘀阻，不通则痛，故疼痛剧烈难忍，肛门坠胀；口渴，便秘，舌紫、苔薄黄，脉弦涩为血热瘀阻之征。

【护理诊断】疼痛：肛门肿痛　与血热瘀阻有关。

【施护法则】清热凉血、散瘀止痛。

【护理措施】同内痔。

混 合 痔

混合痔是指内、外痔静脉丛曲张，相互沟通吻合，使内痔部分和外痔部分成为一体者。临床表现具有内痔、外痔的双重症状。辨证施护可参见内痔和外痔的相关内容。

三、健康教育

1. 起居有常，劳逸结合，加强锻炼，增强体质，促进全身气血流畅和增加肠道蠕动。采用导引法、提肛运动等方法加强肛门功能锻炼，是防治痔的有效方法之一。

2. 调畅情志，保持心情舒畅，避免不良情绪的干扰。

3. 注意饮食卫生，少食辛辣、刺激、煎炸之品，多吃蔬菜水果，以助大便通畅。

4. 预防便秘，养成定时排便习惯，避免长时间久坐、久立、久蹲厕及负重远行。

5. 保持肛门清洁，常用温水清洗肛门，勤换内裤，便纸要柔软，防止擦伤。有痔核脱出时应及时回纳，可用热敷、卧床休息、外涂润滑剂、提肛等方法。便血量较多时应停止排便，可用棉球填塞压迫止血，出血不止或回纳困难者应及时到医院诊治。

6. 积极治疗高血压病、门静脉高压症、糖尿病等全身性疾病，以防继发肛瘘、肛周湿疹等。

（李　超）

答案解析

目标检测

单选题

1. 诊断痈最主要的依据是 （ ）

    A. 患处肿块　　　　　　　　　　　　　B. 红、肿、热、痛，光软无头

    C. 范围在 6～9 厘米　　　　　　　　　D. 易脓，易溃，易敛

    E. 不损伤筋骨

2. 发于下肢的丹毒主要的致病因素是 （ ）

    A. 火邪　　　　B. 风邪　　　　C. 燥邪　　　　D. 寒邪　　　　E. 湿热之邪

3. 丹毒的主要症状是 （ ）

    A. 肢体坏疽　　　　　　　　　　　　　B. 皮肤突然发红成片

    C. 肢体肿胀　　　　　　　　　　　　　D. 四肢冰冷

    E. 皮肤苍白

4. 褥疮的好发人群是 （ ）

    A. 儿童　　　　B. 中年人　　　　C. 老年人　　　　D. 长期卧床　　　　E. 大手术后

5. 乳癖的病机要点是 （ ）

    A. 肾阳不足　　　　　　　　　　　　　B. 肾阴亏虚

    C. 肝气郁结　　　　　　　　　　　　　D. 心火亢盛

    E. 脾气虚弱

6. 湿疮的主要特点是 （ ）

    A. 真菌性皮肤病　　　　　　　　　　　B. 细菌感染性皮肤病

    C. 自身免疫性皮肤病　　　　　　　　　D. 病毒感染性皮肤病

    E. 过敏性炎性皮肤病

7. 急性湿疮的主要皮损是 （ ）

    A. 苔藓样变　　　　　　　　　　　　　B. 脱屑样变

    C. 水泡样变　　　　　　　　　　　　　D. 丘疱疹

    E. 脓疱疹

8. 药毒的病机要点是 （ ）

    A. 感受风温、风热之邪　　　　　　　　B. 湿热火毒内生

    C. 禀赋不耐，邪毒侵犯　　　　　　　　D. 脾虚健运，水湿内停

    E. 肾气亏虚，失于温养

9. 下列不符合瘾疹临床特点的是 （ ）

    A. 瘙痒性风团　　　　　　　　　　　　B. 发无定处

    C. 骤起骤退　　　　　　　　　　　　　D. 退后不留痕迹

    E. 多发水泡

10. 患者，男，26 岁。进食辛辣及饮酒后出现便血，呈喷射状，色鲜红，无疼痛，便时肛门内无物

脱出。其最可能的诊断是（ ）

  A. 肛瘘   B. 肛裂   C. 内痔   D. 肛管直肠癌   E. 直肠息肉

11. 预防痔疮发生的护理措施有（ ）

  A. 养生良好的排便习惯，多食蔬菜水果，防止便秘

  B. 注意饮食调理，多吃纤维多的食物，忌辛辣、刺激性食物，少食海腥发物、肥甘厚味、油炸之品

  C. 加强身体锻炼，增强体质，避免久坐、久立，适当变换体位，促进血液循环和肠蠕动

  D. 多练习提肛运动，以改善肛门部的血液循环，锻炼肛门括约肌的功能

  E. 积极治疗高血压病、门静脉高压症

12. 药毒的主要症状有（ ）

  A. 麻木   B. 疼痛   C. 皮肤发疹   D. 水疱   E. 瘙痒

书网融合……

本章小结

题库

第四章　妇科病证护理

PPT

📖 学习目标

知识要求：

1. 掌握　妇科常见病证的概念、辨证施护要点。

2. 熟悉　妇科常见病证的病因病机、健康教育内容。

3. 了解　妇科常见病证的辨证分析。

技能要求：

1. 熟练运用妇科常见病证的中医护理操作技术。

2. 学会运用中医护理基本知识解决常见妇科病证的护理问题。

素质要求：

1. 尊重患者，体恤关爱患者。

2. 注重保护患者的隐私。

　　妇科病证护理是以中医学基础理论为指导，运用中医思维，阐述妇科常见病证的病因病机、辨证施护及健康教育等内容。本章选择月经不调、痛经等 5 种常见病证，分别就其基本概念、病因病机、中医护理评估、护理诊断、施护法则、护理措施及健康教育等内容进行阐述。

⇒ 案例引导

　　案例　患者，女，18 岁，学生。初诊日期：2015 年 1 月 5 日。患者自诉经期或经后小腹隐隐坠痛，喜按，月经量少，色淡，质清稀；面色无华，神疲乏力；纳、眠与二便正常；舌淡，苔薄白，脉细无力。

　　讨论　1. 患者目前的主要中医护理诊断有哪些？

　　　　　　2. 为减轻患者的临床症状，护士可采取哪些中医护理措施？

第一节　月经不调

　　月经不调是以月经的周期、经期、经量、经色及经质异常为主要临床表现的疾病。周期改变者，有月经先期、月经后期、月经先后不定期；经期改变者，有经期延长、经期过短；经量改变者，有月经过多、月经过少。本节主要介绍月经先期、月经后期、月经先后不定期。西医学的异常子宫出血、盆腔炎、子宫肌瘤、子宫内膜异位症、子宫内膜结核、子宫内膜炎等引起月经不规则为主要表现的疾病，均可参照本节辨证施护。

一、病因病机

　　月经的产生是脏腑、天癸、气血、冲任共同作用于胞宫的结果。脾、肝、肾三脏与月经的产生关系最为密切，若脾肾不足或肝郁气滞，或血寒、血热，或痰湿阻滞等，使冲任失调，气血失常，则可使月经或先期而至，或后期迟至，或先后无定期，发展为月经不调。

1. 月经先期　多因脾气虚或肾气虚，冲任不固，经血失统，或热扰冲任（阴虚、阳盛或肝郁化热），血海不宁，遂致月经提前而至。

2. 月经后期　多因血虚、肾虚、阳虚，导致精血不足，冲任不充；亦可因寒凝、气滞、痰湿，阻滞冲任导致血行不畅，冲任受阻，血海不能按时满溢而致月经后期而来。

3. 月经先后无定期　多因肾虚、脾虚，肝郁气逆，冲任失调，血海蓄溢失常，而致月经先后无定期。

二、辨证施护

（一）脾气虚

【临床症状】经期提前，色淡，清稀，面色萎黄，神疲乏力，四肢倦怠，气短懒言，小腹空坠，纳呆，便溏，脘腹胀闷，舌淡红，苔薄白，脉缓弱。

【辨证分析】脾气虚弱，统血无权，冲任不固，故月经提前而至且量多；气虚火衰，血失温煦，则经色淡，质清稀；脾虚中气不足，故神疲肢倦，气短懒言，小腹空坠；运化失司，则纳少便溏；舌淡红，苔薄白，脉细弱均为脾虚之征。

【护理诊断】

1. 活动无耐力　与脾气虚有关。

2. 腹泻　与脾虚失运有关。

【施护法则】健脾益气、摄血固冲调经。

【护理措施】

1. 观察月经来潮的时间、色、质、量，以及经期的不适症状，有无出血倾向。

2. 居室环境宜温暖干爽，阳光充足，不宜久居湿地；经期应劳逸结合，注意休息；节制房事，经期严禁行房事、游泳等。

3. 经期勿食生冷之品，饮食宜富有营养，多食益气养血之物，如鱼、肉、蛋、奶、红枣、木耳、动物肝脏、菠菜等，还应选择党参、莲子、芡实、淮山、黄芪等具有健脾益气功效的中药制成药膳，如参芪白莲粥、山药羹等，从而达益气摄血之功。

4. 汤药宜温服，调经药宜在行经前数天开始服用。

5. 可用艾条灸足三里、气海、关元等穴，每穴 5~7 分钟，每天 2 次；用白术、当归、扁豆、黄芪各 20 克炒热后装入厚布袋中，药熨脾俞、神阙、气海、关元等穴，每次选 2~3 穴，每次 20~30 分钟；可选子宫、卵巢、内分泌、脾等穴位耳穴埋豆，每天按压 4~5 次，每次每穴按压 10~15 次，隔天更换一次。

（二）肾气亏虚

【临床症状】月经提前或延后或先后无定期，经量或多或少，色暗淡，质清稀，或带下清稀，精神不振，面色晦暗，腰膝酸软，头晕耳鸣，小便频数清长或夜尿频，舌质淡，苔白，脉沉细弱。

【辨证分析】冲任之本在肾，肾气不足，封藏失司，冲任不固，故月经提前而至，经量增多；但肾虚致精血不足，故月经或延后或先后无定，经量少；肾气不足，肾阳虚弱，血失温煦，则经色淡暗、质清稀；肾府失荣，筋骨不坚，故腰膝酸软；头晕耳鸣、面色晦暗、舌淡暗、脉沉细均为肾虚之征。

【护理诊断】

1. 疲乏　与肾虚精血不足有关。

2. 活动无耐力：腰膝酸软　与肾虚致肾府失荣、筋骨不坚有关。

【施护法则】补肾益气调经。

【护理措施】

1. 注意观察月经的量、色、质。

2. 居室环境偏温，平时做到起居有常，房事有节；经期应劳逸结合，多休息。

3. 宜多食益肾固冲之品，如核桃、猪腰、韭菜、河虾、紫河车、桑椹、黑芝麻、黑米、海参等，可选择核桃黑芝麻糊、枸杞羊肾粥、杜仲腰花等药膳。

4. 汤药宜温服。

5. 关爱患者，以免因情志不畅伤及五脏。

6. 可用隔附子饼灸神阙、气海、关元等穴，每穴 5 ~ 7 壮，每天 2 次；选子宫、内分泌、肾、肝等穴进行耳穴埋豆，每天按压数次，每次每穴按压 10 ~ 15 次，隔天更换一次；用拇指按揉肾俞、命门、气海、关元、三阴交、太溪等，每穴 2 ~ 5 分钟，以透热为度，每天 1 次。

（三）阳盛血热

【临床症状】月经提前，经量多或正常，色鲜红或紫红，质黏稠，面色红，唇赤或口渴，或心烦，小便短黄，大便燥结，舌质红，苔黄，脉数或滑数。

【辨证分析】阳盛则热，热扰冲任、胞宫，冲任不固，经血妄行，故月经提前来潮，经量增多；血为热灼，则经色深红或紫红、质稠；热邪扰心则心烦；热盛伤津则口渴、尿黄便燥；面红唇赤，舌红、苔黄、脉数，均为热盛于里之征。

【护理诊断】

1. 有失血的危险 与热扰冲任血海，致经量增多有关。

2. 便秘 与热邪伤津有关。

【施护法则】清热凉血，固冲调经。

【护理措施】

1. 注意观察月经的量、色、质。

2. 室温不宜过高，注意病室通风，保持环境安静；经期应劳逸结合，多休息；注意经期个人卫生，避免感染。

3. 饮食上宜选择清热、滋阴、止血、补血之品，如新鲜蔬菜、黑木耳、莲子、莲藕、绿豆、雪梨、西瓜、冬瓜、荷叶、荸荠、甘蔗等；忌烟酒辛辣、温燥助阳之品；可选用青蒿、牡丹皮、茶叶、冰糖泡茶饮，具有养阴清热调经作用。

4. 关爱患者，避免情志刺激，五志过极化火。

5. 汤药宜凉服。

6. 口渴甚者，可取鲜藕汁 200 毫升分次服用，以凉血祛瘀止血。

7. 热甚者可用刮痧板刮拭背部膀胱经的膈俞至胆俞，刮拭 20 ~ 30 次，以起痧为度；按摩膈俞、合谷、曲池、血海、三阴交等穴配合治疗，每穴按揉 3 ~ 5 分钟。

（四）阴虚血热

【临床症状】月经提前，经量少或正常（亦有量多者），色深红，质稠，伴有颧红，潮热，盗汗，五心烦热，口燥咽干，舌质红，苔少，脉细数。

【辨证分析】阴虚内热，热扰冲任，冲任不固，经血妄行，故经血提前；阴虚血少，故经血量少；若虚热伤络，血受热迫，经量可增多；血为热灼，故经色红而质稠，虚热上浮则两颧潮红；五心烦热、咽干口燥，舌红，苔少，脉细数，均为阴虚内热之征。

【护理诊断】焦虑 与阴虚火旺，内扰心神有关。

【施护法则】养阴清热，凉血调经安神。

【护理措施】

1. 注意观察月经的量、色、质。

2. 室温不宜过高，注意病室通风，保持环境安静；经期应劳逸结合，注意休息。

3. 宜食用养阴之品，如枸杞子、百合、沙参、麦冬、甲鱼、瘦猪肉、生地黄等，如怀山芝麻糊、生地黄鸡、龟肉炖虫草等。

4. 关爱患者，避免情志刺激，五志过极化火。

5. 汤药宜温凉服。

6. 可用刮痧板刮拭膈俞至胆俞，加血海、三阴交，每次刮 20～30 次，以起痧为度；可按揉合谷、曲池、外关、血海、三阴交等穴，每次每穴按揉 3～5 分钟，以透热为度，每天 1 次。

（五）肝郁血热

【临床症状】月经提前，经量或多或少，色深红或紫红，质稠，经行不畅，或有血块，或烦躁易怒，或胸胁胀闷，乳房、小腹胀痛，或口苦咽干，舌质红，苔薄黄，脉弦数。

【辨证分析】肝郁化热，热扰冲任，经血妄行，故月经提前；肝郁疏泄失调，血海失司，故经量或多或少；热灼于血，故经色深红或紫红；气滞血瘀，则经行不畅，或有血块；气滞肝经则少腹、胸胁、乳房胀痛；烦躁易怒，口苦咽干，舌红，苔薄黄，脉弦数，均为肝郁化热之征。

【护理诊断】疼痛：乳房、小腹胀痛　与肝郁气滞有关。

【施护法则】疏肝清热，凉血固冲调经。

【护理措施】

1. 注意观察月经的量、色、质及患者的情绪变化。

2. 室温偏温凉，注意病室通风，保持环境安静；加强经期个人卫生，避免感染。

3. 饮食上宜选择具有调理气机、疏肝解郁之品，如玫瑰花、金橘、柚子、陈皮、茴香菜、茉莉花、佛手、香橼等，如姜橘饮、柚皮醪糟等。

4. 关心体贴患者，避免情志刺激，肝郁气滞而加重症状。

5. 汤药宜凉服。

6. 用王不留行籽或磁珠胶布贴敷耳穴，选胸、腹、交感、肝、脾、内分泌等穴，每天按压数次，每次每穴 10～15 次，3～5 天换药一次；用刮痧板刮拭胸部两侧，由期门穴所在位置从正中线由内向外刮，刮拭 20～30 次，以起痧为度。

（六）血虚证

【临床症状】月经后期，量少，色淡红，质清稀，或伴有小腹绵绵作痛，或心悸少寐，头晕眼花，面色苍白或萎黄。唇舌淡白，脉细弱。

【辨证分析】营血亏虚，冲任不充，血海不能如期满溢，故月经周期延后，经量少；血虚赤色不足，精微不充故经色淡红，质清稀；血虚胞脉失养，故小腹隐隐作痛；血虚不能上荣于头面，故头晕眼花，面色苍白或萎黄；血虚不能养心，故心悸少寐，舌淡；血不充于脉则脉细弱。

【护理诊断】

1. 疼痛：小腹隐痛　与血虚胞脉失养有关。

2. 睡眠型态紊乱：少寐　与血虚不能养心有关。

3. 活动无耐力：心悸　与血虚不能养心有关。

4. 有受伤的危险　与血虚不能上荣致眩晕有关。

【施护法则】补气益血调经。

【护理措施】

1. 注意观察月经的量、色、质。

2. 居室宜偏温，避免吹对流风；坐卧起立宜缓慢，以防跌仆受伤；经期应多卧床休息。

3. 饮食上可选补血养血之品，如红枣、红豆、菠菜、花生、龙眼肉、阿胶、动物肝脏、乌骨鸡等，归芪炖母鸡、阿胶羊肝、菠菜猪肝汤、猪心枣仁汤、参归猪肝汤等药膳，以补益气血。

4. 汤药宜温服。

5. 可取中极、气海、三阴交配胃俞、脾俞行艾条灸法，每穴每次灸 15～20 分钟，以局部皮肤潮红为度。

（七）血寒证

【临床症状】月经后期，量少或正常，色暗有块，可伴有面色青白，畏寒肢冷，小腹冷痛拒按，得热痛减，舌质淡暗，脉沉迟。

【辨证分析】外感寒邪，或过食寒凉，血为寒凝，冲任滞涩，血海不能按时满溢，故经期错后，量少；寒凝冲任，故经色暗有块；寒邪客于胞中，气血运行不畅，"不通则痛"，故小腹冷痛；得热后气血稍通，故小腹痛减；寒邪阻滞于内，阳不外达则畏寒肢冷，面色青白；舌暗，脉沉迟或紧均为寒凝之征。

【护理诊断】疼痛：小腹冷痛　与寒邪客于胞中有关。

【施护法则】温经散寒调经。

【护理措施】

1. 注意观察月经的量、色、质。

2. 居室宜偏暖，避免吹对流风；经期应劳逸结合，多休息；适当增加衣被，不宜涉水、受凉。

3. 宜食温经活血行滞之品，如桃仁粥、艾叶生姜煮鸡蛋，忌生冷、苦寒、酸涩之品，多食鱼、肉、蛋、奶类食品，选用艾叶水煎去渣取汁加入洗净的大米、红糖熬成粥服用。

4. 汤药宜温服。

5. 可用花椒 15 克、艾叶 30 克、杜仲 20 克、当归 20 克、川芎 20 克、干姜 30 克、菟丝子 30 克、肉桂 10 克、熟附子 20 克、青盐 30 克煎水 1500 毫升，每晚临睡前泡足；可用隔附子饼法灸神阙、气海、关元、子宫、肾俞、命门等穴，每次选 3～5 穴；可用菟丝子 300 克、肉桂末 100 克、附子末 50 克、青盐 300 克，旺火炒至烫手后，倒入厚布袋，热熨肾俞、命门、腰阳关等穴 20～30 分钟，每天 1 次。

三、健康教育

1. 保持心情舒畅，消除紧张、忧虑等情绪，以利肝气条达、血行正常。

2. 劳逸适度，节制房事，防止损伤冲任。

3. 注意外阴及阴道卫生，内裤勤换勤洗，并在日光下暴晒，避免阴干。

4. 注意饮食调摄，忌食辛辣、热燥的食物以防扰动经血，使月经过多；忌食生冷、苦寒之品，以防胞宫受寒，导致月经过少、闭经等。

5. 适当体育锻炼，以助气血运行。

第二节　痛　经

妇女正值经期或经行前后出现周期性下腹痛，或伴腰骶酸痛，甚者剧痛昏厥，影响正常工作及生活，称为痛经，又称"经行腹痛"。痛经可分为原发性痛经和继发性痛经。原发性痛经多指生殖器官无器质性病变，故又称功能性痛经，多见于年轻未产女性。继发性痛经则多由生殖器官器质性病变所致，如子宫内膜异位症、盆腔炎或宫颈狭窄等。原发性痛经和继发性痛经均可参照本节辨证施护。

一、病因病机

痛经多因情志损伤，六淫为害或气血不足所致；病位在冲任二脉及胞宫，以"不通则痛"或"不荣则痛"为主要病机。经期前后，血海由满盈而泄溢，气血盛实而骤虚，子宫、冲任气血变化较平时急剧，易受致病因素干扰，致子宫、冲任气血运行不畅或失于濡养，不通或不荣而痛。经净后子宫、冲任血气渐复则疼痛自止。但若病因未除，素体状况未获改善，则下次月经来潮，疼痛亦可复发。临床常见气滞血瘀、寒凝血瘀、湿热瘀阻、气血虚弱及肝肾亏损五证。

二、辨证施护

（一）气滞血瘀

【临床症状】经前或经期小腹胀痛拒按，经行不畅，色紫暗，有血块，块下痛减；经前乳房胀痛；舌暗红或有瘀点、瘀斑，苔薄白，脉弦。

【辨证分析】肝失条达，冲任气血郁滞，经血不利，不通则痛，故经前或经期小腹胀痛拒按，经量少，经行不畅，色暗有块，块下气血暂通而疼痛暂减；肝郁气滞，经脉不利，故乳胀胸闷；舌紫暗、脉弦均属气滞血瘀之征。

【护理诊断】

1. 疼痛：小腹、乳房胀痛 与肝失条达、冲任气血郁滞有关。

2. 恐惧 与肝郁气滞致腹痛有关。

【施护法则】理气行滞，化瘀止痛。

【护理措施】

1. 观察患者面色、汗出、脉搏及疼痛程度、性质、部位、持续时间，观察伴随症状、阴道出血与分泌物的色质量等情况，以免发生昏厥。如有面色苍白、冷汗淋漓、血压下降、脉细等情况时立即报告医生，做好抢救准备。

2. 病室环境安静温暖；注意休息，避免过度劳体、劳神；避免冒雨涉水，注意保暖。

3. 饮食以清淡、富有营养为宜，经前、经期忌食生冷、寒性食物如生梨、西瓜等；平素宜多选用疏肝理气的食物，如萝卜、玫瑰花、佛手瓜、金橘、茴香菜、香橼等，经期可服用玫瑰花粥、砂仁粥、山楂红糖饮、姜菊饮等行气止痛之品。

4. 开导患者，使其保持乐观的心态，避免不良情志刺激加重肝郁。

5. 中药宜经前温服，恶心、呕吐者宜少量频服。

6. 可按揉太冲、章门、期门、肝俞、膈俞等穴以疏肝理气，每穴30分钟左右，或拿血海、三阴交，以酸胀为度；可取子宫、肝、皮质下、交感等穴行耳穴压籽，每天每穴按压4~5次，每次按压10~15分钟，隔天更换一次。

（二）寒凝血瘀

【临床症状】经前或经期小腹冷痛，得热痛减，色暗有血块；平素带下量多，质清稀，畏寒肢冷；舌暗或有瘀点、瘀斑，苔白或腻，脉沉紧。

【辨证分析】寒凝子宫、冲任，血行不畅，故经前或经期小腹冷痛，寒得热化，瘀滞暂通，故得热痛减；寒凝血瘀，冲任失畅可见月经推后，经色暗而有块；寒邪内盛，阻遏阳气，故面色青白、肢冷畏寒；舌、脉均为寒凝血瘀之候。

【护理诊断】疼痛：小腹痛　与寒凝子宫、冲任有关。

【施护法则】温经散寒，化瘀止痛。

【护理措施】

1. 观察患者面色、汗出、脉搏及疼痛程度、性质、部位、持续时间等情况。

2. 病室环境安静温暖，温湿度适宜；勿着凉、淋雨、涉水，注意保暖。

3. 饮食以温性、富有营养食物为宜，适量进食温补之品，如核桃、韭菜、刀豆、羊肉、狗肉、鹿肉等；经期可多食桂枝大枣山楂饮、田七炖鸡、蛋酒汤等温经散寒之品；经前、经期忌食生冷、寒性食物，如生梨、西瓜等。

4. 中药宜经前温服，恶心、呕吐者宜少量频服。

5. 腹痛甚时可热敷腹部，也可选食生姜红糖汤；可用花椒 15 克、艾叶 30 克、三棱 15 克、莪术 15 克、干姜 30 克、菟丝子 30 克、肉桂 10 克、青盐 30 克，煎水 1500 毫升，每晚临睡前泡足；可用隔附子饼灸气海、关元等穴，或用艾条灸足三里、血海、肾俞、命门等穴；可用菟丝子 500 克、花椒 100 克、青盐 500 克，旺火炒至烫手后倒入厚布袋，于肾俞、命门、腰阳关等处温熨 30 分钟。

⊕ 知识链接

痛经小贴士

月经来潮时，或经期前后，感到下腹疼痛，如何简单有效地预防呢？

1. 姜枣花椒饮　将生姜 24 克、大枣 30 克洗净，生姜切薄片同 90 克花椒和大枣 30 克一起加水煎成一碗，趁热饮用，具有温中止痛之功效。

2. 茱萸粥　将吴茱萸 2 克研为细末，用粳米先煮粥，待米熟后下吴茱萸末及生姜 2 片、葱白 2 茎，同煮为粥，具有温中散寒之功效。

（三）湿热瘀阻

【临床症状】经前或经期小腹疼痛或胀痛拒按，有灼热感，或痛连腰骶，经血暗红，质稠，或夹较多黏液；平素带下量多，色黄，质稠，有味，或低热起伏，小便黄赤；舌红，苔黄腻，脉弦数或滑数。

【辨证分析】湿热之邪，盘踞冲任子宫，气血失畅，经前血海气血充盈，湿热与血互结壅滞不通，故腹痛拒按，痛连腰骶，有灼热感；湿热扰血，故经量多或经期长，经色暗红质稠或夹较多黏液；累及任带，则带下异常；湿热缠绵，故伴低热起伏；小便黄赤、舌红、苔黄腻、脉滑数或弦数均为湿热蕴结之候。

【护理诊断】

1. 疼痛：小腹痛　与血热互结不通有关。

2. 体温过高　与湿热缠绵有关。

【施护法则】清热除湿，化瘀止痛。

【护理措施】

1. 观察患者疼痛程度、性质、部位、持续时间及伴随症状等情况。

2. 居室温偏凉，湿度适宜。

3. 饮食以偏凉性食物为宜，可选食西瓜、黄瓜、香蕉、猕猴桃、莴苣、葫芦、苦瓜等；还应多摄入清热除湿之品，如绿豆汤、薏苡仁粥、海米冬瓜、葫芦汤等。

3. 避免七情刺激。

4. 中药宜凉服，恶心、呕吐者宜少量频服。

5. 可按揉三阴交、阴陵泉、脾俞、血海等穴，每穴 3 ~ 5 分钟，每天 1 ~ 2 次。

（四）气血虚弱

【临床症状】经期或经后小腹隐隐坠痛，喜按，或小腹及阴部空坠，月经量少，色淡，质清稀；面色无华，神疲乏力；舌淡，苔薄白，脉细无力。

【辨证分析】气血不足，冲任亦虚，经行之后，血海更虚，子宫、冲任失于濡养，故经期或经后小腹隐隐作痛，喜按，气虚下陷则空坠不适；气血两虚，故经量少，色淡，质清稀；面色无华、神疲乏力、头晕心悸、舌淡、脉细无力皆为气血不足之象。

【护理诊断】

1. 疼痛：小腹坠痛　与气血不足有关。

2. 活动无耐力　与气血两虚有关。

【施护法则】补气养血，调经止痛。

【护理措施】

1. 观察患者面色、脉搏及疼痛程度、性质、部位、持续时间等情况。

2. 病室温湿度适宜；注意休息，避免过度劳体、劳神，房事有节；避免冒雨涉水，注意保暖；疼痛缓解后可适当参加一些户外活动。

3. 饮食以温补、富有营养为宜，可选食羊肉、红豆、红枣、花生等补气养血之品，或可适度炖服人参、淮山、黄芪、阿胶等；经前、经后可遵医嘱服用当归养血膏或羊肉当归汤。若脾胃功能较弱则不宜过用滋腻之品。

4. 关心、关爱患者，条畅情志。

5. 中药宜温服。

6. 可按揉脾俞、胃俞、足三里，每穴 3 ~ 5 分钟，每天 1 ~ 2 次；可用艾条灸脾俞、关元、足三里、中脘等穴，采用温和灸，每穴 3 ~ 5 分钟。

（五）肝肾亏损

【临床症状】经期或经后小腹绵绵作痛，伴腰骶部酸痛，月经量少，色淡暗，质稀；头晕耳鸣，失眠健忘，或伴有潮热；舌淡红，苔薄白，脉细弱。

【辨证分析】肾气虚损，冲任俱虚，精血本已不足，经行之后，血海更虚，子宫、冲任失养，故小腹绵绵作痛，肾府不荣则腰骶酸痛不适；精亏血少，故面色晦暗，经色暗淡，量少质稀薄；肾虚脑失所养，则见头晕耳鸣、健忘失眠。

【护理诊断】

1. 疼痛：小腹、腰骶酸痛　与肝肾亏虚冲任失养有关。

2. 有受伤的危险　与肾虚脑失所养致头晕有关。

【施护法则】补养肝肾，调经止痛。

【护理措施】

1. 观察患者的疼痛程度、性质、部位、持续时间及伴随症状等情况。

2. 居室环境安静舒适，注意休息，房事有节。

3. 饮食以补肝益肾之品为宜，可选食甲鱼、黑鱼、猪肝、鸡蛋、牛奶、核桃、桑椹、黑芝麻、海参等，平时可食用枸杞子、淮山、杜仲、黄精、何首乌等制成的食疗方。

3. 关爱患者，调畅其情志。

4. 汤药宜文火久煎，中药宜温服。

5. 可采用直擦背部督脉，横擦腰部肾俞、命门等穴，以透热为度；可用艾条灸肾俞、肝俞、太溪、复溜、三阴交、归来等穴，采用温和灸，每次选 3~4 穴，每穴 3~5 分钟；可取子宫、肝、肾、盆腔、交感等穴行耳穴埋豆，每天每穴按压 4~5 次，每次按压 10~15 分钟，隔天更换一次。

三、健康教育

1. 劳逸结合，生活规律，睡眠充足，经期避免过度劳累及剧烈活动。
2. 行经时少食生冷瓜果，勿涉冷水，忌坐卧潮湿之地；注意下腹保暖，避免寒冷刺激。
3. 注意个人卫生及外阴清洁，勤换卫生垫及内裤。
4. 行经期间禁止房事。
5. 加强体育锻炼，增强体质和抗病能力。

第三节　妊娠恶阻

妊娠恶阻是指妊娠期间，反复出现恶心、呕吐，进食受阻，甚则食入即吐症状的疾病。该病又称"妊娠呕吐""阻病""子病""病儿"等。大多出现在妊娠早期，也有极少数持续至妊娠晚期。若仅见恶心嗜酸、择食，或晨间偶有呕吐痰涎，为妊娠早期常有的反应，一般 3 个月后会逐渐自行消失，不属病态。若呕吐进行性加重，孕妇消瘦明显或变生他病影响胎儿发育，须尽早调治。现代医学的妊娠剧吐，可参照本节辨证施护。

一、病因病机

妊娠恶阻的病因为脾胃虚弱、肝胃不和，其病位主要在胃，与肝、脾有关。主要病机为冲脉之气上逆，胃失和降。如素体脾胃虚弱，受孕后，血聚胞宫以养胎，冲脉之气较盛，冲脉起于胞宫隶属于阳明，冲脉之气循经上逆犯胃，致胃失和降而发为恶阻；若脾虚痰饮内停，痰饮随之上泛而呕恶。或因抑郁、恼怒，致肝气郁结而化热，孕后血聚养胎，肝血益虚，肝火愈盛，火性炎上，上逆犯胃，胃失和降，遂致恶阻。临床常见脾胃虚弱、肝胃不和证。

二、辨证施护

（一）脾胃虚弱

【临床症状】妊娠期间，恶心、呕吐清水清涎或食物；脘腹坠胀，神疲思寐，纳差便溏；舌质淡，苔白润，脉缓滑无力。

【辨证分析】孕后阴血下聚养胎，冲脉之气上逆犯胃，胃失和降，故恶心呕吐不食；脾胃虚弱，运化失司，水湿内停随胃气上行，或湿聚成痰，故呕吐清水清涎，脘痞腹胀；中阳不振，清阳不升，则头晕体倦；舌淡，苔白，脉缓滑无力为脾胃虚弱之征。

【护理诊断】

1. 营养失调：低于机体需要量　与冲脉之气上逆犯胃有关。
2. 活动无耐力　与中阳不振，清阳不升有关。
3. 有体液不足的危险　与胃失和降，呕吐有关。

【施护法则】健脾和胃，降逆止呕。

【护理措施】

1. 观察呕吐物的色、质、量及患者食欲、口味、妊娠情况等，注意观察是否有腰腹疼痛、阴道流血等情况，防止发生胎漏、胎动不安、堕胎等；一旦发现血压下降、神志异常须及时报告医生救治。

2. 病室宜温暖，空气清新，注意腹部保暖；因妊娠初期嗅觉敏感，"恶闻食气"，故应清除室内一切诱因，避免呕吐；加强口腔护理，可用金银花煎水漱口；适当户外活动，以利脾胃气机舒展，但避免过劳及重体力劳动，并保证充分的休息和睡眠。

3. 饮食宜多食健脾和胃之品，如山药粥、大枣粥、黄芪猴头汤、人参猪肚汤、健胃益气膏等；忌食生冷及寒性食品，少量多餐，进食时间避开呕吐时段，可根据孕妇的喜好，注意食物的色香味搭配。

4. 避免思虑过度。

5. 中药浓煎，少量频服，宜热服，服药前用鲜生姜汁滴舌或滴入汤药中，以温中降逆止呕。

6. 呕吐剧烈者，应绝对卧床休息，可用生姜煎汤频服，以达到温中止吐的目的；亦可选择足三里、内关、中脘、合谷等穴进行穴位按摩，以健脾和胃止呕，每次每穴按揉 5 ~ 10 分钟，每分钟按压 15 ~ 20 次，以穴位处出现酸胀、发热为度。

（二）肝胃不和

【临床症状】妊娠期间，呕吐酸水或苦水；胸满胁胀，嗳气叹息，心烦口苦；舌红，苔黄，脉弦滑。

【辨证分析】素体气郁肝旺，孕后肝阴不足，肝阳偏亢，且肝脉挟胃贯膈，肝火上逆犯胃，胃失和降，则恶心、呕吐，恶闻油腻；肝胆互为表里，肝气上逆则胆火随之上炎，故呕吐酸水或苦水，烦渴口苦；肝热气逆，上扰空窍则头胀而晕；胸满胁痛，嗳气叹息，舌红，苔微黄，脉弦滑均为气郁肝旺之征。

【护理诊断】营养失调：低于机体需要量　与肝胃不和有关。

【施护法则】清肝和胃，降逆止呕。

【护理措施】

1. 注意观察患者的皮肤弹性、肤色以及大小便等情况，观察有无脱水、腰腹疼痛、阴道少量流血等症状。

2. 保持室内通风良好，空气清新，清除室内一切诱发呕吐的诱因；经常用温水或淡盐水漱口；头胀而晕者，宜卧床休息，保证睡眠充足。

3. 饮食宜选用酸性食物以抑肝止呕，如柑橘、乌梅、陈皮梅等，平时可咀嚼数粒砂仁，以和胃止呕；可用菊花、竹茹、黄芩水煎代茶饮，以清热理气和胃；或将鲜竹茹 30 克煎水取汁与粳米 50 克煮粥服食。

4. 开导患者，避免抑郁、恼怒等负面情绪，使其肝气条达，以助胃气下降。

5. 中药浓煎，少量频服，宜凉服，可加数滴鲜竹沥于汤药中再服用。

6. 可取皮质下、贲门、神门、交感、胃、肝等穴进行耳穴埋籽，隔天更换一次，耳穴贴压避免刺激三角窝的穴位，以免引起流产；呕吐剧烈者，可按揉足三里、内关等穴，以泄肝和胃。

三、健康教育

1. 紧张、恐惧的心情会加重呕吐，故应保持乐观的心态，消除忧患、郁怒。使血气调和，有利于胎儿发育。

2. 适当活动，如做保健操、散步、听音乐等，有助于增强体质，调和气血，增进食欲。

3. 注意孕期卫生，节制房事，慎起居，预防感冒发热。

4. 保持大便通畅，每天清晨冲服蜂蜜 2 匙；多食新鲜蔬菜、水果、牛奶、鸡蛋等营养丰富的食品；呕吐停止后，注意不宜饱餐，以免损伤脾胃。

5. 重视妊娠保健，定期进行孕期检查。

第四节　胎动不安

妊娠期间腰酸、腹痛、下腹坠胀，或伴有少量阴道流血者，称为胎动不安。早在《金匮要略·妇人妊娠病脉证并治》中即有"妊娠下血"的记载。隋·巢元方的《诸病源候论》首载"胎动不安"，并首次提出母病、胎病的原因及论治原则。宋·陈自明的《妇人大全良方》将本病的病因病机概括为"冲任气虚不能制约"。现代医学的先兆流产、早产、前置胎盘等病证均可参照本节辨证施护。

一、病因病机

胎动不安的主要病因为肾虚、气血虚弱、血热及血瘀，主要病位在胞宫，主要病机可概括为冲任气血不调，胎元失固。

1. 肾虚　父母先天不足，或房劳多产，大病久病，或孕后房事不节，伤及肾精，肾虚冲任受损，胎元不固而见胎动不安。

2. 气血虚弱　母体气血素虚，或久病耗气伤血，或孕后思虑过度，劳倦伤脾，气血生化不足，不能固摄滋养胎元而发为胎动不安。

3. 血热　患者素体阳盛血热或阴虚内热，或孕后过食辛热，或感受热邪，热伤冲任，扰及胎元，使胎元不固而致胎动不安。

4. 血瘀　宿有癥瘕瘀血占据胞宫，或孕后不慎跌仆闪挫，或孕期手术创伤，致气血不和，瘀阻胞宫、冲任，而发胎动不安。

二、辨证施护

（一）肾气亏虚

【临床症状】妊娠期阴道少量出血，色淡暗，腰膝酸软，下腹坠痛；或伴头晕耳鸣，小便频数，夜尿尤多，面色晦暗或有暗斑，或曾屡次堕胎；舌淡暗，苔薄白，脉沉细滑，尺脉弱。

【辨证分析】胞络系于肾，冲任之本亦在肾。肾虚冲任失固，蓄以养胎之血下泄，故阴道少量出血。肾失温煦，血失阳化，故色淡暗。肾虚胎元不固有欲坠之势，故腰酸腹痛下坠。肾虚胎失所系，故屡孕屡堕。头晕耳鸣、眼眶暗黑、舌淡暗、脉沉细滑、尺脉弱均为肾虚之征。

【护理诊断】

1. 焦虑　与肾虚冲任失固有关。

2. 排尿异常：小便频数　与肾虚气化不利有关。

3. 疼痛：下腹坠痛　与肾虚胎元不固有关。

4. 有感染的危险　与妊娠期阴道出血有关。

【施护法则】补肾益气安胎。

【护理措施】

1. 注意观察患者阴道出血的量、色及伴随症状，若腹痛阵发性加剧，阴道流血增多，或见胎块排出，应立即报告医生，及时处理。

2. 病室环境安静，室温宜偏温暖；胎动不安者须绝对卧床休息，直至阴道流血停止 3～5 天后；注意腰腹部保暖，腰部酸痛者可在腰部垫一软枕，以减轻不适感。

3. 饮食宜清淡、富营养、易消化，可选桑寄生、红枣、阿胶、核桃、杜仲、淮山、黑芝麻、核桃、猪腰等制作食疗方，如桑寄生红枣茶、杜仲核桃汤等；呕吐者可选食砂仁蒸鲫鱼汤；忌辛辣动火、生冷寒凉等碍胎之品。

4. 向患者讲解安胎与情志的关系，保持心情舒畅，避免过思伤脾；告知患者惊恐伤肾，避免惊恐刺激。

6. 中药宜饭前空腹温服，药后静卧少动，服药时如恶心欲呕，可滴服少许姜汁。

7. 腰腹坠痛者，可用菟丝子、桑寄生、黄芪、杜仲、青盐煎水泡足。

（二）气血虚弱

【临床症状】妊娠期，阴道少量出血，色淡红，质稀薄，小腹隐痛；神疲肢倦，面色少华，头晕眼花，心悸气短，唇甲色淡；舌淡，苔薄白，脉细滑或细弱无力。

【辨证分析】气血虚弱，冲任匮乏，不能载胎养胎，胎元不固，气不摄血，故见阴道出血。气虚系胞无力，血虚胞失濡养，故小腹空坠而痛。神疲肢倦、舌淡、苔白、脉细弱均为气血虚弱之征。

【护理诊断】

1. 焦虑 与冲任匮乏、气不摄血有关。

2. 活动无耐力：心悸气短 与气血虚弱有关。

3. 有受伤的危险 与脑失所养致眩晕有关。

【施护法则】补气养血，固肾安胎。

【护理措施】

1. 观察患者阴道出血的量、色及其他伴随症状。

2. 气血虚弱者，宜少说话，少会客，减轻疲劳；心悸气短者保证充足睡眠。

3. 饮食以补气养血、固冲安胎为主，多食血肉有情之品，如瘦肉、动物肝脏、鱼、牛奶、黑木耳等；饥饱有度，避免过饥、过饱，以免脾胃损伤；少食寒凉生冷之品，以免损伤脾阳，影响气血生化；可食用龙眼肉山药粥、参枣猪肝汤、参枣鸡汤、红枣桂圆瘦肉汤等；食物中可加入具有益气养血安胎功效的黄芪、党参、杜仲、续断等。

4. 关爱患者，避免不良情绪刺激。

5. 补益药宜用文火久煎，汤剂宜温服。

（三）血热扰胎

【临床症状】妊娠期，阴道出血，色鲜红，量或多或少；或腰腹坠胀作痛，伴五心烦热，口干咽燥，小便短黄，大便秘结；舌红，苔黄，脉弦滑数或弦细数。

【辨证分析】热邪直犯冲任，内扰胎元，胎元不固，热迫血溢，故妊娠期阴道下血。血为热灼故色鲜红或深红。热邪内扰，胎气不安，胎系于肾，故见腰酸。心烦不安、口苦咽干、舌红、苔黄、脉滑数均为血热之征。

【护理诊断】

1. 焦虑 与胎元不固、热迫血溢有关。

2. 疼痛：腰腹坠痛 与血热扰胎、胎气不安有关。

3. 便秘 与热邪伤津有关。

【施护法则】清热凉血安胎。

【护理措施】

1. 观察患者阴道出血的量、色及伴随症状。

2. 病室安静整洁，室温宜偏凉。

3. 饮食宜选择清热安胎之品，可食西瓜汁、生梨汁、藕汁、甘蔗汁、生地黄汁、鲜旱莲草汁等，忌牛、羊、狗肉等热性食物及烟酒、煎烤、辛辣刺激之品。

4. 指导患者学会养心神、畅情志，以免肝郁化火。

5. 汤剂宜温凉服。

6. 大便干燥或便秘者，可用适量蜂蜜加温开水调服，或食玉米、甘薯及香蕉等，避免通下或腰部按摩。

（四）跌仆伤胎（血瘀）

【临床症状】妊娠期外伤或宿有癥瘕史，腰酸，小腹胀坠，或阴道出血；舌黯有瘀斑，脉滑无力。

【辨证分析】跌仆闪挫，胎气受损，气血失和，故腹痛或少量阴道出血，血色暗红；胎居子宫，癥积瘀血碍其长养，胎元不固，故见腰酸腹痛下坠，阴道不时下血。舌暗有瘀斑，为血瘀之征。

【护理诊断】躯体移动障碍　与胎气受损、胎元不固有关。

【施护法则】补气活血安胎。

【护理措施】

1. 观察患者阴道出血情况。

2. 病室安静，室温宜偏温暖。

3. 饮食宜富有营养，易于消化，忌酸涩刺激性食物及壅阻气机之品。

4. 向患者讲解气机条达对健康的作用，指导患者自我控制情绪的方法。

5. 跌打损伤的药物多具有活血行气、舒筋通络的功效，故孕妇外伤后须严格遵医嘱用药，切不可擅自服用。

6. 若伤在腰腹以下，严禁局部外敷活血化瘀的膏药；便秘者忌用泻药。

三、健康教育

1. 指导患者做好孕期保健。

2. 妊娠早期及晚期禁房事，慎起居，生活规律，避免负重、攀高，防止跌仆。

3. 合理膳食，饮食宜富有营养，易于消化，保持大便通畅，避免努责扰动胎气；不吃变质食物，以免损伤脾胃。

4. 孕服宜宽松、柔软，勿紧身束腰，以免影响胎儿生长。妊娠期穿平底软质鞋，避免过劳、登高、负重。

5. 孕期出血时，应卧床静养；经治疗后，血止胎安，兼症消失，仍需观察2周。

6. 若安胎失败，或曾有堕胎、小产史者，应避孕3~6个月后再孕。加强身体锻炼，增强体质，消除紧张心理，防止堕胎再次发生。

7. 有滑胎史的患者，受孕间隔时间不宜太近，最好相隔1年或1年以上。

第五节　恶露不绝

产后血性恶露持续10天以上仍淋漓不尽者，称为产后恶露不绝，又称"恶露不尽""恶露不止"

"血露不尽"。现代医学的产后子宫复旧不全、子宫轻度感染、胎盘胎膜残留、晚期产后出血可参照本节护理。

一、病因病机

本病的主要病因有气虚、血瘀、血热，病位在冲任，主要病机为冲任失固，气血运行失常。素体气虚，产时失血耗气，产后劳倦耗气，致气虚冲任不固，血失统摄；或因产后寒邪入侵胞脉成瘀，或产后七情所伤，气滞血瘀，瘀血内阻，血不归经；或素体阴虚，产时失血伤津，产后感受热邪，或过服温燥等致热扰冲任，迫血下行。

二、辨证施护

（一）气虚

【临床症状】产后恶露逾期不止，量多或淋漓不止，色淡红，质清稀，无臭味；下腹空坠，神疲乏力，气短懒言，面色白；舌质淡，苔薄白，脉缓弱。

【辨证分析】气虚子宫失摄，故恶露过期不止而量多；气虚则阳气不振，血失温煦，故恶露色淡、质稀无臭；气虚下陷，故小腹空坠；气虚清阳不升则面色白；神疲懒言、四肢无力、舌淡苔薄白、脉细弱均为气虚之征。

【护理诊断】

1. 焦虑　与气虚冲任不固有关。

2. 有感染的危险　与气虚子宫失摄、恶露过期不止有关。

3. 活动无耐力：气短懒言　与气虚有关。

【施护法则】补气固冲止血。

【护理措施】

1. 观察产妇恶露的色、质、量、气味及伴随症状，注意有无臭味、血块及胞衣残留等，如见恶露过多，色红有血块，面色苍白，头晕自汗，心慌气短，伴腹痛者应及时报告医生。

2. 患者宜卧床休息，避免劳倦耗气；保持室内空气流通，病室宜温暖向阳，避免直接吹风，以防外邪乘虚而入；产后体虚易汗，更换湿衣时要注意防止受凉；保持外阴清洁，勤换卫生垫，每天清洗会阴；血量多时卧床休息，取半卧位，避免劳倦耗气，血量不多病情好转时鼓励患者起床走动，促进子宫收缩，以不引起疲劳为度。

3. 饮食宜多食益气健脾的食品，如黄芪蒸鸡、山药鸡肫、人参莲肉汤、黄精炖排骨，不宜过用滋腻之品，忌大补、过饱、生冷及辛辣刺激食物。

4. 调畅情志，保持心情舒畅，避免惊恐刺激。

5. 汤药宜饭前空腹温服，并注意观察药后恶露排出情况。

6. 小腹疼痛，可局部热敷或灸天枢、气海、归来、三阴交等穴位，采用隔姜灸或雀啄灸，每穴 5～10 分钟；或按揉脾俞、胃俞、关元等穴，每天每穴按压 3～5 分钟，每天 1～2 次，以补益气血。

（二）血热

【临床症状】产后恶露逾期不止，量较多，色红或深红，质稠，或如败酱，气秽臭；面红唇赤，咽干口燥，或有腹痛、便秘，或兼五心烦热；舌质红，苔燥或少苔，脉滑数或细数。

【辨证分析】产后失血伤津，阴液亏耗，虚热内生，热扰冲任、迫血下行，故恶露过期不尽，量亦多，色紫红，质黏稠而臭秽；虚火上炎则面红唇赤；阴液不足，津不上承，故口干咽燥；舌红，脉细数，皆为有热之象。

【护理诊断】

1. 焦虑　与热扰冲任、迫血下行有关。

2. 有感染的危险　与产后失血伤津、恶露过期不尽有关。

3. 便秘　与阴伤内热肠燥有关。

【施护法则】养阴清热，固冲止血。

【护理措施】

1. 观察产妇恶露的色、质、量、气味及伴随症状。

2. 保持室内空气流通湿润，室温偏凉，衣被适中，不宜过暖，但亦避免直接吹风，以防外邪乘虚而入。

3. 饮食宜多食新鲜水果，如莲藕、生梨、橘子、西瓜等，亦可选冬瓜、莴苣等食物；咽干口燥者可将藕汁 200 克、蜂蜜 200 克、生地黄汁 100 克拌匀后小火熬成膏，每次服半汤匙，口中含化慢慢咽下。

4. 调畅情志，保持情绪稳定，避免七情过极化火。

5. 汤药宜饭后偏凉服。

6. 可揉按子宫穴、太冲、大椎、合谷、外关、三阴交等穴，每天每穴按压 3~5 分钟，每天 1~2 次，以达到清热凉血之功效。

（三）血瘀

【临床症状】产后恶露逾期不止，量时多时少，色紫暗有血块，小腹疼痛拒按，块下痛减；胸腹胀痛；舌紫暗，边尖有瘀斑瘀点，脉弦涩。

【辨证分析】瘀血阻滞胞络、胞宫，新血不得归经，故恶露过期不尽，量少或多，色暗有块；瘀血阻滞，经脉不畅，故小腹疼痛拒按；舌紫暗或边有瘀点，脉沉涩，均为瘀血阻滞之征。

【护理诊断】

1. 焦虑　与瘀血阻滞、新血不得归经有关。

2. 疼痛：小腹痛　与瘀血阻滞有关。

【施护法则】化瘀固冲止血。

【护理措施】

1. 观察产妇恶露的色、质、量、气味及伴随症状。

2. 保持室内空气流通，注意保暖，避免直接吹风受凉；适当活动，促进气血运行。

4. 饮食宜食用活血化瘀之品，如田七、当归、玫瑰花、桃仁、益母草等制成药膳，如益母草粥（取益母草 30 克水煎取汁，粳米 100 克煮粥，待熟时加入益母草汁及适量红糖）或饮用生姜红糖水；忌食生冷及辛辣刺激食物。

5. 调畅情志，保持心情舒畅，以利气血运行，避免情志化火。

6. 汤药宜饭后温服，服用汤药后可加服红糖水。

7. 恶露量少伴腹痛，遵医嘱服益母草膏。

8. 可取三阴交、合谷、关元等穴，益母草膏穴位贴敷，每天每穴 1 贴，以达活血化瘀之效；血瘀腹痛者，可灸血海、三阴交、子宫、中极等穴。

知识链接

中国古代妇产科发展情况

中国古代医家历来重视妇女儿童的保健，留下了多部关于妇女病证的经典著作，除了经典的《黄帝内经》《伤寒杂病论》等有妇女疾病相关的篇幅外，还有很多妇科专著对后世影响巨大，如唐·昝殷著《经效产宝》为我国现存的第一部产科专著；宋·陈自明《妇人大全良方》对妇女经、孕、产、带的病因病机、辨证论治、调护等有详实的记载。明代赵献可的《邯郸遗稿》、张介宾所著的《景岳全书·妇人规》、清代的《叶天士女科证治秘方》、傅山所著的《傅青主女科》、陈修园所著的《女科要旨》等妇科专著对后世妇产科学影响深远。

三、健康教育

1. 调情志，慎起居，注意保暖，避受风寒。

2. 注意个人卫生，保持外阴清洁，卫生垫宜柔软洁净，勤换内裤，严防邪毒内侵。忌盆浴，戒房事。

3. 注意休息，避免情绪激动，防止五志化火。

4. 宣传产褥期生理卫生常识，鼓励患者起床活动，有助于气血运行和积滞在胞宫内的余血浊液排出，促进子宫收缩。

5. 饮食宜清淡、富营养。

6. 若恶露不止伴有其他症状时，及时就诊。

（熊江艳）

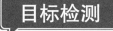

答案解析

一、单选题

1. 妊娠恶阻的病位在（　　）

　　A. 肝　　　　　　B. 胃　　　　　　C. 脾　　　　　　D. 肾　　　　　　E. 胞宫

2. 胎动不安的病因病机是（　　）

　　A. 冲任气血不调，胎元失固　　　　　B. 跌扑损伤

　　C. 血热　　　　　　　　　　　　　　D. 肾虚

　　E. 气血虚弱

二、多选题

1. 月经失调可出现月经周期改变，临床常见的类型有（　　）

　　A. 月经先期　　　　　　　　　　　　B. 月经后期

　　C. 经量过多　　　　　　　　　　　　D. 经期延长

　　E. 月经先后不定期

2. 月经的产生与哪些脏腑关系最密切（　　）

    A. 心　　　　　　　B. 肾　　　　　　　C. 脾　　　　　　　D. 肝　　　　　　　E. 肺

3. 下列疾病可参照恶露不绝辨证施护的是（　　）

    A. 产后子宫复旧不全　　　　　　　　　　　B. 子宫轻度感染

    C. 晚期产后出血　　　　　　　　　　　　　C. 胎盘胎膜残留

    E. 以上都不是

三、简答题

1. 寒湿血瘀证痛经如何护理？

2. 简述月经不调气滞证的辨证分析。

3. 简述胎动不安健康教育的内容。

书网融合……

    本章小结　　　　　　　　题库

第五章　儿科病证护理

PPT

📝 学习目标

知识要求：

1. 掌握　儿科常见病证的概念、辨证施护要点。

2. 熟悉　儿科常见病证的病因病机、健康教育内容。

3. 了解　儿科常见病证的辨证分析。

技能要求：

1. 熟练操作儿科常见病证的中医护理技术。

2. 学会运用中医护理基本知识解决临床常见儿科病证的护理问题。

素质要求：

1. 具有仔细观察患儿的责任意识。

2. 具备爱护患儿的爱心和耐心。

⇨ 案例引导

　　案例　患儿，男，3 岁 8 个月。初诊日期：2018 年 2 月 21 日。四肢抽搐 3 分钟。患儿发热、头痛，流涕 1 天，自服感冒药症状未减，之后出现高热，烦躁，继而突然双目上视，四肢抽搐，持续约 3 分钟后自行缓解。查体：体温 39.1℃，神清，咽充血明显，心肺无异常，神经系统检查无异常，舌质红，苔薄黄，脉浮数。

　　讨论　为预防患儿再次发作，可采取哪些护理措施？

　　儿科病证护理是以中医学基础理论为指导，运用中医思维，对临床儿科常见病证的概念、发病特点、病因病机、辨证施护及健康教育等内容进行阐述。它是临床开展中西医结合护理疾病的基础。本章选择 7 种常见儿科病证进行阐述。

第一节　肺炎喘嗽

　　肺炎喘嗽是小儿时期常见的肺系疾病之一，临床以发热、咳嗽、痰壅、气急、鼻扇为主要临床表现。重者可出现张口抬肩、呼吸困难、面色苍白、口唇青紫等症。本病一年四季均可发生，尤以冬春季多见，一般发病较急，有的来势凶猛，迅速出现心阳虚脱、内陷厥阴的变证。好发于婴幼儿，年龄越小，发病率越高，病情越重。本病若治疗及时得当，一般预后良好。现代医学的小儿病毒性肺炎、细菌性肺炎，以发热、咳嗽、气促、鼻扇为主要临床表现者，可参照本节辨证施护。

一、病因病机

　　肺炎喘嗽的病因有外因和内因。外因主要是外感风邪；内因常为肺脏娇嫩。病位主要在肺，常累及脾，严重者可内窜心肝。病机主要是肺气郁闭。风寒、风热之邪由皮毛口鼻而入，首犯肺卫，致肺气郁闭，清肃之令不行，出现发热、咳嗽、痰壅、气促、鼻扇等症。肺失肃降，则津液聚而成痰，痰湿阻肺，或痰热胶结，阻塞肺络。肺主治节，肺气郁闭，气滞血瘀，心血运行不畅，可致心失所养，心气不足、心阳虚衰的危重变证；亦可因邪热炽盛化火，内陷厥阴，出现动风证候。本病后期，可因邪气渐退，正气耗伤，而出现正虚邪恋之象。

二、辨证施护

常　证

（一）风寒闭肺

【临床症状】恶寒发热，无汗，咳嗽气急，痰稀色白，舌淡红，苔薄白，脉浮紧。

【辨证分析】风寒之邪外束于肌表，卫阳被遏，则见恶寒发热、无汗；风寒袭肺，致肺气郁闭，可致咳嗽气急；寒为阴邪，故痰稀色白；舌苔薄白，脉浮紧皆为表寒证候。

【护理诊断】

1. 体温过高　与外感风寒有关。

2. 气体交换受损：咳嗽气急　与风寒闭肺有关。

【施护法则】辛温宣肺，化痰止咳。

【护理措施】

1. 保持室内环境温暖，可用热水袋保温，避免对流风，避免复感风寒之邪。

2. 饮食宜温热，忌食生冷瓜果及肥甘油腻食物；宜食紫苏叶汁等疏散风寒之品。

3. 汤药宜热服，服药后进热粥或热饮，如姜糖水、葱白萝卜汤等促使发汗，加盖衣被，以取全身微汗，汗出后避免吹风，并用干毛巾及时将汗擦干，以免湿滞生寒。

4. 鼻塞时可揉搓鼻翼两侧。

（二）风热闭肺

【临床症状】发热恶风，微汗出，咳嗽气促，痰稠色黄，口渴欲饮，咽红，舌边尖红，苔薄黄，脉浮数。

【辨证分析】风热犯表，热郁肌腠，卫表失和，故见发热恶风，微汗出；风热袭肺，致肺气郁闭，故咳嗽气促；热邪伤阴，则口渴欲饮。咽红，舌边尖红，苔薄黄，脉浮数为风热之象。

【护理诊断】

1. 体温过高　与外感风热有关。

2. 气体交换受损：咳嗽气促　与风热闭肺有关。

【施护法则】辛凉宣肺，止咳化痰。

【护理措施】

1. 病室温度宜凉爽，患儿卧床休息，衣被不宜过暖，汗出当避风。

2. 密切观察体温、呼吸、脉搏变化。

3. 饮食宜清淡易消化，营养丰富，忌辛辣、刺激食物；宜多食梨、荸荠、萝卜等生津解渴之品。

4. 汤药宜温凉服。

5. 高热者，可用温水擦浴降温；咳剧时，可用金银花、枇杷叶泡水频饮；便秘者，可中药灌肠，或用大黄泡水饮服，使热从下泄；发生抽搐，掐人中、十宣，按压合谷、曲池等穴以醒神开窍、息风止痉。

（三）痰热闭肺

【临床症状】壮热，痰鸣，气促，喘憋，鼻翼扇动，烦躁不安；重证口唇发绀，摇身撷肚，舌红苔黄腻，脉滑数。

【辨证分析】痰热壅盛，故壮热烦躁，痰鸣；肺气郁闭故见气促喘憋，鼻翼扇动；舌红，苔黄腻，脉滑数为痰热之象。

【护理诊断】

1. 体温过高　与痰热壅盛有关。

2. 气体交换受损：气促喘憋　与痰热闭肺有关。

3. 有窒息的危险　与痰阻气道有关。

【施护法则】清热泻肺，涤痰定喘。

【护理措施】

1. 居室环境安静、凉爽，患儿卧床休息，衣被不宜太厚。

2. 密切观察患儿发热、气急、鼻扇、痰、面色、发绀等情况。

3. 饮食宜清淡易消化，忌食生冷瓜果、油腻煎炸之品。

4. 汤药宜温服或凉服，少量多次频服。

5. 喉间痰多气急，可服鲜竹沥，必要时予中药雾化吸入；对肺部有湿啰音者可用大黄、芒硝调成膏状摊在纱布上，外敷于后背湿啰音明显处。

6. 可用推拿手法如清肺平肝法减轻病症。

（四）痰浊闭肺

【临床症状】咳嗽气喘，喉间痰鸣，咯吐痰涎，胸闷气促，食欲不振，舌淡苔白腻，脉滑。

【辨证分析】痰浊壅阻，故咳嗽气喘，喉间痰鸣，咯吐痰涎；痰浊闭郁，气机阻滞，故胸闷气促，食欲不振；舌苔白腻，脉滑为痰浊之象。

【护理诊断】

1. 气体交换受损：咳嗽气喘　与痰浊闭肺有关。

2. 有窒息的危险　与痰热壅阻气道有关。

【施护法则】温肺平喘，涤痰开闭。

【护理措施】

1. 居室环境安静，温湿度适宜。

2. 观察患儿气急、痰的情况，以免气道痰阻窒息情况。

3. 饮食宜清淡易消化，忌食生冷瓜果及辛辣、油腻食物，少食多餐。痰多者取半卧位，协助翻身，轻拍背部，以利痰液排出。

（五）阴虚肺热

【临床症状】低热，或潮热盗汗，干咳无痰或少痰，面色潮红，口唇樱红，舌红少津，苔剥，脉细数。

【辨证分析】余邪留恋，肺阴不足，故低热，潮热盗汗，干咳无痰或少痰。舌红少津，苔剥，脉细数为阴虚之象。

【护理诊断】

1. 体温过高　与阴虚邪恋有关。

2. 气体交换受损：干咳　与阴虚内热有关。

【施护法则】养阴清热，润肺止咳。

【护理措施】

1. 居室温湿度适宜。

2. 观察患儿体温退降及咳嗽、出汗情况。

3. 饮食宜滋润之品，忌食煎炸、辛辣之物；宜用川贝粉蒸梨，有滋阴润肺止咳作用；或食用梨汁、甘蔗汁、萝卜汁、枇杷叶粥、玉竹粥等。

4. 若盗汗过多，用干毛巾随时擦干，湿衣服需及时更换，避免受凉。

5. 汗多者，可用五倍子粉用醋调成糊状，贴敷涌泉穴。

（六）肺脾气虚

【临床症状】病程迁延，低热起伏，咳嗽无力，痰多，气短多汗，面色淡白，纳差，大便溏薄，四肢欠温，舌淡苔薄白，脉弱无力。

【辨证分析】肺气虚则气短多汗，咳嗽无力，低热起伏。脾气虚则纳差，便溏，神疲乏力，四肢欠温。舌淡苔薄白，脉弱无力为气虚之象。

【护理诊断】

1. 体温过高　与正虚邪恋有关。

2. 气体交换受损：咳嗽无力　与气虚失宣有关。

3. 腹泻　与脾气虚有关。

【施护法则】补肺健脾，益气化痰。

【护理措施】

1. 避免居室阴暗潮湿，避免对流风，注意休息。

2. 饮食宜予健脾补气的食物，如红枣、山药、党参粥等，少食多餐，忌生冷、辛辣、刺激食物。

3. 汤药宜温服。

4. 汗出多者可用黄芪、浮小麦适量煎汤代茶饮；便溏腹泻者，可艾灸天枢、气海、足三里，或做腹部按摩。

变　　证

（一）心阳虚衰

【临床症状】突然面色苍白，口唇肢端发绀，气促加重，四肢厥冷，虚烦不宁，额汗不温，右肋下痞块，脉微弱虚数，舌淡紫，苔薄白。

【辨证分析】心阳虚衰，正气欲脱。心阳不能运行敷布全身，故面色苍白，四肢厥冷；阳气浮越，故虚烦不宁；肺气闭阻，影响心血运行，血液瘀滞，故发绀，舌淡紫；肝藏血，血郁于肝，故肝脏肿大。

【护理诊断】

1. 潜在并发症　心阳虚衰。

2. 气体交换受损：气促　与肺气闭阻有关。

【施护法则】温补心阳，回阳救逆。

【护理措施】

1. 发现患儿气喘加重，面色苍白或青紫，喘憋或呼吸不均匀，提示并发心阳虚衰，当及时给氧并立即报告医生。

2. 低盐饮食，少食多餐。

3. 汤药宜急煎，频频温服。

4. 稳定患儿情绪，避免烦躁。

5. 汗出较多，宜用干毛巾擦身后更换衣被。面白肢冷者注意保暖。

6. 可隔姜灸百会、气海、关元、神阙，以回阳固脱。

（二）邪陷厥阴

【临床症状】壮热，咳嗽气促，痰声辘辘，神昏谵语，四肢抽搐，颈项强直，舌红，苔黄腻，脉细数。

【辨证分析】邪热炽盛，内陷厥阴。陷心则神明失守，神昏谵语；陷肝则肝风内动，四肢抽搐，颈项强直。

【护理诊断】

1. 有窒息的危险　与痰阻气道有关。

2. 急性意识障碍：神昏谵语　与邪陷厥阴、神明失守有关。

3. 有伤害的危险　与肝风内动致抽搐有关。

4. 气体交换受损：气促　与肺气闭阻有关。

【施护法则】平肝息风，清心开窍。

【护理措施】

1. 居室环境宜安静。

2. 患儿平卧，头偏向一侧，解开衣领，将缠有纱布的压舌板置于口中，以防唇舌被咬伤，同时保持呼吸道通畅。

3. 汤药温服，并冲服紫雪丹或牛黄清心丸，丸药烊化后喂服，昏迷者可鼻饲。

4. 稳定患儿家属的情绪。

5. 抽搐者，掐人中，拿肩井、合谷、曲池等，以开窍止痉；症见壮热、谵语者，揉按大椎、曲池、合谷、内关等穴。

三、健康教育

1. 指导患儿家长掌握疾病的相关知识和护理要点，如保持病室环境的舒适、空气流通，尽量使患儿安静。

2. 介绍预防疾病和用药知识，对易患呼吸道感染的患儿，鼓励其多户外活动，加强体质锻炼，注意防寒保暖。

3. 指导家长合理喂养患儿，及时添加辅食，定期带患儿到医院进行体格检查，按时预防接种，在呼吸道疾病流行期间，尽量不去公共场所，以防交叉感染。

4. 指导家长合理用药，了解呼吸道感染常用药物的名称、剂量、用法及常见不良反应，使疾病在早期得到及时处理。

第二节　惊　风

惊风又名"惊厥"，俗称"抽风"，是儿科常见的急重病症，临床以抽搐伴神昏为主要特征，可由多种病因引起。一般分为急惊风、慢惊风两大类。凡起病急暴，属阳属实者，统称急惊风；病久中虚，属阴属虚者，统称慢惊风。本证一年四季均可发生，6岁以下小儿多发，年龄越小，发病率越高。现代医学的小儿惊厥可参照本节辨证施护。

一、病因病机

1. 急惊风　急惊风的病因为感受时邪、痰热积滞或暴受惊恐。其病变部位主要在心肝二经。外感六淫之邪以冬春之风邪，夏秋之暑邪为多。时邪由表入里，郁而化热化火，生痰生风，痰浊上扰，蒙蔽清阳，而见高热、神昏、抽搐等症，即为急惊风；饮食不节，或误食毒邪污染之食物，郁结肠胃，痰热内伏，气机不利，郁而化火，引动肝风，故见呕吐、腹痛、便闭、惊厥，或高热、呕吐、便溏、惊厥等；小儿神气怯弱，元气未充，如暴受惊恐，惊则伤神，恐则伤志，神志不宁，惊惕不安，或惊则气乱，恐则气下，气机逆乱致痰涎上壅，蒙蔽清窍，引动肝风而发为惊搐。

2. 慢惊风 慢惊风多见于大病久病之后，或因急惊治疗不愈。慢惊风的病因有先天禀赋不足，土虚木亢，脾肾阳虚，阴虚风动。其病变部位主要在脾、肾、肝。久吐、久泻，或暴吐、暴泻治疗不当，损伤脾胃，致使脾胃虚损，肝木亢盛，故而成惊；禀赋不足，脾肾阳虚，虚极生风，即"慢脾风"证；急惊风或温热病后期，迁延未愈，耗伤阴液，肾阴亏损，不能滋养肝木，筋失濡养，阴虚风动。

二、辨证施护

急 惊 风

（一）外感惊风

【临床症状】突然发热，咳嗽，头痛，呕吐，烦躁，手足抽搐，咽红，舌红苔黄，脉数，指纹紫。

【辨证分析】风热之邪郁于肌表，正邪相争则发热；风邪犯肺，肺气失宣，则咳嗽；风热之邪扰于心包则烦躁；风热之邪扰肝经，则手足抽搐；舌红苔黄，脉数为风热郁表之象。

【护理诊断】

1. 体温过高 与外邪袭表有关。

2. 有受伤的危险 与邪郁化热生风有关。

【施护法则】疏风清热，息风镇惊。

【护理措施】

1. 保持室内安静，避免一切噪音，注意保暖。

2. 注意观察患儿抽搐发作的次数及每次持续的时间；密切观察呼吸、脉搏、血压、瞳孔、面色的变化。

3. 抽搐发作时，禁忌任何饮食，包括饮水；热退止痉后酌情给予清淡易消化饮食，可饮果汁、鲜芦根水，忌食油腻、煎炸、辛辣之品。

4. 中药宜温服；汤药宜在抽搐停止后服用，避免呛入气道。

5. 惊风发作时，指掐人中、十宣、合谷、百会、涌泉等穴；令患者平卧，头侧向一边，解开衣领，将压舌板缠数层纱布塞于上下齿之间，避免咬伤舌头；牙关紧闭者，可指掐下关、颊车，切勿强行掰开；发作时应有人守候患者身旁，避免碰伤、坠伤，不可强行按压，以免造成骨折。

6. 高热者，予温水擦浴，或中药保留灌肠或予小儿推拿，开天门、推坎宫、揉太阳，配合退六腑、清天河水等手法以退热。

⊕ 知识链接

儿科护士的职业素养

惊风是儿科常见的急重病症，常常可引发各种并发症，甚则可危及小儿生命。当急惊风发作时，护理人员应有强烈的责任意识，及时予以处理，控制发作，避免并发症的产生；惊风发作停止后，须多巡视病房，注意观察患儿病情变化。

（二）疫毒惊风

【临床症状】突然壮热烦躁，头痛项强，呕吐，谵妄神昏，抽搐，舌红，苔黄糙或腻，脉滑数有力。

【辨证分析】饮食不洁，湿热疫毒蕴结肠腑，则见壮热烦躁，呕吐；邪毒迫入营血，直犯心肝，则神明无主，肝风内动，可见谵妄神昏，反复惊厥。舌红苔黄，脉滑数为疫毒炽盛之象。

【护理诊断】

1. 体温过高　与湿热内蕴有关。

2. 有受伤的危险　与肝风内动有关。

3. 急性意识障碍：谵妄神昏　与邪犯心肝，神明无主有关。

【施护法则】清热解毒，镇惊息风。

【护理措施】

1. 保持室内安静，避免一切噪音；惊风发作时，护理同上。

2. 热退止痉后，饮食宜清淡、高营养、易消化，多食果汁等清凉饮料，多饮温开水及鲜芦根水，忌荤腥油腻食品，防止助湿生热，诱发惊风；昏迷患儿可少量鼻饲上述流质饮食。

3. 中药汤剂宜凉服，服后观察效果。

4. 高热者，采用中药保留灌肠退热，或揉按合谷，十宣放血，以及风门穴拔罐，以助退热。

（三）痰食惊风

【临床症状】纳呆，呕吐，腹胀痛，便秘，发热，神昏，抽搐，喉间痰鸣，舌红，苔黄厚腻，脉滑数。

【辨证分析】饮食不节，郁结肠胃，痰热内伏，壅塞不消，气机不利，郁而化火则纳呆，呕吐，腹胀痛，便秘，发热；痰火湿浊，蒙蔽心包，引动肝风，则可见神昏，抽搐，喉间痰鸣。

【护理诊断】

1. 体温过高　与痰食积热有关。

2. 有受伤的危险　与肝风内动有关。

3. 有窒息的危险　与痰阻气道有关。

4. 疼痛：腹胀痛　与痰食壅塞肠胃致气机不利有关。

【施护法则】消食导滞，涤痰镇痉。

【护理措施】

1. 保持室内安静；惊风发作时，护理同上。

2. 控制并调整饮食，甚则暂禁食，之后宜少量多餐清淡、易消化饮食；或予山楂泡水、麦芽泡水代茶饮，以助消化；忌荤腥油腻食品，防止助湿生痰，诱发惊风；昏迷患儿可少量鼻饲上述流质饮食。

3. 中药汤剂服后观察效果。

4. 痰多者，给予萝卜汁或竹沥水以清热化痰。

（四）惊恐惊风

【临床症状】暴受惊恐后突然抽搐，惊惕惊叫，夜间惊啼，甚则惊厥、抽风，神志不清，舌苔薄白，脉乱不齐。

【辨证分析】小儿神怯胆虚，易受惊吓。惊则气乱，恐则气下，气机逆乱，引动肝风，则神昏抽搐，夜间惊啼，脉乱不齐。

【护理诊断】有受伤的危险　与气机逆乱引动肝风有关。

【施护法则】镇惊安神，平肝息风。

【护理措施】

1. 保持室内安静；惊风发作时，护理同上。

2. 平素宜多食龙眼肉、莲子、大枣等补心养血之品。

3. 加强精神护理，关心爱护患儿，勿使患儿再受惊恐，或受惊后及时抚慰，开导，舒缓患儿紧张不安的神情。

4. 中药宜温热服。

慢 惊 风

（一）脾阳不足

【临床症状】形神疲惫，面色萎黄晦滞，嗜睡露睛，眼球瞤动，呼吸微弱，肠鸣矢气，四肢欠温，不欲饮食，时或抽搐，舌淡苔白，脉沉弱。

【辨证分析】脾阳虚，水谷运化及升清失健，则面色萎黄，嗜睡露睛，形神疲惫；阳气不运，阴寒内盛，故四肢欠温，大便溏薄；阳气衰微，虚极生风，则抽搐，眼球瞤动；舌淡苔白，脉沉弱为脾阳虚衰之象。

【护理诊断】

1. 有受伤的危险　与阳气虚极生风有关。

2. 疲乏：形神疲惫　与脾阳虚有关。

【施护法则】温中健脾，回阳救逆。

【护理措施】

1. 室温不宜过低，注意保暖，防止受寒。

2. 加强饮食调补，给予健脾温肾、易于消化的食物，如 山药、龙眼肉、红枣等。

3. 中药汤剂宜温服。

4. 为补益脾阳，每日可艾灸足三里、脾俞、命门、关元、气海、中脘等穴，或热敷药熨脐部，或捏脊。

（二）肝肾阴虚

【临床症状】虚烦疲惫，面色潮红，两目直视，肢体震颤、拘挛或强直，或角弓反张，肌肤干皱，低热消瘦，手足心热，大便干结，舌红绛少苔，脉细数。

【辨证分析】肝肾之阴亏损，阴虚生内热，则虚烦疲惫，面色潮红，低热消瘦，手足心热，大便干结；水不涵木，筋脉失养，则震颤拘挛。舌红绛少苔，脉细数为肝肾阴虚之象。

【护理诊断】

1. 有受伤的危险　与阴虚生风有关。

2. 便秘　与阴虚内热有关。

【施护法则】育阴潜阳，柔肝熄风。

【护理措施】

1. 保持室内安静，室温宜凉爽。

2. 饮食忌温热动火之品，宜食滋阴、清补之品，如鸭肉、蜂蜜、甲鱼等。

3. 中药宜凉服。

4. 为育阴潜阳，每日可运五经、推脾土、运内八卦、揉涌泉、揉足三里。

三、健康教育

1. 保持居室安静，空气流通。夏季采取降温措施。

2. 避免惊恐，防止诱发患儿惊风。

3. 做好疾病相关知识的宣教，讲解惊风的预防及急救处理原则，指导患儿家长学会惊风时的紧急处理方法。

4. 对惊风发作时间较长的患儿，应嘱家长日后观察患儿有无耳聋、肢体活动障碍、智能低下等神经系统后遗症，以便及时给予治疗和指导康复锻炼。

第三节　积　滞

积滞是指小儿内伤乳食，停聚中焦，积而不化，气滞不行而形成的一种胃肠疾患。以不思乳食，脘腹胀满，嗳气酸腐，大便溏薄酸臭或便秘为临床特征。本病一年四季均可发生，尤以夏季暑湿之时发病率最高。各年龄小儿都可发病，以婴幼儿多见。现代医学的消化不良、轻度营养不良，可参考本节辨证施护。

一、病因病机

积滞的发生，常由喂养失当，损伤脾胃，或脾胃虚弱，复伤乳食所致。主要病变部位在脾胃。基本病机是乳食停聚，积而不化，气滞不行。因脾主运化，胃主受纳，若脾胃受损，纳化失和，宿食停积，气滞不行，致积滞。若积久不消，迁延失治，进一步损伤脾胃，导致气血生化不足，可见形体日渐消瘦，转为疳证。

二、辨证施护

（一）乳食内积

【临床症状】不思乳食，食欲不振，呕吐酸馊乳食，脘腹胀满，烦躁多啼，夜卧不安，或时有疼痛，小便短黄或如米泔，大便酸臭或溏薄，手足心热，舌红苔腻，脉滑数，指纹紫滞。

【辨证分析】乳食内积，气机郁滞，故脘腹胀满，疼痛。胃肠不适，则夜卧不安，烦躁哭闹。中焦积滞，胃失和降，气逆于上，则乳食不思，食欲不振，嗳腐恶心，呕吐酸馊乳食；腐秽壅积，脾失运化，则大便酸臭或溏薄。中焦郁积化热，则兼有发热。舌红苔腻为乳食内积实证之象。

【护理诊断】疼痛：腹胀痛　与积滞壅滞气机有关。

【施护法则】消食化积，和中导滞。

【护理措施】

1. 观察患儿呕吐物及排泄物量、性状，腹痛部位、性质和程度，小儿神色、口唇、舌质、舌苔的变化。

2. 调节饮食，以清淡易消化食物为主，控制高粱厚味之品，且乳食定时定量；呕吐酸馊食物时暂不必加辅食，可减少乳食量，进食米汤、菜粥等；适当饮用山楂茶或麦芽茶。

3. 中药汤剂以温热服用为宜。

4. 有呕吐者，可饮服姜汁。

5. 每日捏脊 5 ~ 7 遍，以助脾运；腹胀腹痛较甚者，可用芒硝末 3 克、胡椒粉 0.5 克，拌匀敷脐。

（二）脾虚食积

【临床症状】面色无华或萎黄，神倦乏力，夜卧不安，不思乳食，食则饱胀，腹满喜按，呕吐酸馊乳食，大便溏薄酸臭，唇舌色淡，舌苔白腻，脉沉细而滑，指纹青紫。

【辨证分析】脾胃虚弱，中气不运，不能化生精微变为气血，濡养机体，则见神倦乏力，面色无华，唇舌色淡。脾胃虚弱，运纳失职，乳食积滞，气机不畅，故不思乳食，食则饱胀，腹满喜按，上则呕吐酸馊乳食，下则大便溏薄酸臭。胃不和则夜卧不安。苔白腻，脉沉细而滑，皆为脾虚夹积之所致。

【护理诊断】

1. 疲乏：神倦乏力　与脾虚失运有关。

2. 腹泻　大便溏薄酸臭与脾虚失运有关。

【施护法则】理气健脾，消食化滞。

【护理措施】

1. 观察患儿服药后食欲改变情况及面色有无转红润情况。

2. 忌食生冷之品；呕吐酸馊食物时，减少乳食量，适当进食松软、清淡宜消化之物；要循序渐进添加辅食，避免多、杂；平时可予山药、大枣、薏米等加粳米煮粥。

3. 中药汤剂以温热服用为宜。

4. 每日捏脊 5~7 遍，以助脾运；并推补脾经、运内八卦、推四横纹，消乳食，导积滞。

三、健康教育

1. 提倡科学喂养，避免贪凉饮冷、过食油腻及煎炸食品，少吃零食，纠正偏食、挑食的习惯。

2. 添加辅食要遵循循序渐进的原则，避免过多、过杂，以免婴幼儿不适应。

3. 注意饮食卫生，养成良好饮食习惯。

4. 保持大便通畅，若发现积滞，及时控制饮食。

第四节　麻　疹

麻疹是由麻毒时邪引起的急性发疹性传染病，临床以发热，咳嗽，鼻塞流涕，泪水汪汪，皮肤布发红疹，早期可见麻疹黏膜斑为主要特征。本病传染性强，一年四季都可发生，但好发于冬春季节，且常可引起流行。6 个月至 5 岁小儿易发病。麻疹若能及时治疗，合理调护，疹点按期有序布发，则预后良好；但麻疹重证可产生逆险证候，甚至危及生命。本病患病后一般可获得终生免疫。现代医学亦称本病为麻疹。

一、病因病机

麻疹发病的原因，为感受麻毒时邪。主要病变在肺、脾。麻毒时邪从口鼻而入，犯于肺脾。肺主皮毛，脾主肌肉，邪入皮毛，正气抗邪，麻毒时邪从肌肤外泻，则见疹点布发。若麻毒炽盛，热入营血，则出现壮热、疹色红紫。小儿素体本虚，正气不足，麻毒内侵，无力抵御，则疹出不畅，致邪毒内陷；或麻毒来犯，正气与之抗争之时护治失当，徒伤正气，助长邪毒，致邪毒内陷。邪毒内陷，郁闭肺气，则见咳嗽气促之逆证；内陷之毒热循经上攻咽喉，见喉肿咽痛、音哑声嘶之逆证；邪毒内陷心肝，引动肝风，蒙闭清窍，致抽搐、神昏之逆证。故麻毒以透为顺，内传为逆。

二、辨证施护

顺　证

（一）邪犯肺卫（前驱期）

【临床症状】发热恶风，鼻塞流涕，喷嚏咳嗽，眼泪汪汪，畏光羞明，倦怠乏力，胃纳欠佳，发热第 2~3 天在口腔颊部近臼齿处出现麻疹黏膜斑，小便短赤，或大便稀溏，舌苔薄白或微黄，脉浮数。

【辨证分析】麻毒时邪犯于肺卫，卫气被遏，肺气失宣，故恶寒怕风，发热咳嗽，鼻塞流涕。热毒初盛，上熏苗窍，故畏光羞明，泪水汪汪，口内发出麻疹黏膜斑；麻为阳毒，症以热象为主，故小便短赤，苔微黄脉浮数。

【护理诊断】

1. 体温过高　与麻毒犯于肺卫有关。

2. 疲乏　与感受麻毒有关。

【施护法则】辛凉解表，宣肺透疹。

【护理措施】

1. 患儿宜单间或同病同室，避免与其他病种患儿接触，隔离至出疹后 5 天，接触的易感儿隔离观察 21 天；病室每日开窗通风换气至少 2 次，但要避免直接风吹受寒；室内光线不宜太强，以免患儿畏光不适。

2. 密切观察体温、咳嗽、出疹等情况，检查口腔黏膜、舌象、脉象情况。

3. 饮食以清淡、易消化、营养丰富的流食、半流食为宜；嘱患儿多饮水、果汁；忌食酸涩收敛、辛辣厚味、油腻及鱼腥发物等。

4. 中药汤剂宜少量多次喂服，宜温服，以助汗出透疹。麻疹将透未透时要观察热势和出汗情况，若汗出，勿将棉被揭开，防止汗闭而影响麻疹顺利透出。

（二）邪入肺胃（出疹期）

【临床症状】高热持续，起伏如潮，疹随热出，依序而现，疹点细小，由疏转密，由红转暗，触之碍手，并伴口渴引饮，目赤眵多，咳嗽，烦躁等症，舌红苔黄，脉数有力。

【辨证分析】麻毒时邪入于肺胃，热毒炽盛，邪正交争则热，麻毒外透则疹出，故随潮热而分批出疹。此期热势最高，起伏如潮，每潮一次，疹随外出；肺胃气分热盛，故咳嗽，口渴引饮，烦躁，目赤多眵，舌红苔黄，脉数有力。

【护理诊断】

1. 皮肤完整性受损：皮疹　与麻毒蕴于肺胃有关。

2. 体温过高　与邪毒炽盛有关。

3. 潜在并发症　肺炎喘嗽、急喉风、惊风。

【施护法则】清热解毒，宣肺透疹。

【护理措施】

1. 出疹期患儿避免阳光直射眼睛。

2. 注意观察出疹情况，如疹出顺序、颜色、稀疏等，出疹期如透疹不畅、疹色暗紫、持续高热、咳嗽加剧、鼻扇喘憋、发绀、肺部啰音增多，为并发肺炎的表现。

3. 嘱患儿多饮水、果汁等；忌食酸涩收敛之品，免因酸敛影响麻疹透发，忌食油腻、鱼腥发物及辛辣厚味食物。

4. 护理患儿应态度和蔼，语言温柔，主动关心，营造安全、宽松的环境。

5. 不可轻易使用退热药物，以免皮疹骤没，致麻毒内陷。高热毒重，口干引饮，药应偏凉，药量可适当增多。

6. 出疹不透，可用芫荽 30 克、西河柳 20 克煎水外洗。

（三）热退阴伤（疹回期）

【临床症状】疹出齐后，按顺序依次消退。留有糠麸样脱屑和棕色色素沉着。发热减轻，体温逐渐下降至正常，咳嗽、咽痛等伴随症状亦随之而减轻至消失，纳食增加，大便干，舌红少苔欠津，脉细数，或细弱。

【辨证分析】阴津耗伤，余热未净，麻毒已透，故疹点依次回没；发热渐退、胃纳转佳，精神好转，均为邪退正复的表现；热退阴津耗损，故皮肤脱屑，舌红苔少，脉细数。

【护理诊断】

1. 皮肤完整性受损：糠麸样脱屑　与热退阴伤有关。

2. 有感染的危险　与热退阴伤致瘙痒有关。

3. 便秘　与热退阴伤有关。

【施护法则】养阴益气，清解余邪。

【护理措施】

1. 保持皮肤清洁，疹退脱屑皮肤瘙痒时，要剪指甲，避免抓破皮肤引起感染。

2. 饮食宜清淡，嘱患儿多饮水、果汁，增加牛奶、鸡蛋、瘦肉等；忌食鱼腥发物、辛辣厚味食物。

3. 中药汤剂宜少量多次喂服。

逆　证

（一）麻毒闭肺

【临床症状】疹点稀疏，或疹点早回，或疹点密集，高热持续，咳嗽气促，鼻扇，喉间痰鸣，口唇紫绀，烦躁口渴，舌红苔黄，脉滑数。

【辨证分析】麻毒之邪炽盛，闭郁于肺，故高热烦躁，咳嗽气促，鼻翼扇动。麻毒火邪，炼液生痰，阻于肺络，故喉间痰鸣；肺气阻遏，气滞血瘀，血流不畅，故口唇紫绀；邪热内盛，故舌红，苔黄，脉滑数。

【护理诊断】

1. 气体交换受损：气促　与麻毒闭肺有关。

2. 清理呼吸道无效：喉间痰鸣　与麻毒炼液生痰有关。

3. 体温过高　与麻毒炽盛有关。

4. 皮肤完整性受损：皮疹　与麻毒蕴于肺脾有关。

5. 潜在并发症　心阳虚衰。

【施护法则】宣肺开闭，清热解毒。

【护理措施】

1. 密切观察患儿体温、咳嗽、呼吸、出疹、神情改变情况，经常检查面色、脉象及右上腹有无痞块等，以及时发现心阳虚衰的危重症。

2. 饮食宜清淡、易消化，忌食酸涩收敛之品；忌食鱼腥发物、辛辣燥热食物。

3. 中药汤剂宜少量多次喂服，出疹期间宜温服，以助出汗透疹。

4. 出疹不透，可用芫荽30克、西河柳20克煎水外洗。

（二）麻毒攻喉

【临床症状】咽喉肿痛，吞咽不利，声音嘶哑，咳如犬吠，甚则吸气困难，胸高胁陷，口唇紫绀，舌质红，苔黄腻，脉滑数。

【辨证分析】肺胃麻毒之邪循经上攻咽喉，故咽喉肿痛，吞咽不利，声音嘶哑。热盛炼液为痰，痰火痹阻气道，故咳声如犬吠，甚则吸气困难，烦躁不安；气滞则血瘀，故面唇紫绀；痰热内阻，故舌红苔黄腻，脉滑数。

【护理诊断】

1. 低效性呼吸型态：吸气困难　与麻毒痹阻气道有关。

2. 恐惧　与麻毒痹阻气道有关。

3. 有窒息的危险　与麻毒痹阻气道有关。

【施护法则】清热解毒，利咽消肿。

【护理措施】

1. 给予半卧位，有利呼吸；拍背，以帮助患者咳出痰涎，避免阻塞气道。

2. 密切观察面色、呼吸、神情变化情况，加强巡视；如发现患儿呼吸困难、发绀、神色紧张、冷汗，甚至突然瞠目结舌等征象，应立即通知医生，做好抢救工作。

3. 饮食宜为清淡流质食物。

4. 做好患儿的解释安慰工作，削除紧张恐惧心理。

5. 中药汤剂宜少量多次，频频喂服。

（三）邪陷心肝

【临床症状】疹点密集成片，色泽紫暗，伴高热不退，烦躁谵妄，甚则神昏抽搐，舌红绛，苔黄糙，脉数。

【辨证分析】麻毒热邪化火，内陷心包，清窍被蒙，故神昏、烦躁、谵妄；热毒炽盛，引动肝风，发为抽搐；热盛入营动血，致疹点密集成片，色紫暗，舌红绛、苔黄糙，脉数，为热毒内盛之征。

【护理诊断】

1. 体温过高　与邪毒炽盛有关。

2. 有受伤的危险　与肝风内动有关。

3. 皮肤完整性受损：皮疹　与麻疹时邪蕴于肺脾有关。

【施护法则】清热解毒，息风开窍。

【护理措施】

1. 病室宜保持安静，病床宜加护栏，加强患儿的看护。

2. 密切观察抽搐、神志改变情况，患儿出现惊厥、昏迷时，应及时报告医生并配合处理。

3. 饮食以清淡、易消化、营养丰富的流食、半流食为宜；嘱患儿多饮水、果汁等；忌食酸涩收敛、油腻之品及鱼腥发物、辛辣厚味食物。

4. 中药汤剂宜少量多次，频频喂服；抽搐时忌喂服中药。

三、健康教育

1. 早期发现、早期诊断和早期隔离患者，轻症者不需住院治疗，可在家卧床休息，开展家庭治疗和家庭护理。

2. 流行期间少去公共场所。患者使用的各种用具应彻底消毒。

3. 保持居室环境通风，避免空气直接对流，使室内温湿度适宜。

4. 麻疹患儿饮食宜清淡、以流食或半流食为主，忌食肥甘厚腻及腥发之品，恢复期可增加营养。

第五节　水　痘

水痘是感染水痘时邪（水痘－带状疱疹病毒）引起的一种急性出疹性传染病，临床以发热，皮肤、黏膜分批出现皮疹，皮疹形态以斑疹、丘疹、疱疹及结痂同时存在为特征。本病全身症状较轻，痊愈后皮肤一般不留瘢痕，大多数患儿预后良好，少数患儿可因素体虚弱或邪毒炽盛而出现内陷厥阴或邪毒闭肺之变证，甚至危及生命。

本病一年四季均可发生，以冬春季节多见。任何年龄皆可发病，以6~9岁小儿为多见。本病传染性极强，从出疹前1日到皮疹全部干燥结痂（7~8日）均有传染性，易在幼托机构发生流行。患病后大多数患儿可获持久免疫。现代医学亦称本病为水痘。

一、病因病机

本病病因为外感水痘时邪。其病位在肺脾，仅少数重病患儿可累及心、肝。病机为时行邪毒由口鼻肌表而入，蕴郁肺脾，与内湿相搏，蕴蒸于肌表，发为水痘。若感邪较重，邪毒炽盛，则邪毒蕴结肺脾而不解，内传于气营，与内湿相搏，透于肌表则水痘稠密、暗紫、疱浆混浊。若正气无力驱邪则易出现变证，导致邪毒内陷心肝或火毒闭于肺，出现神昏谵语、四肢抽搐、高热咳喘等危重症状。

🌐 **知识链接**

古医籍关于水痘的论述

《景岳全书·痘疹诠》："凡出水痘，先十数点，一日后其顶尖上有水疱，二日三日又出渐多，四日浑身作痒，疮头皆破，微加壮热即收矣。但有此疾，须忌发物，七八日乃瘥"；《医宗金鉴·痘疹心法要诀》："水痘皆因湿热成，外证多与大痘同，形圆顶尖含清水，易胀易靥不浆脓。初起荆防败毒散，加味导赤继相从。"

二、辨证施护

水痘辨证首辨轻重。轻证发热不高，流涕咳嗽，皮疹细小，分布稀疏，疹色红润，疱浆清亮，病在卫气；重证壮热烦渴，皮疹形大，分布稠密，疹色紫暗，疱浆混浊，病在气营，并常因邪毒炽盛，累及他脏而出现变证。若邪陷心肝，则见神昏、抽搐等；邪毒闭肺，则见咳嗽、气急等。本病需与脓疱疮相鉴别。

（一）邪郁肺卫

【临床症状】发热轻微，或无热，鼻塞流涕，喷嚏，咳嗽，1~2日后皮肤出疹，疹色红润，疱浆清亮，根盘红晕不明显，点粒稀疏，躯干部较多，伴有痒感，舌质淡，苔薄白，脉浮数。

【辨证分析】本证见于多数患儿。时行邪毒，由口鼻肌表而入，蕴伏于肺卫，肺失宣降，则见发热、咳嗽、流涕；卫气与时邪交争，水湿之气随正气驱邪而外泄肌表，则发为水痘。正盛邪轻，故以疱疹稀疏，疹色红润，疱浆清亮，伴微热咳嗽等肺卫表证为特点，舌边尖红，苔薄白，脉浮数为邪郁肺卫之象。

【护理诊断】

1. 皮肤完整性受损：皮疹　与肺卫邪毒发于肌表有关。

2. 体温过高　与正邪交争有关。

【施护法则】疏风清热，利湿解毒。

【护理措施】

1. 避风寒，防复感；病室清洁，温度适宜，定时通风；保持患儿皮肤清洁、干燥，防止痘疹破溃感染；注意隔离防护，待水痘结痂脱落为止；注意勤剪指甲以免抓伤皮肤；保持床单清洁干燥，衣被柔软松适，不宜过紧。

2. 饮食宜流质、半流质等清淡、易消化之品，忌油腻、荤腥、姜椒辣物；多饮水，或用胡萝卜、荸荠、甘蔗等煎水代茶。

3. 中药汤剂宜少量多次饮服，服药后以微汗为宜。

4. 患儿皮肤瘙痒吵闹时，可用讲故事、听音乐等移情法转移其注意力。

5. 疱疹破溃者可用青黛散撒布，以清热除湿；疱疹继发感染者局部可涂黄连膏或青黛散。

6. 中药洗浴可用蒲公英 20g、黄芩 20g、益母草 20g、苦参 20g，黄连 10g、黄柏 10g，每日 1 剂，煎水，每日 2 次，外洗。

（二）毒炽气营

【临床症状】壮热烦躁，口渴欲饮，面赤唇红，口舌生疮，痘疹分布密集，疹色紫暗，疱浆混浊，大便干结，小便短黄，舌红或绛，苔黄糙而干，脉数有力。

【辨证分析】邪毒内传，犯于气营；气分热盛，则见壮热、烦躁、口渴、目赤面红；毒传营分，与内湿相搏，透于肌表则水痘稠密、疹色暗紫、疱浆混浊；本证常出现内陷心肝、邪毒闭肺等变证；舌红或绛，苔黄糙而干，脉数有力，均为热毒炽盛之象。

【护理诊断】

1. 皮肤完整性受损：皮疹　与气营邪毒发于肌表有关。

2. 体温过高　与气营热盛有关。

3. 便秘　与热盛伤津有关。

4. 潜在并发症　惊风、肺炎喘嗽。

【施护法则】清气凉营，解毒化湿。

【护理措施】

1. 病室宜凉爽，定时通风，防止患儿受凉，气候变化，应及时添减衣物；注意隔离防护，待水痘结痂脱落为止。

2. 注意观察患儿精神、食欲、皮肤、体温、舌苔、脉象的变化，如发现出疹后持续高热不退、咳喘，或呕吐、头痛、烦躁不安或嗜睡、惊厥时应及时通知医生并配合处理。

3. 鼓励患儿多饮水，或用芦根、荸荠、萝卜等煎水代茶饮，保持身体有微汗出，以利透疹。

4. 安慰病儿，解释病情，使其精神愉快，避免恐惧。

5. 中药汤药宜温服，取遍身微汗，以助疹透发。

6. 壮热不退者，可用温水擦浴，以防高热惊厥，切勿用冰敷法降温，以免毛窍闭塞，邪热内遏，必要时按压曲池、合谷散热；咳嗽时，可用枇杷叶、大青叶泡水饮；大便秘结者，可用番泻叶 3～5g，泡水代饮；牙龈红肿、口舌生疮者，可用银花、甘草煎水漱口。

（三）邪陷心肝

【临床症状】痘疹密集，疹色紫暗，疱浆混浊，发热，头疼，呕吐，烦躁，神昏谵语，嗜睡，或狂躁，四肢抽搐，舌质红绛，舌苔黄燥或黄厚，脉洪数或弦数，指纹紫。

【辨证分析】若患儿禀赋不足或素体虚弱，在毒炽气营阶段，邪盛正衰，导致邪毒内陷心肝，出现热扰心神之头痛，狂躁，神昏谵语，嗜睡；肝风内动致四肢抽搐等危重症状。

【护理诊断】

1. 急性意识障碍：神昏谵语　与邪毒内陷扰心有关。

2. 有受伤的危险　与肝风内动有关。

3. 体温过高　与邪毒炽盛有关。

4. 皮肤完整性受损：皮疹　与邪毒发于肌表有关。

【施护法则】清热解毒，镇惊开窍。

【护理措施】

1. 病室宜保持安静；切勿强力按压或牵拉患儿肢体，以免骨折；预防外伤，防止坠床，移除床上硬物等可能伤害到患儿的物品。

2. 注意观察生命体征，密切观察病情变化。

3. 宜清淡流食，但抽搐时不宜喂服。

4. 向患儿家属做好解释工作，以免家属紧张恐惧。

5. 高热惊厥时可掐捏人中、合谷、太冲、手十二井穴等。

（四）邪毒闭肺

【临床症状】发热，咳嗽频作，喉间痰鸣，喘促，鼻翼扇动，胸高肋满，张口抬肩，口唇青紫，舌质红，苔黄腻，脉滑数。

【辨证分析】患儿禀赋不足或素体虚弱，在毒炽气营阶段，邪盛正衰，导致火毒闭肺，灼津成痰，肺失宣降，见高热咳嗽、喘急咯痰、鼻翼煽动等症。

【护理诊断】

1. 气体交换受损：气促　与肺气郁闭有关。

2. 清理呼吸道无效：喉间痰鸣　与痰热阻肺有关。

3. 体温过高　与毒炽气营有关。

4. 皮肤完整性受损：皮疹　与邪毒发于肌表有关。

【施护法则】清热解毒，宣肺定喘。

【护理措施】

1. 卧床休息；保持呼吸道通畅，及时更换体位。

2. 密切观察病情变化，监测生命体征。

3. 饮食宜清淡、易消化，忌食辛辣、煎炸之品。

4. 汤药宜温服或凉服，少量多次频服。

5. 高热时，可用中药沐浴或中药保留灌肠。

三、健康教育

1. 保持室内空气流通、新鲜，患者避风寒，防止复感。

2. 饮食清淡易消化，多饮温开水，忌食辛辣刺激性食物。

3. 保持皮肤清洁，避免搔抓损伤皮肤，内衣要柔软勤换，以防擦破皮肤，引起感染。

4. 患儿衣物及生活用品需进行消毒处理。

5. 水痘患儿禁用激素，对原用激素者遵医嘱及时调整用量。

6. 告知患儿家长需隔离时间，减少家长焦虑。

第六节　痄　腮

痄腮俗称"蛤蟆瘟"，是由风温时邪引起的一种急性传染病，临床以发热、耳下腮部漫肿疼痛为特征。本病一年四季均可发生，冬、春两季易于流行。多发于 3 岁以上儿童。痄腮潜伏期为 12～22 天。传染期为腮腺肿大前 24 小时至消肿后 3 天。现代医学称之为流行性腮腺炎。

一、病因病机

本病的病因为感受时邪，其病变部位主要为足少阳胆经。胆经起于目外眦，经耳前绕耳后，下行于身体两侧。足少阳胆经与足厥阴肝经互为表里，故此病可见表里同病之重症。主要病机为邪毒蕴阻少阳经脉，与气血相搏，凝结于耳下腮部，故见发热、耳下腮部漫肿疼痛等症。热毒炽盛，邪盛正衰，邪气由表及里内传厥阴肝经，引动肝风，蒙蔽心包，可见高热、抽搐、昏迷等证，此为邪陷心肝之变证。足厥阴肝经循少腹络阴器，邪毒内传，引睾窜腹，可见睾丸肿胀、疼痛，或少腹疼痛等症，此为毒窜睾腹之变证。

⊕ 知识链接

古医籍关于水痘的论述

痄腮病名首见于金代窦杰《疮疡经验全书·痄腮》，曰："痄腮，毒受在牙根耳聤，通于肝肾，气血不流，壅滞颊腮，是风毒症。"不仅提出了病名，还对本病的确切部位、病因及发病机制进行了论述，为后世医家认识本病奠定了基础。

二、辨证施护

痄腮辨证首辨轻重。凡以耳下腮部肿胀为主，疼痛较轻，无发热或发热轻微，精神如常，无明显张口困难者，为轻证；若腮部肿胀、疼痛明显，高热烦躁，甚或出现神昏、抽搐，或睾腹疼痛，张口困难者，为重证。

本病需与发颐（化脓性腮腺炎）相鉴别。

常　　证

（一）邪犯少阳

【临床症状】轻微发热恶寒，一侧或两侧耳下腮部漫肿疼痛，咀嚼不便，或有头痛、咽红疼痛、纳少，舌质红，苔薄黄，脉浮数。

【辨证分析】本证见于疾病初起，或感邪较轻者。邪犯少阳，与气血相搏，经脉壅滞，凝结于耳下腮部，故腮部漫肿疼痛；病初邪轻，故有轻微发热，咽红疼痛，舌质红，苔薄黄，脉浮数等表证之象。

【护理诊断】

1. 疼痛：腮部肿痛　与邪毒气血搏结于腮部有关。

2. 体温过高　与邪正相争有关。

【施护法则】疏风清热，散结消肿。

【护理措施】

1. 室内空气新鲜，定时通风；发热期间病儿应卧床休息，退热后可在室内稍微活动。

2. 饮食宜清淡软食，鼓励患儿多饮水及各种新鲜果汁；忌食肥腻、辛辣、干硬食物；可用金银花9克、鲜芦根30克煎水代茶饮。

3. 中药汤剂宜温服。

4. 适当收看少儿节目，转移患儿的注意力，以减轻疼痛。

5. 腮部肿痛严重者，可遵医嘱选用如意黄金散、玉枢丹等局部外敷，注意敷药范围要超过漫肿范围，每天换药1～2次，或选用中药汤剂冷湿敷，以消肿止痛。

（二）热毒壅盛

【临床症状】高热，一侧或两侧耳下腮部漫肿疼痛，范围大，坚硬拒按，张口咀嚼困难，或有烦躁不安，面赤唇红，口渴欲饮，头痛呕吐，咽红肿痛，颌下肿块胀痛，纳少，尿少而黄，大便秘结，舌质红，苔黄，脉滑数。

【辨证分析】时行邪毒壅盛于少阳经脉，气血凝滞于腮部，故腮部漫肿疼痛，坚硬拒按，张口咀嚼困难；热毒炽盛，故高热，烦躁，口渴，尿少而黄，大便秘结，舌质红，苔黄，脉滑数。本证为重证，易发生变证，须及早辨识。

【护理诊断】

1. 疼痛：腮部肿痛　与邪毒气血蕴结于腮部有关。

2. 体温过高　与邪正相争有关。

3. 便秘　与热毒伤津有关。

4. 潜在并发症　惊风。

【施护法则】清热解毒，软坚散结。

【护理措施】

1. 居室用食醋加水熏蒸，每次 30 分钟，每日 1 次；卧床休息，热退后可在室内轻微活动。

2. 观察发热、腮腺肿胀情况，注意有无睾丸红肿疼痛等症状。

3. 饮食宜清淡、营养丰富、易消化的流质、半流质或软食，忌食酸、辣、硬等刺激性食物；餐后清洁口腔。

4. 耐心做好劝说解释工作，避免紧张情绪。

5. 中药汤剂宜温服。

6. 口渴患儿多饮温开水或清凉饮料，如：梨汁、鲜藕汁、荸荠汁、银花露、菊花露等；张口咀嚼疼痛明显者，可外敷新鲜仙人掌，新鲜芦荟叶等消肿止痛；便秘者，可用番泻叶泡水代茶饮或作腹部按摩，方法：用手掌自膻中穴推至关元穴，反复 5 次，然后顺时针方向按摩腹部 5 分钟。

变　　证

（一）邪陷心肝

【临床症状】高热不退，耳下腮部漫肿疼痛，坚硬拒按，头痛项强，烦躁，呕吐剧烈，神昏嗜睡，反复抽搐，舌红苔黄，脉弦数。

【辨证分析】热毒壅盛，内陷厥阴，引动肝风，故腮部漫肿疼痛加重时，见高热，神昏抽搐，呕吐等症。

【护理诊断】

1. 有受伤害的危险　与肝风内动有关。

2. 体温过高　与热毒壅盛有关。

3. 疼痛：腮部肿痛　与邪毒气血蕴结于腮部有关。

【施护法则】息风开窍，清热解毒。

【护理措施】

1. 保持病室安静；病床加护栏，加强巡视，防止患儿坠床。

2. 密切观察神志、抽搐等情况；遵医嘱喂服安宫牛黄丸清热解毒，镇静安神或遵医嘱喂服玉枢丹，辟秽解毒止呕；对昏迷、躁动、抽搐的患儿，要保持呼吸道通畅，抽搐发作时要放置牙垫，防止舌咬伤。

3. 忌食肥腻、辛辣、干硬食物，以流食、半流食为宜；注意口腔卫生，多饮温开水。

4. 开导家属，避免忧虑紧张。

（二）毒窜睾腹

【临床症状】在腮部肿胀的同时，或腮肿渐消时，出现一侧或双侧睾丸肿胀疼痛，少腹疼痛，痛时拒按，或伴发热、呕吐、溲赤便结，舌红苔黄，脉弦数。

【辨证分析】邪毒内传足厥阴肝经，厥阴肝经经少腹绕阴器，故以睾丸肿胀疼痛，少腹疼痛等症为特征。

【护理诊断】

1. 疼痛：睾丸胀痛　与邪毒气血蕴结于阴器有关。

2. 体温过高　与邪毒壅盛有关。

【施护法则】清肝泻火，活血止痛。

【护理措施】

1. 室内通风，温度适宜或偏凉；嘱患儿卧床休息。

2. 注意患儿病情变化，睾丸肿胀疼痛甚者，局部可冷湿敷，并用纱布做成吊带将肿胀的阴囊托起，或用蒲公英、马齿苋等煎水熏洗患处。

3. 饮食宜进具有清火功效的蔬菜或汤类，如苦瓜、绿豆汤等，忌食辛辣、高粱厚味之品。

4. 加强心理护理，疏导患儿，解释病情，减少哭闹。

5. 中药宜温服。

三、健康教育

1. 本病流行期间，易感儿应少去公共场所，避免传染。可疑患儿要及时进行隔离。

2. 婴幼儿出生后注意定期接受免疫接种。

3. 患儿发病期间应隔离治疗，直至腮部肿胀完全消退后 3 日为止。居室应保持空气流通，衣被、用具等物品应煮沸消毒。

4. 患儿应卧床休息，直至退热、腮肿消退为止。并发睾丸炎者适当延长卧床休息时间。

5. 给予易消化、清淡流质饮食或软食，忌食酸、辣、硬等刺激性食物。每餐后用银花茶水漱口或清洗口腔，保持口腔清洁。

6. 鼓励家属与患儿交流，避免患儿在隔离期间产生恐惧感。

第七节　手足口病

手足口病是小儿常见的急性出疹性传染病，以手、足、口腔等部位的皮疹、疱疹或口腔部溃疡，或伴有发热为临床特征。本病多发生于 4 岁以下儿童，发病前 1~2 周有与手足口病患者接触史，多数患儿预后良好，少数患儿可引起心肌炎、肺水肿、无菌性脑膜脑炎等严重并发症。本病属于中医"温病""疮疹""时疫"范畴，一年四季均可发病，以春末夏初为主要流行季节。现代医学亦称之手足口病。

一、病因病机

本病的主要病因为感受手足口病时邪，其病变部位主要在肺、脾，严重者可累及心、肝。主要病机为邪侵肺脾，外透肌表。肺居高位，受邪首当其冲，小儿脾常不足，易受损伤。时疫之邪，从口鼻而入，蕴于肺脾，致肺气失宣，脾失健运，水湿内停，时邪与水湿相搏，外透肌表，故见发热、咳嗽、手、足、口疱疹。感邪轻者，疱疹分布稀疏，仅在口咽部及手足肌肤可见，其余症状较轻；若感邪较重，湿热蒸盛，则疱疹波及四肢、臀部等处，分布稠密且疱液浑浊，全身症状较重，甚至会出现邪毒内陷心肝等危重变证。

本病轻症要与水痘、疱疹性咽炎、疱疹性荨麻疹鉴别；重症要与其他病毒所致的中枢神经系统感染、脊髓灰质炎、感染性休克、暴发性心肌炎、重症肺炎鉴别。

二、辨证施护

手足口病首辨轻重，根据病程、发疹情况、全身症状、神志情况等区分轻证、重症或变证。再以脏腑辨证为纲，确定涉及病位。轻证者，辨证常为邪犯肺脾及心脾积热；重证者，辨证常为湿热蒸盛；变证者，辨证常为邪陷厥阴、邪毒犯心及湿热伤络。病情危重需中西医结合护治。

（一）邪犯肺脾

【临床症状】低热或无热，或咳嗽流涕，恶心呕吐，纳差，泄泻，口腔、手掌、足趾部疱疹，分布稀疏，疹色红润，根盘红晕不明显，疱液清亮，舌质红，苔薄黄腻，脉浮数。

【辨证分析】肺为娇脏，主宣发肃降，外合皮毛；脾主四肢，开窍于口，足太阴脾经上行挟咽，连舌本，散舌下。邪毒蕴于肺脾，肺失宣降，则见发热、流涕、咳嗽等。脾失健运，水湿内停，与时邪相搏外发或循经上熏于口，则见恶心、纳差、泄泻、呕吐，手、足、口腔疱疹布散。

【护理诊断】

1. 皮肤完整性受损：疱疹 与邪毒外发有关。

2. 营养失调：低于机体需要量 与脾失健运有关。

【施护法则】宣肺解表，清热化湿。

【护理措施】

1. 避风寒，防复感，不去人群密集之处；密切接触者，注意隔离防护 7～10 天；保持患儿皮肤清洁、干燥，防止疱疹破溃感染；注意勤剪指甲以免抓伤皮肤。

2. 饮食宜流质、半流质等具有清凉功效之品，忌食肥腻、辛辣食物；可饮薄荷茶水，并可用薄荷 15g，淡竹叶 10g，煎水 100ml，漱口。

3. 中药汤剂宜少量多次饮服，呕吐者可用少量生姜汁止呕；服药困难者，可将中药煎剂浓缩后灌肠，每日 1 次。

4. 可用中药液外洗，每日 2 次。

（二）湿热蒸盛

【临床症状】高热持续，烦躁口渴，小便黄赤，大便秘结，手足、口腔、四肢甚至臀部出现疱疹，分布稠密，疹色紫暗，根盘红晕显著，疱液浑浊，精神差，舌质绛红，苔黄厚腻或黄燥，脉滑数。

【辨证分析】本证为手足口病重证，多见于年幼及感邪较重者，除手足、口腔有疱疹外，四肢、臀部也有疱疹，且全身症状显著。邪毒较重，正不胜邪，湿热蒸盛，内燔气营，则见高热烦躁，大便秘结，疱疹密布，疹色紫暗，根盘红晕显著，疱液浑浊。若失于护治，可出现邪毒内陷或邪毒犯心等变证。

【护理诊断】

1. 体温过高 与热燔气营有关。

2. 皮肤完整性受损：疱疹 与毒盛外发有关。

3. 便秘 与湿热蒸盛有关。

4. 潜在并发症 惊风、心阳虚衰。

【施护法则】清热凉营，解毒祛湿。

【护理措施】

1. 室内空气新鲜，定时通风，做好患儿隔离；发热期间患儿应绝对卧床休息，退热后可在室内轻微活动。

2. 密切观察病情变化，若患儿出现头痛、烦躁不安或嗜睡，惊厥，呼吸微弱等情况时应及时通知医生并配合处理。

3. 饮食宜清淡易消化，鼓励患儿多饮水。可用西瓜霜、冰硼散等涂擦口腔患处，每日 2 次。

4. 疱疹较多者，可用黄金散、青黛散等用麻油调匀，敷于患处，每日 2 次。

5. 可用中药药浴或用清开灵注射液 10 ~ 20ml，双黄连注射液 10 ~ 20ml 保留灌肠，以通便解毒泻热。

三、健康教育

1. 本病流行期间，少去公共场所，养成良好的卫生习惯，避免传染。

2. 患儿衣物及生活用品、玩具等需进行消毒处理。

3. 避免日光暴晒，保持皮肤清洁。

4. 注意饮食起居，给予易消化、清淡流质饮食或软食，忌食辛、辣、硬等刺激性食物。

5. 密切观察病情，发热患儿可物理降温，防止高热惊厥。

（刘建军）

目标检测

答案解析

一、单选题

1. 肺炎喘嗽主要表现为发热、咳嗽、痰壅、气急、（ ）

    A. 纳少   B. 腹泻   C. 喷嚏   D. 腹胀   E. 鼻煽

2. 小儿发热，咳嗽，头痛，呕吐，烦躁，手足抽搐，咽红，舌红苔黄，脉数，指纹紫，是（ ）

    A. 外感惊风   B. 疫毒惊风

    C. 痰热惊风   D. 阴虚惊风

    E. 惊恐惊风

3. 脾虚夹积型积滞施护法则是（ ）

    A. 理气健脾   B. 滋阴解表

    C. 益气健脾   D. 消乳化食

    E. 健脾消导

4. 麻疹多流行于（ ）

    A. 春夏季   B. 春秋季   C. 春冬季   D. 夏秋季   E. 秋冬季

5. 关于手足口病的饮食调护，下列错误的是（ ）

    A. 饮食清淡   B. 软食或流质食物

C. 易消化食物   D. 清热解毒食物

E. 大补元气食物

二、多选题

1. 水痘的皮疹形态有（　　）

A. 斑疹   B. 丘疹   C. 疱疹   D. 结痂   E. 脓疱

2. 痄腮的常见变证有（　　）

A. 邪陷心肝   B. 毒窜睾腹

C. 脾肾阳虚   D. 肾阳衰危

E. 心阳虚衰

3. 手足口病的疱疹常出现在（　　）

A. 手掌   B. 足掌   C. 口腔   D. 面部   E. 臀部

三、思考题

1. 疫毒惊风患儿发作时该如何护理？

2. 痄腮常用的中医护理技术有那些？如何运用？

书网融合……

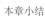

本章小结   题库

第六章　其他病证护理

PPT

学习目标

知识要求：

1. 掌握　其他病证的概念、辨证施护要点。

2. 熟悉　其他病证的病因病机、健康教育内容。

3. 了解　其他病证的辨证分析。

技能要求：

1. 掌握其他病证的中医护理操作技能。

2. 学会运用中医护理基础知识解决其他病证的护理问题。

素质要求：

1. 具有高度的责任心，学会护理沟通技巧，树立良好的临床服务意识。

2. 通过临床实践提高临床思维能力。

⇒ 案例引导

案例　患者，男，33 岁，工地工人。因摔伤致右前臂疼痛伴活动受限 2 小时收入住院，X 线检查示：右尺桡骨骨折。舌质淡红，苔薄白，脉弦。

讨论　1. 病人目前的主要中医护理诊断有哪些？

　　　　2. 针对病人的护理诊断，护士应采取哪些中医护理措施？

第一节　痹　证

痹证是由于风、寒，湿、热等邪气闭阻经络，影响气血运行，导致肢体筋骨、关节、肌肉等处发生疼痛、重着、麻木，或关节屈伸不利、僵硬、肿大、变形等症状的病证。轻者病在四肢关节肌肉，重者可内舍于脏。

西医学上的类风湿关节炎、骨关节炎、风湿热、坐骨神经痛、痛风性关节炎及强直性脊柱炎等疾病以痹证为主要临床表现者，均属本病证的讨论范围，可参考本节辨证施护。

一、病因病机

痹证的病因包括外邪侵袭、正气亏虚与痰浊瘀血。外邪与风寒湿邪、风湿热邪有关；正气亏虚多与禀赋不足、劳逸失度、久病体虚有关；痰浊瘀血多与七情致瘀、跌仆外伤、饮食所伤有关。基本病机是风、寒、湿、热、痰、瘀等邪气滞留肢体筋脉、关节、肌肉，经脉闭阻，不通则痛。

痹证的发生，多因为正气不足，腠理不密，卫外不固，外感风、寒、湿、热之邪，从而导致肌肉、筋骨、关节、经络痹阻，气血运行不畅，不通则痛。辨证初起病位在肢体、皮肉、经络，久病则深入筋骨、脏腑。痹证日久，容易出现下述三种病理变化：一是风寒湿痹或热痹日久不愈，气血运行不畅日甚，瘀血痰浊阻闭经络，出现皮肤瘀斑、关节周围结节、关节肿大畸形、屈伸不利等症；二是病久耗伤正气，呈现气血亏损或肝肾不足证候；三是痹证日久不愈，病邪由经络而累及脏腑，出现脏腑痹的证候。病程短的实证，若治疗得当，多可治愈。若病情缠绵，反复发作，则变成虚实夹杂之证，治疗则难，预后亦差。

二、辨证施护

（一）行痹（风寒湿痹）

【临床症状】肢体关节、肌肉疼痛酸楚，屈伸不利，可涉及肢体多个关节，疼痛呈游走性，初起可见恶风、发热等表证，舌苔薄白，脉浮或浮缓。

【辨证分析】感受风寒湿邪，风邪为甚，风寒湿邪留滞经络，气血运行不畅，不通则痛，故见肢体关节、肌肉疼痛酸楚；因疼痛影响关节活动，故见关节屈伸不利；风性善行而数变，故关节疼痛游走不定；外邪束表，营卫失和，故见恶风、发热等表证；舌苔薄白，脉浮或浮缓为风邪在表之象。

【护理诊断】

1. 疼痛：关节游走痛　与风寒湿邪痹阻经络，气血运行不畅有关。

2. 生活自理能力下降　与风寒湿邪痹阻经络致关节疼痛，活动困难有关。

3. 焦虑　与风寒湿邪痹阻经络致肢体疼痛、活动困难有关。

【施护法则】祛风通络，散寒除湿。

【护理措施】

1. 观察疼痛的部位、性质、程度及与气候变化的关系。观察皮肤、体温、脉搏、舌象、伴随症状变化等，以辨别病邪的偏盛，了解关节是否有强直畸形及功能受限。

2. 病室宜保持清洁干燥，阳光充足，空气流通，温度适宜，避免阴暗、潮湿；注意保暖，随气候变化及时增衣添被；病室应温暖向阳，避风干燥。

3. 宜食温热食物，忌食生冷之品，应以祛风除湿之品为宜，如豆豉、丝瓜、蚕蛹、荆芥粥、葱头粥等，可常饮用药酒，如五加皮酒、木瓜酒及蛇酒等。

4. 中药汤剂宜饭后温服，服药后加服薏米粥以除湿和胃，并观察用药后的反应。

5. 不良情绪可导致疼痛加重，故应加强情志护理，关心、体贴、耐心帮助病人，减轻病人的心理压力，使病人情绪稳定、心境良好、精神放松，树立战胜疾病的信心。

6. 关节疼痛可采用穴位按摩的方法，上肢可取肩髃、曲池、尺泽、合谷、外关穴，下肢可取环跳、阳陵泉、足三里、三阴交、膝眼、委中、风市穴。

（二）痛痹（风寒湿痹）

【临床症状】肢体关节疼痛，痛势较剧，痛有定处，遇寒则痛甚，得热则痛缓，关节屈伸不利，局部皮色不红，触之不热，舌质淡，苔薄白，脉弦紧。

【辨证分析】感受风寒湿邪，寒邪为甚，风寒湿邪闭阻经络气血，则肢体关节疼痛，屈伸不利；寒为阴邪，其性凝滞、收引，故肢体关节疼痛较剧，痛有定处，遇寒则气血愈加凝滞，故遇寒则痛甚，得热后寒邪暂散，气血又复流通，故得热则痛缓；寒属阴邪，故局部皮色不红，触之不热；脉紧为寒湿之征。

【护理诊断】

1. 疼痛：关节痛剧有定处　与风、寒、湿邪痹阻经络，气血运行不畅有关。

2. 生活自理能力下降　与风寒湿邪痹阻经络致关节疼痛，活动困难有关。

3. 焦虑　与风寒湿邪痹阻经络致肢体疼痛、活动困难有关。

【施护法则】散寒通络，祛风除湿。

【护理措施】

1. 病情观察同上。

2. 病室温度可稍高，阳光充足，干燥，避免阴暗、潮湿；患者注意保暖，随气候变化及时增衣添被。

3. 食物以温经散寒通络之品为宜，如当归羊肉汤、狗肉，或加用茴香、桂枝、生姜、花椒等调料。

4. 中药汤剂宜饭后温热服，可用热粥或黄酒为引，以助药力，并观察用药后的反应。

5. 患者因关节痛剧易出现情绪消沉，忧思抑郁，甚至悲观失望，应积极给予情志疏导，消除患者悲观忧伤的情绪，增强信心，积极配合治疗。

6. 关节疼痛可采用中药贴敷患处，还可贴狗皮膏、麝香止痛膏或伤湿止痛膏等；可穴位按摩，上肢取肩髃、曲池、尺泽、合谷、外关穴，下肢取环跳、阳陵泉、足三里、三阴交、膝眼、委中、风市穴；亦可采用艾灸、隔姜灸、熏蒸、热敷、热熨、拔火罐、中药离子导入、药熨、温泉浴等方法护理。

（三）着痹（风寒湿痹）

【临床症状】肢体关节、肌肉酸楚、重着、疼痛，肿胀散漫，关节活动不利，肌肤麻木不仁，舌质淡，苔白腻，脉濡缓。

【辨证分析】感受风寒湿邪，湿邪为甚，风寒湿邪闭阻经络气血，则肢体关节疼痛；湿为阴邪，其性重浊黏滞，湿邪停留关节，阻碍气血运行，故见肢体关节重着、肌肉酸楚，或有肿胀散漫，湿邪留滞肌肉，故见肌肤麻木不仁；舌质淡，苔白腻，脉濡缓为湿邪偏盛之象。

【护理诊断】

1. 疼痛：关节重着疼痛 与风寒湿邪痹阻经络，气血运行不畅有关。

2. 生活自理能力下降 与风寒湿邪痹阻经络致肢体疼痛，活动困难有关。

3. 焦虑 与风寒湿邪痹阻经络致肢体疼痛、活动困难有关。

【施护法则】除湿通络，祛风散寒。

【护理措施】

1. 病情观察同上。

2. 病室通风干燥，阳光充足，避免阴暗、潮湿。

3. 宜食用健脾祛湿之品，如扁豆、茯苓粥、车前饮、赤小豆粥、鳝鱼、鲤鱼等，可常食用"苡米粥"等。

4. 中药汤剂宜饭后温服，服药后加服薏米粥以除湿和胃。

5. 给予情志疏导，消除悲观忧伤的情绪，增强信心，积极配合治疗。

6. 关节疼痛可穴位按摩足三里、商丘等穴位以振奋脾土以化湿；亦可采用艾灸、隔姜灸、熏蒸、热敷、热熨、拔火罐、中药离子导入、药熨、温泉浴等方法护理；中药贴敷患处，还可贴狗皮膏、麝香止痛膏或伤湿止痛膏等。

（四）热痹（风湿热痹）

【临床症状】关节疼痛，活动不便，局部灼热红肿，得冷稍舒，可有皮下结节或红斑，常伴有发热、恶风、汗出、口渴、烦躁不安等全身症状，舌红，苔黄或黄腻，脉滑数。

【辨证分析】热为阳邪，其性属火，热邪郁于关节，气血郁滞，故关节局部灼热红肿，痛不可触，得冷稍舒，或见皮下结节或红斑；湿热壅盛，营卫郁滞失和，故见发热、恶风、汗出；热盛津伤，故见口渴；邪热上扰于心，则见烦躁不安；舌质红，苔黄或黄腻，脉滑数均为湿热壅盛之象。

【护理诊断】

1. 疼痛：关节红肿痛 与风湿热邪痹阻经络，气血运行不畅有关。

2. 生活自理能力下降 与风湿热邪痹阻经络致肢体疼痛，活动困难有关。

3. 焦虑 与风湿热邪痹阻经络致肢体疼痛有关。

4. 潜在并发症 痿证、心悸。

【施护法则】清热通络，祛风除湿。

【护理措施】

1. 病情观察同上。

2. 病室宜干燥凉爽，温度不宜过高。

3. 宜食用清热疏利之品，如芹菜、绿豆、马兰头、苋菜、冬瓜、香蕉、苦瓜、菊花茶等，忌辛辣刺激、煎炒、油腻和烟酒等食品。

4. 中药汤剂宜饭后凉服或微温服。

5. 给予情志疏导，消除悲观忧伤的情绪，增强信心，积极配合治疗。

6. 发热者，可按摩曲池、大椎、合谷等穴，中药贴敷患处，还可贴狗皮膏、麝香止痛膏或伤湿止痛膏等。

三、健康教育

1. 指导病人避免诱发本病的原因，如受寒着凉、涉水冒雨、汗出当风、久居湿地等，注意防寒保暖，改善生活及工作环境，保持室内干燥、阳光充足。

2. 积极防治外感疾病，如感冒、扁桃体炎。

3. 指导病人加强体育锻炼，如八段锦、太极拳等，以增强体质。

第二节 创伤骨折

由于外力的作用破坏了骨的完整性或连续性者，称为骨折。创伤骨折，是指因外伤导致骨或软骨的完整性或连续性的中断或丧失，以局部瘀血、疼痛、畸形、肿胀、骨擦音、异常活动、活动功能障碍为主要临床表现的病证。根据骨折处是否与外界相通可分为闭合性和开放性两种，前者皮肉不破，骨折处不与体外相通；后者有伤口通至骨折处，因有感染的可能，故病情较为严重。根据骨折的病因可分为外伤性骨折和病理性骨折，正常骨骼受到外力作用而产生骨折，称为外伤性骨折（创伤骨折）；因骨本身由于结核、骨髓炎或肿瘤等的病变，在正常活动下或轻微外力碰撞而发生骨折者称为病理性骨折。本节主要介绍创伤性骨折。骨折的处理原则是复位、固定和功能锻炼。

一、病因病机

骨折的主要原因有外力作用和骨骼疾病引起骨质破坏两种。作用于人体的致伤力一般可分为直接暴力、间接暴力、肌肉牵拉力和积累劳损四种形式。

1. 直接暴力 骨折发生在外来暴力直接作用的部位，如打击伤、压轧伤、炸伤、撞击伤及火器伤等。这类骨折多为横断骨折或粉碎性骨折，骨折处软组织损伤常较重。如为开放性骨折，则因打击物由外向内穿破皮肤，感染率较高。

2. 间接暴力 骨折发生在远离暴力作用的部位，即暴力通过传导、杠杆或旋转作用使远处发生骨折。多在骨质较弱处造成斜形或螺旋形骨折，骨折处软组织损伤较轻。如跌倒时手掌撑地，间接暴力可在桡骨远端、肱骨髁上或锁骨等部位发生骨折。如为开放性骨折，则多因骨折断端由内向外穿破皮肤，感染率较低。

3. 肌肉牵拉力 指急剧而不协调的肌肉强烈收缩所造成的肌肉附着处的撕脱骨折。如骤然跪倒时，股四头肌猛烈收缩，可发生髌骨骨折。

4. 积累劳损 长期、反复、轻微的直接或间接暴力，可集中作用于骨骼的某一点上而发生骨折，如长途行军导致的第 2、3 跖骨及腓骨干下 1/3 的疲劳性骨折。骨折多无移位，但愈合缓慢。

二、辨证施护

（一）气滞血瘀期

【临床症状】患肢局部肿胀、瘀斑疼痛拒按，活动受限，舌质紫暗，脉涩或弦数。

【辨证分析】骨折后脉络受损，气血凝滞，阻塞经络，不通则痛，故骨折部位出现不同程度的疼痛、直接压痛及间接压痛；骨折后局部经络损伤，营血离经，瘀滞于肌肤腠理而出现肿胀。舌质紫暗，脉涩或弦数均为气滞血瘀之象。

【护理诊断】

1. 疼痛：伤处痛 与骨断筋伤，气滞血瘀有关。

2. 躯体移动障碍 与骨断疼痛有关。

3. 焦虑 与骨断疼痛有关。

4. 睡眠型态紊乱 与骨断疼痛有关。

5. 潜在并发症 感染、脂肪栓塞、血管神经受压。

【施护法则】活血化瘀，行气止痛。

【辨证施护】

1. 观察患者是否有面色苍白，气短，出冷汗，四肢厥冷，脉细数或脉微欲绝等，若出现厥证，应报告医生并协助处理；对急症创伤患者，应观察损伤程度和性质，创口有无异物，出血量多少，重要脏器和血管、神经有无损伤；观察患肢肿胀与血运情况，有无血液循环障碍的表现；了解疼痛的性质及程度，确定引起疼痛的原因。

2. 病室安静，温湿度适宜，注意抬高患肢，减轻肿胀。定时对患者进行翻身护理。护理操作时，动作要轻柔，移动患者时，必须对患肢妥善保护。

3. 饮食宜以活血祛瘀、清淡为主，如胡萝卜、薏苡仁粥、西洋菜、乌鱼汤等，待舌象正常，再进清补食物，如：三七炖鸡，红花粳米粥以予活血化瘀，行气止痛。忌食酸辣、燥热、油腻，生冷之物等。

4. 中药汤剂饭后半小时温用。遵医嘱给予止痛剂时，向患者解释止痛剂的使用时间、效果和不良反应。

5. 做好解释工作，消除患者紧张、恐惧情绪，取得密切配合。

6. 疼痛剧烈者，揉按穴位，以阿是穴为主，辅以曲池、肩髃、内关、合谷等穴，以舒筋活血，行气止痛；或穴位贴敷。影响睡眠者，可使用耳穴埋豆（神门、皮质下、心）或经穴治疗仪（神门）。

7. 告知患者早期功能锻炼对伤肢功能恢复的重要性。功能锻炼要循序渐进，用力适度。活动范围由小到大，不可操之过急，以免给骨折愈合带来不良影响。

（二）血瘀骨弱期

【临床症状】此为骨折中期，两周后患肢肿胀基本消退，疼痛消失，但瘀肿消而未尽，新骨始生而不牢。

【辨证分析】骨折中期局部经络不通，离经之血未完全消退，瘀滞于肌肤腠理而肿胀，肿消而未尽，新骨始生而不牢。

【护理诊断】

1. 自理能力缺陷　与骨折后肢体活动不便有关。

2. 活动无耐力　与骨折后气血受损或久卧伤气有关

3. 焦虑　与骨折后肢体活动不便有关。

4. 潜在并发症　皮肤完整性受损、尿潴留、便秘。

【施护法则】活血接骨续筋。

【辨证施护】

1. 观察外固定装置是否有效，夹板松紧度是否适宜，石膏有无断裂、松动，牵引滑轮是否灵活；观察患肢肿胀与血运情况，有无血液循环障碍的表现；观察皮肤有无受压及破损，牵引针眼有无红肿、渗出物。

2. 病室安静，阳光充足，温湿度适宜。病床宜用较薄垫透气硬板床，保持床铺平整、干燥、无碎屑，卧位舒适。在不影响骨折治疗的情况下，使用砂袋、软枕、绷带等调整卧位，以减轻伤肢或躯体的不适感。加强生活护理，保持个人卫生清洁。

3. 骨折中期，瘀未尽去，筋骨未连，饮食宜进调和气血、接骨续筋之品，如牛奶、豆类、瘦肉、排骨汤等。

4. 中药汤剂饭后半小时温用。

5. 指导患者调和情志，安心养伤，避免过度忧思、悲恐，以免伤及脾胃，损及肾之精气，影响骨骼的修复生长。

6. 遵医嘱选用续筋接骨的活血散、接骨续筋膏药、舒筋活络膏药等外敷，配合穴位揉按，以阿是穴为主，辅以曲池、肩髃、内关、合谷等穴，以理气和血，活血化瘀，通经活络。

7. 伤后 2～4 周，逐渐增加远端关节屈曲活动等。

（三）筋骨未坚期

【临床症状】骨折晚期，肢体乏力，功能未完全恢复。

【辨证分析】骨折晚期气血不足，筋骨未坚，故肢体功能未完全恢复。

【护理诊断】

1. 自理能力缺陷　与骨折后肢体活动不便有关。

2. 活动无耐力　与骨折后气血受损或久卧伤气有关

3. 焦虑　与骨折后肢体活动不便有关。

4. 潜在并发症　失用性肌肉萎缩。

【施护法则】益气生血，接骨续筋。

【辨证施护】

1. 观察患者血液循环、感觉、肢体功能情况，如有异常，及时报告医生。

2. 加强饮食的营养，多食血肉有情之品，如蛋类、肉类、鱼类等，同时注意饮食中高钙食物的摄入。

3. 补益类中药宜久煎，汤剂饭前温服或热服。

4. 帮助患者，使其产生安全感、信任感，增强战胜疾病的信心。

5. 指导患者加强功能锻炼；局部用中药熏洗，先熏后洗，边洗边运动关节和按摩肌肉；中药膏剂穴位贴敷曲池、肩髃、内关、合谷；可施推拿、按摩手法护理，手法宜轻，通过刺激穴位，疏通气血。

三、健康教育

1. 老年骨折患者，病程长，恢复缓慢，易出现并发症。鼓励患者多饮水，经常做深呼吸及有效咳嗽，预防尿路感染、压疮、肺部感染等并发症，促进患者早日康复。

2. 骨折患者卧床时间相对较长，应定时翻身，按摩受压处、骨隆突处，促进气血运行。避免物理性刺激，保持床铺平整、干燥、无碎屑，发现污染应及时更换，防止便器擦伤皮肤。

3. 指导患者进行功能锻炼，循序渐进。根据患者病情和耐受情况制定锻炼计划，促进患肢的气血运行，消除肿胀，减少肌萎缩，保持肌肉力量，防止骨质疏松、关节僵硬，促进骨折愈合。

4. 均衡的膳食有助于疾病的康复，应多摄入高蛋白、高维生素、含钙多的食物，促进骨折愈合，缩短病程。

第三节　天行赤眼

天行赤眼，是指外感疫疠之气，而以白睛爆发红赤为主要表现，常累及双眼，可迅速传染并引起广泛流行的眼病。又称天行后赤眼、天行赤热、天行赤目等。多于夏秋之季发病，呈暴发流行性，预后好。西医学中流行性角膜结膜炎、流行性出血性结膜炎可参考本节辨证施护。

一、病因病机

本病多因疫疠之气上犯白睛；或因肺胃积热，相召疫疠之气，内外合邪，热毒炽盛，上攻于目而成，或因眵泪相染所致。

疫疠之气，侵扰于目，致使眼痛，局部气血亢盛，进而白睛红肿热痛。若毒邪风重则流泪而痒，而热毒盛则生眵而黏，且热痛难忍，甚则热迫血络而使白睛之血外溢。

肺胃蕴热，兼感疠毒，肺主气轮为白睛，脾主胞睑。风热上受，或痰热内积，致使肺失清肃；饮食不节，嗜烟酗酒，脾胃失其健运。两经蕴热即可导致胞睑白睛红赤肿痛，又兼感受时行疫疠之毒，内外合邪，病势急速而赤痛肿胀。

二、辨证施护

（一）初感疠气证

【临床症状】感受疫疠之初，患眼沙涩灼痛，畏光流泪，眵多清稀，白睛红赤，溢血，黑睛黑翳，胞睑红肿，耳前颌下可扪及肿核，兼见恶寒发热，鼻塞流涕，舌质红，苔薄白或薄黄，脉浮数。

【证候分析】初感疫疠之气，上犯白睛，热伤脉络，故见白睛红赤、点片状溢血等。

【护理诊断】

1. 舒适的改变：目睛沙涩灼痛　与疫疠之气上犯于目有关。

2. 焦虑　与疫疠之气上犯于目致不适有关。

【施护法则】疏风清热，兼以解毒。

【护理措施】

1. 观察眼部外观，如充血、眼红、分泌物增多、肿胀、肿块、突眼等。

2. 初感疠气患者应慎避外邪、防风保暖。室内保持清洁通风，温湿度适宜，光线宜暗，勿进入公共场合，避免烟尘、强光刺激，可适当佩戴有色眼镜。患者使用的毛巾、衣物、枕巾等要单独清洗并暴晒，或者煮沸消毒，切勿交叉使用，防止传染。

3. 饮食以清淡、易消化、富营养为原则。忌肥甘厚味、辛辣刺激、粗糙之品。多食新鲜果蔬。鼓励患者多饮水。宜食清热疏风之品，如菊花、金银花、大青叶、白萝卜、薄荷等。

4. 汤药需武火快煎，温服。外用滴眼液如氧氟沙星滴眼液、复方妥布霉素滴眼液等尽量每2小时滴眼1次，每次1~2滴为宜。若单眼患病可先滴健眼，再滴患眼，药瓶勿接触眼睑。每次滴眼前、滴眼后均需彻底清洁、消毒双手。忌用油膏类眼药，避免其阻碍眼部分泌物的排出。

5. 予以安慰和鼓励，消除思想顾虑，增强康复信心。

6. 可用双黄连中药水或生理盐水冲洗双眼。使用中药滴眼液滴眼，如鱼腥草滴眼液，每日6次，症状严重者可每小时2次。也可采用中药熏洗，如选用金银花、蒲公英、菊花、大青叶等清热解毒之品煎汤熏洗患眼，每日2~3次。

（二）热毒炽盛证

【临床症状】白睛赤肿，胞睑红肿，白睛溢血，黑睛黑翳，眵泪黏稠，口渴引饮，兼有头痛烦躁，或便秘溲赤。舌红，苔黄，脉数。

【证候分析】肺胃素有积热，复感疫疠之气，内外合邪，上攻于目，故见白睛赤肿，胞睑红肿，白睛溢血，眵泪黏稠等；全身症状及舌脉为热毒炽盛之候。

【护理诊断】

1. 舒适的改变：目睛沙涩刺痒　与热毒上犯于目有关。

2. 焦虑　与热毒上犯于目致眼部不适有关。

【施护法则】泻火解毒。

【护理措施】

1. 进一步观察眼部情况，观察畏光、流泪、异物感，甚至眼部有无痒、刺痛或眼球触痛。观察分泌物的性质，呈水样或浆液样。

2. 室内环境宜凉爽，避免强光刺激。

3. 多食泻火的食物，如芹菜、荸荠等，忌食油炸香燥之品，忌食生姜、胡椒、葱等。

4. 用药护理同初感疠气证。

5. 予以安慰和鼓励，消除思想顾虑，增强康复信心。热毒炽盛者，应劝慰患者忌怒，保持心情舒畅，避免激动。

三、健康教育

1. 养成良好的卫生习惯，不用手揉眼。流行季节，健康人可常用治疗本病的眼药水滴眼，保持眼部卫生。也可用菊花、夏枯草、桑叶等煎水代茶饮。

2. 患者的手帕、洗脸用具、枕套以及儿童玩具等均需单独消毒处理。

3. 应注意隔离，避免患者到公共场所，尤应禁止到公共游泳池游泳、公共澡堂洗浴等，以免引起传播流行。

4. 接触过患眼的医护人员的手、医疗器械以及污物等均需严加消毒处理。

5. 本病禁忌遮盖患眼。因分泌物多，遮盖患眼可使分泌物不易排出，从而加重病情。

第四节　针　眼

针眼是指胞睑边缘生疖，形如麦粒，红肿痛痒，易导致患处化脓溃破的眼病，又名土疳、土疡、偷针。本病发病与季节、气候无关，青少年多见，可单眼或双眼发病。西医学中睑腺炎（麦粒肿）可参考本病进行辨证施护。

一、病因病机

1. 外感风热　风热之邪客于胞睑，风热壅阻于胞睑皮肤肌腠之间，气血不畅，灼津炼液，变生疮疖。

2. 饮食不节　过食辛辣肥甘厚味，致使脾胃蕴热，火热上攻于目，热毒壅阻于胞睑，致局部成脓破溃。

3. 正虚邪留　素体虚弱，卫外不固，余邪未尽，热毒蕴伏。脾气虚弱，健运无权，湿浊化热，气血不和，若复感风热之邪，本病易反复发作。

二、辨证施护

（一）风热外袭证

【临床症状】初起胞睑局部肿胀，痒甚，微红，能扪及硬结，疼痛拒按。舌苔薄黄，脉浮数。

【辨证分析】风热之邪客于胞睑，气血不畅，故胞睑肿胀；风与热邪皆能作痒，故痒甚；舌脉均为风热外袭之候。

【护理诊断】

1. 舒适的改变：胞睑肿胀　与风热客于胞睑有关。

2. 焦虑　与风热客于胞睑致眼部不适有关。

【施护法则】祛风清热，消肿散结。

【护理措施】

1. 观察胞睑局部的红肿热痛的性质、程度、持续时间。注意体温变化。若出现烦躁、头痛、嗜睡、高热等症状，应及时报告医生，采取对症处理措施。

2. 室内保持清洁通风，温湿度适宜，患者注意休息，保证充足的睡眠，防止过度疲劳。注意眼部卫生，增强体质，避免偏食。切忌对局部用力挤压。

3. 宜多食瓜果蔬菜等清润之品，忌食辛辣刺激之物，不宜食太多甜腻的食物，如荔枝、哈密瓜、甘蔗，易生火。鼓励患者多饮水。可用金银花、野菊花泡茶饮。

4. 中药汤剂宜饭后温凉服。

5. 嘱患者保持心情舒畅，解释疾病的发展转归，使患者积极配合治疗。予以安慰和鼓励，消除思想顾虑，增强康复信心。

6. 硬结未软化时切忌过早切开。针眼脓未成者不得针破或切开，不能在病变区域内选择针刺治疗的穴位，以免邪毒内陷，形成疔疮走黄之恶候。

（二）热毒壅盛证

【临床症状】胞睑局部红肿明显，硬结较大，疼痛拒按，灼热疼痛较重，或白睛红赤肿胀嵌于睑裂；伴有口渴喜饮，便秘溲赤。舌红，苔黄，脉数。

【辨证分析】热毒上攻胞睑，故胞睑红、肿、热、痛；热毒深重，气血壅滞，故硬结渐大，疼痛拒按，甚至白睛红赤肿胀嵌于睑裂；热灼津液，故口渴喜饮，便秘溲赤；舌脉为热盛之候。

【护理诊断】

1. 舒适的改变：胞睑肿痛　与热毒上攻胞睑有关。

2. 焦虑　与热毒上攻胞睑致眼部不适有关。

【施护法则】清热解毒，消肿止痛。

【护理措施】

1. 观察胞睑局部的红肿热痛的性质、程度、持续时间，观察体温变化，若出现头痛高热、烦躁或嗜睡等，应及时采取措施。

2. 室内保持清洁通风，室温易偏低，患者注意休息，保证充足的睡眠，防止过度疲劳。

3. 宜食清凉之品，多喝西瓜汁、梨汁、苹果汁等，忌食辛辣刺激之物。

4. 中药汤剂宜饭后凉服。

5. 嘱患者保持心情舒畅，解释疾病的发展转归，使患者积极配合治疗，应劝慰患者忌怒，避免激动。

6. 脓点形成者，宜切开排脓。未成脓者可用刺血法，在耳尖、合谷处，用三棱针点刺放血，每日1次。

（三）脾虚夹邪证

【临床症状】针眼屡发，或针眼红肿不甚，经久难消；或见面色无华，神倦乏力，小儿偏食，纳呆便结；舌淡，苔薄白，脉细数。

【辨证分析】原患针眼，余邪未清，脾胃伏热，上攻胞睑，阻滞脉络；或脾胃虚弱，气血不足，正气不固，时感外邪，致本病发作；舌淡，苔薄白，脉细数，乃脾胃虚弱之证候。

【护理诊断】

1. 舒适的改变：胞睑红肿屡发 与余邪上攻胞睑有关。

2. 焦虑 与余邪上攻胞睑致胞睑红肿屡发有关。

【施护法则】健脾益气，扶正祛邪。

【护理措施】

1. 观察胞睑局部红肿热痛的程度、持续时间。观察患者饮食情况。

2. 室内宜清洁干燥，患者注意休息，防止过度疲劳。

3. 宜食健脾益气之品，可用太子参、茯苓、瘦肉适量煎汤服用，忌食生冷油腻之品。

4. 中药汤剂应温服。

5. 通过解释、鼓励、安慰等，使患者心情舒畅，气机条达，树立战胜疾病的信心。

6. 可采用穴位揉按，常用攒竹、睛明、丝竹空、瞳子髎、阳白、鱼腰、四白等穴。同时配合远端取穴，如合谷（必用）、列缺、外关等。但需注意，眼部取穴应在小疖红肿区以外，手法用中刺激。

三、健康教育

1. 注意用眼卫生，勤洗手，勿经常揉眼或用脏手或不干净的纸揉眼。发现眼睑有小结节及其他异常时，不要自行用针尖挑破、挤压。

2. 避免用眼过度，用眼时的光线要适中，生活作息要有规律。避免熬夜。加强锻炼，增强体质。

3. 在脓肿未成熟前切忌挤压或用针挑刺，以免感染。

4. 治疗原发病的重要性，如有慢性结膜炎、睑缘炎或屈光不正者，应及时治疗或矫正。

5. 饮食有节，平素少食辛辣、肥甘及海腥之品，忌烟酒，少食冷饮，多食蔬菜、水果。小儿要注意营养。保持大便通畅。

第五节 鼻 渊

鼻渊是指因外邪侵袭或脏腑失调所致的以鼻流浊涕、如泉下渗、量多不止为主要临床表现的病证。

常伴有头痛，鼻塞，嗅觉减退，久则虚眩不已等症状，是鼻科的常见病、多发病之一。西医学中的急性、慢性鼻窦炎，均可参照本节辨证施护。

一、病因病机

本病多由外感、饮食、情志、虚损引起，有虚实之分。实证多因外邪侵袭、胆腑郁热、脾胃湿热而发病；虚证多因肺气虚寒、脾气虚弱所致。本病病位在鼻窍，与肺、脾、胆密切相关。

1. 肺经风热　风热袭表伤肺，或风寒外袭，郁而化热，内犯于肺，肺失宣降，邪热循经上壅鼻窍而为病。

2. 胆腑郁热　情志不遂，胆失疏泄，气郁化火，胆火循经上犯，移热于脑，伤及鼻窍，或邪热犯胆，胆热上蒸鼻窍而为病。

3. 脾胃湿热　饮食失节，湿热内生，湿热邪毒循经熏蒸鼻窍而为病。

4. 肺脾气虚　久病体虚，或病后失养，致肺脾虚损，肺卫不固，脾运失健，易为邪犯，正虚托邪无力，邪滞鼻窍而为病。

二、辨证施护

（一）肺经风热

【临床症状】鼻涕量多而黏稠，中鼻道或嗅裂处可见脓性分泌物，鼻塞，头痛，嗅觉减退；鼻黏膜红肿；前额、鼻根及颌面有压痛；伴发热，恶风汗出，咳嗽痰多等；舌红，苔薄黄，脉浮数。

【辨证分析】风热犯肺，治节失司，化生痰浊，壅滞鼻窍，故鼻涕黏稠、量多；邪热犯肺，循经上壅，蒙蔽清窍，故鼻塞、头痛、有压痛、嗅觉减退；肺热熏蒸黏膜，故鼻黏膜红肿；肺经风热，故发热恶风，咳嗽痰多，舌红，苔薄黄，脉浮数。

【护理诊断】

1. 舒适的改变：鼻塞流涕　与邪热犯肺，壅滞鼻窍有关。

2. 知识缺乏　与缺乏疾病相关知识有关。

【施护法则】疏风清热，宣肺通窍。

【护理措施】

1. 观察鼻涕的色、质、量，如白涕、黄涕等。观察鼻塞情况，是单侧还是双侧，是否伴有头痛、头晕、头胀等。观察舌苔、脉象等。

2. 室温宜低，空气流通，环境安静，忌当风直吹。避免烟尘、花粉、刺激性气体等。

3. 以清淡、易消化饮食为原则。忌食辛辣及海腥发物。多食新鲜蔬果，戒烟限酒。可饮用酸梅青果汤、胖大海冰糖饮等。

4. 汤药宜武火快煎，服药后注意观察药后鼻塞、头痛、头胀、流涕等情况是否缓解。

5. 患者可因鼻塞、头痛、头胀等出现情绪不宁，烦躁不安，护士应予以理解，耐心解答患者问题，尽量满足其合理要求。可转移其注意力，聆听音乐、下棋、阅读书籍等，保持心情舒畅。

6. 穴位按摩可选迎香穴、合谷穴等，以疏通经络，调畅气血，宣通鼻窍。

（二）胆腑郁热

【临床症状】鼻流脓涕，黄稠量多，鼻道或嗅裂处可见脓性分泌物，或有臭味，鼻塞，嗅觉减退，头痛较甚；鼻黏膜红肿，前额、鼻根及颌面有压痛；烦躁易怒，口苦咽干，眩晕耳鸣，大便秘结，小便短赤；舌红，苔黄，脉弦数。

【辨证分析】胆腑郁热，循经上犯鼻窍，燔灼气血津液，故鼻涕黄稠量多，或有臭味，鼻黏膜红肿；胆热移脑，热扰清窍，故鼻塞，嗅觉减退，头痛，眩晕耳鸣，有压痛；胆腑郁热，故烦躁易怒，口苦咽干，便秘尿赤，舌红，苔黄，脉弦数。

【护理诊断】

1. 舒适的改变：鼻塞流涕　与胆热循经上犯鼻窍有关。

2. 知识缺乏　与缺乏疾病相关知识有关。

【施护法则】清泻肝胆，利湿通窍。

【护理措施】

1. 病情观察、起居护理同上。

2. 饮食清淡，可食用苦瓜、绿豆等，饮用绿茶等，忌食羊肉、龙眼、荔枝、辣椒等。

3. 汤药宜武火快煎，凉服。胆腑郁热药物不可久服。

4. 注意患者情绪变化，及时疏导情志，解除不良情绪刺激。

5. 穴位按摩可选印堂、迎香、通天、残缺、合谷、阳陵泉等穴。

（三）脾胃湿热

【临床症状】鼻流脓涕，黄稠量多，鼻塞较重，嗅觉减退，头昏闷胀或头重如裹。胸脘痞闷，倦怠乏力，食少纳呆，小便黄赤；舌红，苔黄腻，脉滑数。

【辨证分析】脾胃湿热，循经上行，上犯鼻窍，湿浊化腐，故鼻流脓涕，黄稠量多；湿热上蒸，壅塞清窍，故鼻塞较重，嗅觉减退，头昏胀闷或头重如裹；脾胃湿热，故见胸脘痞闷，倦怠乏力，食少纳呆，小便黄赤，舌红，苔黄腻，脉滑数。

【护理诊断】

1. 舒适的改变：鼻塞流涕　与湿热上犯鼻窍有关。

2. 知识缺乏　与缺乏疾病相关知识有关。

【施护法则】清热利湿，化浊通窍。

【护理措施】

1. 病情观察、起居护理同上。

2. 可食用清热利湿之品，如红豆、绿豆、冬瓜、苦瓜等，忌食辛辣及肥甘厚味之品。

3. 中药宜饭后凉服或微温服。

4. 疏导患者情志，解除不良情绪刺激。

5. 可用芳香通窍药物熏鼻。

（四）肺脾气虚

【临床症状】鼻涕白黏而量多，鼻塞，时有喷嚏，嗅觉减退，遇风寒则症状加重；鼻黏膜色淡肿胀，中鼻甲可有息肉样变或肥大；头昏头胀，气短乏力，声低懒言，自汗恶风，咳吐白黏痰，腹胀便溏；舌淡，苔薄白，脉缓弱。

【辨证分析】肺脾气虚，寒湿滞鼻，蒙蔽清阳，故鼻涕白黏量多，鼻塞，嗅觉减退，头昏头胀；正邪相争，则时有喷嚏；正虚邪滞，寒凝脉络，鼻黏膜色淡肿胀，中鼻甲可有息肉样变或肥大；肺气虚弱，卫表不固，故自汗恶风，诸症遇风寒加重；肺脾气虚，故气短乏力，声低懒言，咳吐白黏痰，腹胀便溏，舌淡，苔薄白，脉缓弱。

【护理诊断】

1. 舒适的改变：鼻塞流涕　与肺脾气虚，寒湿滞鼻有关。

2. 知识缺乏　缺乏疾病相关知识有关。

【施护法则】健脾补肺，散寒通窍。

【护理措施】

1. 病情观察、起居护理同上。

2. 宜食健脾补肺之品，可食用山药、薏苡仁、大枣、生姜当归羊肉汤等，忌食生冷油腻之品。

3. 汤药宜浓煎，空腹热服。

4. 疏导情志，解除不良情绪刺激。

5. 可采用灸法，取前顶、迎香、四白、上星等穴，悬灸或膈姜灸；耳穴压豆选神门、内鼻、额、肺、脾、肾等穴；可用芳香通窍药物熏鼻。

三、健康教育

1. 平时注意气候变化，防寒保暖，防外邪侵袭。

2. 平素易感者，宜坚持锻炼，练习太极拳、五禽戏、八段锦等传统保健运动，或慢走、游泳等促进气血运行，增强体质。

3. 发病期间，保持室内清洁、空气新鲜，防烟尘、花粉等刺激。

4. 饮食有节，忌食肥甘厚腻、辛辣之品，戒烟限酒。

第六节　喉　痹

喉痹是指因外邪侵袭，肺胃热盛或脏腑虚损，咽喉失养所致，以咽部疼痛或异物感不适，咽部红肿，或喉底有颗粒状突起为主要特征的咽部病证。临床上有急性和慢性之分，急喉痹因外邪客于咽喉所致，以咽痛、咽黏膜肿胀为特征；慢喉痹因脏腑虚损，咽部失养，或邪滞于咽所致，以咽黏膜肿胀或萎缩为特征。本病一年四季皆可发病，各年龄均可发生。西医学中的急性咽炎、慢性咽炎，可参照本节辨证施护。

一、病因病机

（一）急喉痹的病因病机

1. **外感风热**　风热侵犯，火热之邪上犯咽喉，发为喉痹。

2. **外感风寒**　风寒外袭，卫阳被遏，不得宣泄，结于咽喉，发为喉痹。

3. **肺胃热盛**　外邪侵犯，入里化热；或过食辛辣香燥之品，致肺胃热盛，加之感受外邪，内外邪热搏结，熏蒸咽喉致病。

（二）慢喉痹的病因病机

1. **肺肾阴虚**　素体虚弱，或久病，或劳倦过度，致使肺阴受损、肾阴亏虚，阴液不足，阴不制阳，虚火上炎，灼于咽喉，发为喉痹。

2. **脾胃虚弱**　饮食不节，思虑过多，耗伤脾胃，或久病伤脾，致脾胃受损，水谷精微生化不足，津不上承，咽喉失养，发为喉痹。

3. **脾肾阳虚**　寒凉攻伐太过，或房劳过度，或操劳过甚等，以致脾肾阳虚，虚阳浮越，上扰咽喉为病。

4. **痰瘀互结**　饮食不节，损伤脾胃，运化失常，水湿停聚为痰，凝结咽喉，或急喉痹反复发作，余邪留滞，久则气血壅滞而为病。

二、辨证施护

（一）外感风热（急喉痹）

【临床症状】咽痛灼热，吞咽不利；咽黏膜鲜红肿胀，发热恶寒，头痛，咳嗽痰黄；舌边尖红，苔薄白或薄黄，脉浮数。

【辨证分析】风热之邪上犯咽喉，故咽痛灼热，吞咽不利，黏膜红肿；外感邪气，正邪相争，故发热恶寒；风热上犯，故头痛，咳嗽痰黄，舌边尖红，舌苔薄白或薄黄，脉浮数。

【护理诊断】

1. 疼痛：咽痛　与风热之邪上犯咽喉有关。

2. 吞咽障碍　与风热之邪上犯咽喉致咽痛、水肿有关。

3. 潜在并发症　发热。

【施护法则】疏风清热，利咽消肿。

【护理措施】

1. 观察咽部有无咽干、咽痒、异物感、吞咽困难、呼吸困难等情况。观察咽部黏膜充血、红肿情况，扁桃体是否肿大；观察咽部分泌物的颜色、性质。如有咽部红肿疼痛剧烈伴高热者，及时报告医生，以及时处理。出现吞咽困难、呼吸不畅时，积极配合抢救。

2. 病室整洁安静，温湿度适宜，避免对流风。急性期注意休息，高热者卧床休息。

3. 宜食疏风解热之品，可用金银花、薄荷、菊花、甘草等煎汤饮，多吃新鲜的蔬菜瓜果，如梨、枇杷、萝卜、冬瓜等。遵循少食多餐的原则，忌油腻、辛辣、煎炸的食物，忌烟酒。

4. 中药汤剂宜饭后凉服或微温服，服药后注意观察热退、咽痒、咽痛等情况是否缓解。清热药多属苦寒，易伤脾胃或内伤中阳，应中病即止。年老体弱者减量服用。

5. 患者可因咽痒、咽痛等出现情绪不宁，烦躁不安，需护士仔细解答病情相关问题，耐心照护，鼓励患者。护理人员应多与患者交谈沟通，了解患者的需求。

6. 可用中药雾化吸入，每日 1~2 次，每次 15~30 分钟；用金银花、桔梗、甘草煎水含漱；西瓜霜、冰硼散吹药至喉关红肿处。

（二）外感风寒（急喉痹）

【临床症状】咽部微痛，黏膜色淡红、肿胀，恶寒头痛，咳嗽痰稀；舌淡红，苔薄白，脉浮紧。

【辨证分析】风寒外袭，卫阳被遏，不得宣泄，结于咽喉，故见咽痛，黏膜色淡红、肿胀；风寒外束肌表，故恶寒头痛，咳嗽痰稀，舌淡红，苔薄白，脉浮紧。

【护理诊断】

1. 疼痛：咽痛　与风寒外袭，卫阳遏结于咽喉有关。

2. 吞咽障碍　与风寒外袭，卫阳遏结于咽喉致咽痛、水肿有关。

3. 潜在并发症　发热。

【施护法则】疏风散寒，清利咽喉。

【护理措施】

1. 病情观察同上。

2. 病室宜向阳温暖，避免对流风。患者注意休息，高热者卧床休息。

3. 宜食疏风散寒之品，如生姜、淡豆豉、红糖等，以及荆芥粥、防风粥等，忌油腻、辛辣、煎炸的食物，忌烟酒。遵循少食多餐的原则。

4. 中药汤剂宜饭后热服，服药后注意观察热退、咽痒、咽痛等情况是否缓解。

5. 护士需仔细解答病情相关问题，耐心照护，鼓励患者。

6. 可用中药雾化吸入，每日1~2次，每次15~30分钟。西瓜霜、冰硼散吹药至喉关红肿处。

（三）肺胃热盛（急喉痹）

【临床症状】咽痛剧烈，吞咽困难；咽黏膜红肿；口渴多饮，口气臭秽，咳嗽痰黏，便秘尿黄；舌红，苔黄，脉洪数。

【辨证分析】肺胃热盛，热邪循经上犯，火热燔灼咽喉，则咽痛剧烈，吞咽困难，黏膜红肿；热邪炼液成痰，则咳嗽痰稠；火热内炽，故口渴喜饮，口气臭秽，便秘尿黄，舌红苔黄，脉洪数。

【护理诊断】

1. 疼痛：咽痛 与肺胃热盛，热邪循经上犯有关。

2. 吞咽障碍 与热邪上犯咽喉致咽痛、水肿有关。

3. 潜在并发症 发热。

【施护法则】清热解毒，利咽消肿。

【护理措施】

1. 病情观察同上。

2. 病室整洁安静，室温稍低，避免对流风。急性期注意休息，高热者卧床休息。

3. 宜食清热解毒之食品，用蒲公英、板蓝根、野菊花煎汤服用，忌油腻、辛辣、煎炸的食物，忌烟酒。

4. 中药汤剂宜饭后凉服或微温服，服药后注意观察热退、咽痒、咽痛等情况是否缓解。

5. 护理人员应多与患者交谈沟通，耐心照护，鼓励患者，了解患者的需求。

6. 可用中药雾化吸入，每日1~2次，每次15~30分钟；用金银花、桔梗、甘草煎水含漱；西瓜霜、冰硼散吹药至喉关红肿处。

（四）肺肾阴虚（慢喉痹）

【临床症状】咽部微痛，干痒咳嗽，灼热或咽部吞咽不利；咽黏膜微红，干燥或萎缩；或有口干舌燥，手足心热，午后颧红，盗汗，失眠多梦，眩晕耳鸣；舌红，苔薄，脉细数。

【辨证分析】阴虚生热，虚火上炎，灼伤咽喉，咽部微痛，干痒咳嗽；咽喉失养，故见黏膜干燥或萎缩；虚热内生，口干舌燥，五心烦热，颧红盗汗，失眠多梦，眩晕耳鸣；阴虚火旺，故舌红，苔薄，脉细数。

【护理诊断】

1. 疼痛：咽痛 与阴虚生热，虚火上炎有关。

2. 吞咽障碍 与虚火上炎致咽痛、水肿有关。

3. 睡眠型态紊乱 与阴虚火旺，心肾不交有关。

【施护法则】滋养肺肾，降火利咽。

【护理措施】

1. 病情观察同上。

2. 病室整洁安静，室温稍低，避免对流风。

3. 宜食养阴清热生津之品，如用桔梗、生甘草煎汤代茶饮，忌油腻、辛辣、煎炸的食物，忌烟酒。

4. 中药汤剂宜饭后温服，服药后注意观察热退、咽痒、咽痛等情况是否缓解。

5. 患者病程缠绵，护理人员应多与患者交谈沟通，耐心照护，鼓励患者。

6. 可用中药雾化吸入；用金银花、桔梗、甘草煎水含漱；西瓜霜、冰硼散吹药至喉关红肿处。

（五）脾胃虚弱（慢喉痹）

【临床症状】咽干微痛，咽喉不适，痰黏着感；咽黏膜淡红或微肿；口干不欲饮或喜热饮，或恶心、呃逆、反酸，倦怠乏力，少气懒言，或腹胀、胃纳欠佳，便溏；舌淡红，边有齿印，苔薄白，脉细弱。

【辨证分析】脾气虚弱，水湿不运，津液不能上达于咽，咽失濡养，故咽干微痛；水湿不运，聚而生痰，故咽喉不适，痰黏着感；脾胃失调，胃不降浊，胃气上逆，故见恶心、呃逆、反酸；脾不升清，腹胀便溏；脾气虚弱，不能濡养四肢百骸，故倦怠乏力，少气懒言；脾胃虚弱，阳气不足，故舌边有齿痕，苔薄白，脉细弱。

【护理诊断】舒适度改变：咽干痛　与脾虚咽失濡养有关。

【施护法则】健脾益气，升清利咽。

【护理措施】

1. 病情观察同上。

2. 室温稍高，避免对流风。

3. 宜食健脾益气之食品，如白扁豆、黑豆、红枣、陈皮等食品，忌油腻生冷之物，忌烟酒。

4. 中药汤剂宜饭后热服，告知患者按时按量服用药物的作用，提高患者治疗依从性。

5. 患者病程缠绵，护理人员应多与患者交谈沟通，耐心照护，鼓励患者。

（六）脾肾阳虚（慢喉痹）

【临床症状】咽部异物感，痰涎稀白，病程日久，咽黏膜色淡；形寒肢冷，腰膝冷痛，腹胀食少，大便稀薄；舌淡胖，苔白，脉沉细。

【辨证分析】脾肾阳虚，阴寒内生，咽失温煦，则咽异物感，痰涎稀白，咽黏膜色淡；脾阳虚，则腹胀食少，大便稀薄；肾阳虚，则形寒肢冷，腰膝冷痛，舌淡胖，苔白，脉沉细。

【护理诊断】舒适度改变：咽部不适　与阳虚咽失温煦有关。

【施护法则】补脾益肾，温阳利咽。

【护理措施】

1. 观察咽部有无咽干、咽痒、异物感、吞咽困难、呼吸困难等情况。观察患者食欲情况。

2. 室温稍高，避免对流风。

3. 宜食温补之食品，如鸡蛋、牛羊肉等，忌油腻生冷之物。

4. 中药汤剂宜饭后热服。

（七）痰瘀互结（慢喉痹）

【临床症状】咽部微痛，伴异物梗阻感，痰黏着感，咳痰不爽，咽黏膜黯红；或见恶心欲吐，胸闷不适；舌黯红或有瘀斑、瘀点，苔薄白，脉弦滑。

【辨证分析】毒邪久滞，血行不畅，郁而化火，炼液成痰，痰瘀结于咽喉，故有咽部微痛，伴异物梗阻感，痰黏着感，咳痰不爽；气机不畅，胃气不降，故恶心欲吐，胸闷不适；痰湿血瘀互结，故舌黯红或有瘀斑、瘀点，脉弦滑。

【护理诊断】

1. 舒适度改变：咽微痛　与痰瘀互结于咽有关。

2. 吞咽障碍　与痰瘀互结于咽有关。

3. 潜在并发症　发热。

【施护法则】理气化痰，散瘀利咽。

【护理措施】

1. 病情观察同上。

2. 病室整洁安静，通风凉爽。

3. 宜食化痰祛瘀、散结利咽之食品，可用贝母、陈皮、桔梗、桃仁等煎成水后服用，多吃新鲜的蔬菜瓜果，忌食油腻、肥甘厚味之品。

4. 中药汤剂宜饭后温服。

5. 可采用中药雾化吸入。

三、健康教育

1. 平素注意防寒保暖，养成良好的生活习惯，注意劳逸结合，避免过度劳累。讲话适当放低音量或者减少说话，忌高声喊叫，避免咽喉劳累。日常注意口腔咽喉卫生，认真刷牙漱口。

2. 保持室内空气清新，室内尽量不摆放鲜花，切勿吸烟，避免油烟、花粉对咽喉的刺激。外出戴好口罩，做好防护。

3. 少食辛辣香燥、肥甘厚腻之品，忌烟酒。

4. 缓解期间，可加强锻炼，增强体质，如散步、练习太极拳和八段锦等。

（刘 念）

目标检测

答案解析

一、单选题

1. 患者肢体全身多处关节、肌肉疼痛酸楚，屈伸不利，疼痛呈游走性，伴有恶风、发热，舌苔薄白，脉浮，其诊断为（ ）

　　A. 行痹　　　　　B. 痛痹　　　　　C. 着痹　　　　　D. 热痹　　　　　E. 尪痹

2. 天行赤眼初感疬气证的施护法则是（ ）

　　A. 疏风清热，兼以解毒　　　　　　　　B. 泻火解毒

　　C. 祛风清热，消肿散结　　　　　　　　D. 清热解毒，消肿止痛

　　E. 清热解毒，凉血消肿

3. 鼻渊的主要临床表现不包括（ ）

　　A. 鼻流浊涕　　　　　　　　　　　　　B. 如泉下渗

　　C. 量多不止　　　　　　　　　　　　　D. 伴有头痛，鼻塞，嗅觉减退

　　E. 鼻血不止

二、多选题

1. 根据骨折处是否与外界相通可分为（ ）

　　A. 开放性　　　　B. 闭合性　　　　C. 外伤性　　　　D. 病理性　　　　E. 创伤性

2. 针眼用药护理措施正确的是（ ）

　　A. 证属风热外袭者，中药汤剂宜饭后温凉服

  B. 证属热毒壅盛者，中药汤剂宜饭后温凉服

  C. 证属脾虚夹邪者，中药汤剂应温服

  D. 证属风热外袭者，可用金银花、野菊花泡茶饮

  E. 证属脾虚者，可用太子参、茯苓、瘦肉适量煎汤服用

3. 喉痹的健康教育正确的是（ ）

  A. 平素注意防寒保暖，养成良好的生活习惯，避免过度劳累

  B. 讲话适当放低音量或者减少说话，忌高声喊叫，避免咽喉劳累

  C. 日常注意口腔咽喉卫生，认真刷牙漱口

  D. 保持室内空气清新，室内尽量不摆放鲜花

  E. 少食辛辣香燥、肥甘厚腻之品，忌烟酒

三、思考题

1. 骨折筋骨未坚期可施用哪些中医护理技术？

2. 风热型喉痹如何护理？

书网融合……

    本章小结   题库

参考文献

[1] 倪世美. 中医食疗学 [M]. 北京：中国中医药出版社，2018.

[2] 杨世忠. 中医膳食食疗学 [M]. 北京：中医古籍出版社，2015.

[3] 孙秋华. 中医护理学 [M]. 5 版. 北京：人民卫生出版社，2022.

[4] 徐桂华，张先庚. 中医临床护理学 [M]. 北京：人民卫生出版社，2017.

[5] 黄桂成，王拥军. 中医骨伤科学 [M]. 北京：中国中医药出版社，2018.

[6] 孙秋华. 中医临床护理学 [M]. 北京：中国中医药出版社，2019.

[7] 胡惠. 中医临床护理学 [M]. 北京：人民卫生出版社，2021.

[8] 裘秀月，刘建军. 中医临床护理学 [M]. 北京：中国中医药出版社，2021.

[9] 刘蓬. 中医耳鼻喉科学 [M]. 北京：中国中医药出版社，2021.